国家卫生健康委员会"十三五"规划教材

全国高等学历继续教育(专科)规划教材

供护理学类专业用

临床营养学

第 3 版

U0208118

主　编　史琳娜

副主编　李永华　谭荣韶
　　　　葛　声　张片红

人民卫生出版社

图书在版编目（CIP）数据

临床营养学 / 史琳娜主编 . —3 版 . —北京：人民卫生出版社，2017

全国高等学历继续教育"十三五"（护理专科）规划教材

ISBN 978-7-117-26162-3

Ⅰ. ①临… Ⅱ. ①史… Ⅲ. ①临床营养 – 营养学 – 成人高等教育 – 教材 Ⅳ. ①R459.3

中国版本图书馆 CIP 数据核字（2018）第 050651 号

人卫智网	www.ipmph.com	医学教育、学术、考试、健康，购书智慧智能综合服务平台
人卫官网	www.pmph.com	人卫官方资讯发布平台

临床营养学

第 3 版

主　　编：史琳娜

出版发行：人民卫生出版社（中继线 010-59780011）

地　　址：北京市朝阳区潘家园南里 19 号

邮　　编：100021

E - mail：pmph @ pmph.com

购书热线：010-59787592　010-59787584　010-65264830

印　　刷：人卫印务（北京）有限公司

经　　销：新华书店

开　　本：850×1168　1/16　　印张：18

字　　数：449 千字

版　　次：2007 年 8 月第 1 版　　2018 年 4 月第 3 版
　　　　　　2022 年 11 月第 3 版第 5 次印刷（总第 16 次印刷）

标准书号：ISBN 978-7-117-26162-3/R·26163

定　　价：39.00 元

打击盗版举报电话：010-59787491　E-mail：WQ @ pmph.com
（凡属印装质量问题请与本社市场营销中心联系退换）

数字负责人 葛　声

编　　　者（以姓氏笔画排序）

区俊文 / 广州中医药大学祈福医院

史琳娜 / 南方医科大学南方医院

刘晓军 / 广东省深圳市龙华区人民医院

闫　凤 / 广州医科大学附属第一医院

关　阳 / 南方医科大学南方医院

李永华 / 济宁医学院公共卫生学院

肖桂珍 / 广州军区广州总医院

张片红 / 浙江大学医学院附属第二医院

陈慧敏 / 广州市妇女儿童医疗中心

郭丽娜 / 广东省中医院

葛　声 / 上海交通大学附属第六人民医院

韩　磊 / 青岛大学附属医院

谭荣韶 / 暨南大学医学院附属广州红十字会医院

谭桂军 / 天津市第一中心医院

翟兴月 / 大连医科大学第二临床学院

秘　　书 关　阳 / 南方医科大学南方医院

数字秘书 谭荣韶 / 暨南大学医学院附属广州红十字会医院

第四轮修订说明

随着我国医疗卫生体制改革和医学教育改革的深入推进，我国高等学历继续教育迎来了前所未有的发展和机遇。为了全面贯彻党的十九大报告中提到的"健康中国战略""人才强国战略"和中共中央、国务院发布的《"健康中国2030"规划纲要》，深入实施《国家中长期教育改革和发展规划纲要(2010—2020年)》《中共中央国务院关于深化医药卫生体制改革的意见》，贯彻教育部等六部门联合印发《关于医教协同深化临床医学人才培养改革的意见》等相关文件精神，推进高等学历继续教育的专业课程体系及教材体系的改革和创新，探索医药学高等学历继续教育教材建设新模式，经全国高等学历继续教育规划教材评审委员会、人民卫生出版社共同决定，于2017年3月正式启动本套教材护理学专业(专科)第四轮修订工作，确定修订原则和要求。

为了深入解读《国家教育事业发展"十三五"规划》中"大力发展继续教育"的精神，创新教学课程、教材编写方法，并贯彻教育部印发《高等学历继续教育专业设置管理办法》文件，经评审委员会讨论决定，将"成人学历教育"的名称更替为"高等学历继续教育"，并且就相关联盟的更新和定位、多渠道教学模式、融合教材的具体制作和实施等重要问题进行了探讨并达成共识。

本次修订和编写的特点如下：

1. 坚持国家级规划教材顶层设计、全程规划、全程质控和"三基、五性、三特定"的编写原则。

2. 教材体现了高等学历继续教育的专业培养目标和专业特点。坚持了医药学高等学历继续教育的非零起点性、学历需求性、职业需求性、模式多样性的特点，教材的编写贴近了高等学历继续教育的教学实际，适应了高等学历继续教育的社会需要，满足了高等学历继续教育的岗位胜任力需求，达到了教师好教、学生好学、实践好用的"三好"教材目标。

3. 本轮教材从内容和形式上进行了创新。内容上增加案例及解析，突出临床思维及技能的培养。形式上采用纸数一体的融合编写模式，在传统纸质版教材的基础上配数字化内容，以一书一码的形式展现,包括PPT、同步练习、图片等。

4. 整体优化。不仅优化教材品种,还注意不同教材内容的联系与衔接,避免遗漏、矛盾和不必要的重复。

本次修订全国高等学历继续教育"十三五"规划教材护理学专业专科教材 10 种,于 2018 年出版。

第四轮教材目录

序号	教材品种	主编	副主编
1	护理学导论(第3版)	张金华	夏立平　张涌静　沈海文
2	护理管理学(第4版)	郑翠红　张俊娥	韩琳　马秀梅
3	护理心理学(第4版)	曹枫林	曹卫洁　张殿君
4	健康评估(第3版)	桂庆军	王丽敏　刘蕾　李玉翠
5	内科护理学(第4版)	魏秀红　任华蓉	杨雪梅　李红梅　罗玲
6	外科护理学(第4版)	芦桂芝　韩斌如	崔丽君　郑思琳　于亚平
7	妇产科护理学(第4版)	柳韦华　郭洪花	刘立新　吴筱婷
8	儿科护理学(第4版)	仰曙芬	高凤　薛松梅
9	急危重症护理学(第3版)	刘雪松	王欣然　谭玲玲
10	临床营养学(第3版)	史琳娜	李永华　谭荣韶　葛声　张片红
11*	基础护理学(第2版)	杨立群　高国贞	崔慧霞　龙霖
12*	社区护理学(第3版)	涂英　沈翠珍	张小燕　刘国莲
13*	临床护理技能实训	李丹	李保刚　朱雪梅　谢培豪

注：1. * 为护理学专业专科、专科起点升本科共用教材

　　2. * 为配有在线课程

评审委员会名单

前　言

众所周知,很多疾病是由于饮食不当而诱发的,要想真正做好护理,护理人员就必须了解并运用临床营养学知识,这是整体护理不可缺少的一个组成部分。可以说,护理人员是否掌握临床营养学知识对其能否胜任整体护理工作至关重要。本教材即按照这一精神为指导,以临床营养学基本理论、基本知识、基本技能为主线组织编写;同时充分体现高等学历继续教育和职业需求的特点。

本版教材延续上一版的形式,内科疾病总体构架按临床专科分章,由于"消化系统疾病的营养治疗与饮食护理"字数较多,故将其拆分为两章,即"胃肠道疾病的营养治疗与饮食护理"和"肝胆胰疾病的营养治疗与饮食护理";外科和烧伤合并为一章;增加了"中医食疗"。在第二章简单精练地介绍营养学基本知识后,重点放在与实际工作密切相关的第三章到第十六章的内容。疾病的营养治疗部分,参考了新近发表的指南和专家共识,并设有病例分析、食谱举例和饮食护理,以增加实用性。由于护理人员为非营养专业人员,营养工具书缺乏,因此,保留"中国居民膳食营养素参考摄入量"和"常见食物营养成分表"两个附录。

另外,本教材包含数字化内容,即附有同步练习题和PPT的电子版,希望对大家的学习能有所帮助。

本教材由来自南方医科大学、济宁医学院、暨南大学、上海交通大学和浙江大学等院校和医院的15位编者共同编写完成。每位编者不仅完成了自己的编写任务,而且认真、负责地在互审环节给出了专业修改意见。衷心感谢每一位编者的辛勤劳动。在编写过程中,大学、医院领导和关阳秘书以及科室同事也给予我极大的支持,在此一并致以诚挚的谢意。

本书可能存在错误或不当之处,敬请读者给予批评指正。

史琳娜

2018年3月于广州

目 录

第三章 营养筛查与营养评价 —————————— 029

第六章 常见营养缺乏病的营养治疗与饮食护理 ●077

第七章　呼吸系统疾病的营养治疗与饮食护理

第一章　绪　论

1

学习目标	
掌握	临床营养学和营养治疗的概念。
熟悉	营养治疗的目的和原则。
了解	临床营养发展简史；我国临床营养现状及护理人员掌握临床营养学知识的必要性。

一、临床营养学基本概念

1. **临床营养学**（clinical nutriology） 临床营养学是研究食物及其中所含的营养素和其他生物活性物质对人体的有益作用，对疾病发生、发展和康复的影响人体在疾病状态下的各种营养需求及其提供方法的一门科学。

2. **营养治疗**（nutritional therapy） 营养治疗是根据疾病的病理生理特点，给予患者制订各种不同的饮食配方，以达到辅助治疗及辅助诊断的目的，借以增强机体的抵抗力，促进组织修复，纠正营养缺乏，是现代综合治疗中不可缺少的一个重要组成部分。

二、临床营养发展简史

（一）临床营养的发展史与临床医学的发展史同步

2000 多年以前的埃及医生就发现有些患者有营养缺乏，并试图以营养物（牛肉提取物、酒类、牛奶、大麦和小麦、肉汤等）灌肠法来提供营养。后来先后有 Aquapendente(1617)、Hunter(1770)、Bliss(1879) 和 Einhom(1910) 等经鼻胃管把营养物灌至胃或十二指肠的方法，Rhoads(1939) 将预先已消化的蛋白胨水解物作为营养物经结肠灌入。

随着无菌术、输液和输血技术的相继成功，临床营养同时也向前跨了一大步。此后的百余年间，静脉输注葡萄糖或（和）电解质溶液以及输血（包括以后的输注白蛋白等血液制品）等成为对危重患者进行营养治疗的最主要措施。

近代的临床营养治疗始于 20 世纪中期。1952 年法国外科医师 Robert Aubaniac 首先采用锁骨下静脉插管到上腔静脉内进行输液，解决了用高渗糖的胃肠外营养的途径问题。1959 年美国哈佛医学院、布里根医院外科的 Francis Moore 首先提出热量与氮的合适比值为 150kcal∶1g 的理论。1961 年 Wretlind 发明的大豆油脂肪乳剂 Intralipid 成为极好的静脉用能量物质。1967—1968 年，美国费城医学院附属医院外科的 Stanley Dudrick 与 Douglas Wilmore 用动物实验证明胃肠外营养与经口进食天然食物同样能使小狗生长发育。随后，Douglas Wilmore 与 Stanley Dudrick 的临床应用研究证实了肠外营养的临床有效性，引起了全世界的重视。

在肠内营养方面，1790 年 Hunter 经鼻胃途径喂养吞咽肌麻痹的患者得到成功。1901 年 Einborn 设计一种在管的远端附有金属小囊的十二指肠橡皮管，置入胃后，一旦进入十二指肠即可喂养。1969 年 Randall 受宇航员饮食的启发，将要素饮食用于患者，发展了近代的肠内营养。

在此后的 40 年间，肠内营养和肠外营养的发展十分迅速。无论是肠内营养，还是肠外营养，可供选择的营养支持产品由少到多，空前丰富，极大地满足了患者的不同需要；营养产品的功能由专门的营养支持发展到营养与治疗兼备。欧美等发达国家绝大多数医院都建立了医生、营养师、药剂师、护士组成的营养支持小组（简称 NST）。同时，广泛开展了对医院患者的营养风险筛查和营养评价。更重要的是，发现了肠道是人体最大的免疫器官，而且具有肠道屏障作用。

（二）中国临床营养发展简史

中国具有悠久的营养科学史，公元前 3000 年，已经有文字记载利用食物海藻和海绵灰中的营养成分治疗甲状腺肿。《黄帝内经》《饮膳正要》等流传久远的著作，记载了丰富的营养经验，提出了世界上最早的营养学说。不过由于古代缺乏实验技术基础，中国传统的营养知识和技术,没能像近现代医学的各分支学科一样逐步发展成为一门独立的分支学科,没能建立起相对独立、完善、科学的理论和技术体系。

中国临床营养起源于20世纪20年代初期,当时仅在少数教会医院存在。随着新中国的诞生,我国在20世纪50年代培养了一批临床营养专业人员,这批专业人员后来成为了我国临床营养学科发展的奠基人。20世纪80年代中期,在原卫生部下发《关于加强临床营养工作的意见》后,部分地区临床营养工作得到了一定的发展;同时,在数所部属重点医科大学成立了医学营养系,培养了一批临床营养专业人员。20世纪90年代中期随着医院等级评审的实施,在三级医院中临床营养科作为必须设置的科室,使临床营养得到了一定的发展。到了2007年1月21日,随着中国医师协会营养医师专业委员会的成立,特别是在2008年原卫生部医政司下发《卫生部关于加强临床营养工作的意见》后,临床营养学科得到了迅猛的发展。

三、我国临床营养现状

目前,我国绝大部分地区三甲医院都配置了临床营养科,相当一部分二级医疗机构也配置了营养科或营养室。临床营养经过几代人的共同努力,已经初步形成了一个完整的学科体系和相应的专业队伍。

临床营养科的工作模式大体可以分为以下3类:①包括肠内营养(EN)、肠外营养(PN)和治疗饮食在内的完整的模式;②以EN和治疗饮食为主的营养模式;③以营养宣教和营养咨询为主体的营养模式。第一和第三种模式相对较少,第二种模式占大多数。

制约临床营养发展的主要因素有以下几个方面:①专业人员队伍的缺乏和职称晋升系列的空缺;②没有临床营养诊疗科目;③缺少相应的诊疗手段和仪器设备;④仍然有相当多的医疗管理部门、临床医务人员对临床营养治疗的重要性认识不足。

四、营养治疗的目的和原则

(一) 营养治疗的目的

1. **调整营养需要** 营养治疗应根据疾病治疗的需要,增加或减少某些营养素的量,以达到辅助治疗的目的。

2. **减轻体内某一脏器的负荷以利于疾病的治疗** 如急性肾小球肾炎少尿期,且有水肿和高血压的患者,控制食盐和含钠食品的量,可以减轻肾脏的负担。

3. **控制营养成分的摄入以达到控制疾病发展的目的** 如糖尿病患者有代谢紊乱,通过调整能量摄入量及产能营养素供能比作为治疗手段,可以控制病情。

4. **选择符合营养治疗原则的食物和恰当的烹调方法以利于疾病的治疗** 如消化性溃疡饮食,食物要细、软、易消化,以利于溃疡愈合。

5. **利用试验饮食可辅助临床诊断** 如隐血试验饮食对怀疑有出血的患者起到协助诊断的作用。

(二) 营养治疗的原则

1. **营养治疗必须和其他治疗手段(包括药物、手术等)以及护理相配合** 人是一个有机整体,营养是综合治疗的组成部分,与护理及其他疗法必然有内在的联系,必须紧密配合。

(1) 饮食医嘱必须准确:医生根据诊断及病情,准确开出饮食医嘱,并根据病情的变化及时更改饮食医嘱。

(2) 严格遵守和认真执行饮食医嘱:护理人员应根据医嘱做出饮食牌并及时更改饮食牌,营养人员根据患者需要制订出食谱,配餐员按照饮食牌和食谱协助患者选食。

(3) 密切联系临床:营养人员要经常深入病区,不仅了解患者的饮食情况,也要了解病情和用药情况。为了更好地掌握病情,营养人员最好参加重点患者的查房和临床会诊。

2. 营养设计要合理全面 在进行营养治疗时,营养供给应恰如其分。无论使用何种营养治疗方式或是制剂,都要掌握适应证,注意禁忌证,防治并发症,促进患者康复。

3. 食物多样化 营养治疗必须符合营养学和食品卫生学的原则,食物种类要多样化,注意季节变换。

4. 尊重患者的饮食习惯 在不影响治疗原则的基础上,尽可能照顾患者的饮食习惯,并做好营养宣教,使患者能自觉地配合营养治疗。

5. 营养治疗必须争取患者的密切合作 这个工作最好开始于门诊(营养门诊),使患者入院前对营养治疗就有所认识和理解,入院后能自觉遵守饮食制度。

五、护理人员掌握临床营养学知识的必要性

随着社会经济和人民生活水平的提高,人们对健康的需求也越来越高,营养与疾病的关系日益明确并受到重视。由于护理人员所在岗位的特殊性,其营养知识水平的高低不仅影响自身的健康,还会影响到与其接触的患者。有调查发现,95.5%的护理人员在工作中面临有关营养学的问题,63%的患者希望护理人员能进行关于营养知识的教育,但只有11%的护理人员认为自己的营养知识能满足临床护理工作需要,53%的护理人员认为应该加强营养知识的教育。由于护理人员在实践工作中缺乏对患者在饮食营养方面进行正确指导的能力,因此在护理学专业的学习过程中应接受临床营养学教育,以提高临床营养的理论和实践能力。

我国于1997年颁布的《护士注册法》明确规定,健康教育是护士应尽的义务。临床营养知识教育为护理健康教育内容之一,护理人员掌握必要的临床营养学相关知识,根据患者的病情和实际情况,运用营养理论和方法,对患者做出正确的饮食指导和营养教育,是整体护理不可缺少的重要环节。从2000年开始,国家原卫生部已把临床营养学作为护理学本科教育的必修课程。

在营养治疗过程中,护理人员也发挥着重要的作用。如在肠内营养支持过程中,与患者或家属的沟通、肠内营养液的输注、不良反应的预防与处理,以及相关知识的宣教等工作,均需护理人员执行和参与。肠内营养治疗技术也是临床护理人员重要的技能之一。经过专业培训的护理人员实施肠内营养治疗,能及时、有效地降低肠内营养支持治疗中的并发症,提高治疗效果,减少住院费用和医疗纠纷。

综上,护士准确掌握临床营养学知识,对胜任其本职工作至关重要。在我国护理高等职业教育中独立开设临床营养学课程,提高护理人员临床营养知识水平非常必要。

(史琳娜)

　　临床营养学作为一门与临床医学密切相关的学科,它的发展与临床医学同步。在营养治疗过程中,对患者进行临床营养知识教育是整体护理不可缺少的一个组成部分。

复习参考题

1. 简述营养治疗的目的。

2. 简述营养治疗的原则。

第二章 营养学基础

2

学习目标	
掌握	食物蛋白质营养评价的方法;膳食纤维的生理意义;产能营养素的饮食参考摄入量;影响钙、铁吸收的因素。
熟悉	钙、铁、锌、硒、维生素 A、维生素 D、维生素 E、维生素 B_1、维生素 B_2、维生素 C 以及叶酸理化性质、生理功能、膳食参考摄入量和食物来源。
了解	合理营养的重要性;DRIs 各指标的意义。

第一节 概 述

一、营养与营养素

食物是人类赖以生存和发展的物质基础,为了维持生长发育、繁殖及生存等一切生命活动和过程,人体必须从外界摄取的物质称为营养素(nutrients)。人体内不能合成或合成不足,必须从食物中获得的营养素,称为必需营养素(essential nutrients),包括蛋白质(protein)、脂类(lipids)、碳水化合物(carbohydrate)、矿物质(mineral)和维生素(vitamin)共5大类。把需要量以g计,且经过机体代谢可以产生能量的蛋白质、脂类和碳水化合物称为宏量营养素(macronutrients)或产能营养素,把需要量以mg或μg计的矿物质和维生素称为微量营养素(micronutrients)。

营养素在人体内主要发挥三方面作用:

1. **参与构成机体组织、细胞** 这是除维生素外的各营养素的主要功能之一。

2. **供给机体能量** 蛋白质、脂类和碳水化合物均有此功能。

3. **调节机体的生理活动。**

二、合理营养

合理营养(rational nutrition)是指通过合理的饮食和科学的加工,给人体提供足够数量的能量和各种营养素,并保持各营养素种类齐全,相互间比例恰当,以满足人体的正常生理需要,维持人体健康。食物能满足人体对营养物质的需要,是合理营养的物质基础。除供6月龄以内婴儿的母乳外,没有任何一种食物可以满足人体所需的能量及全部营养素,因此,只有多种食物组成的饮食才能满足人体对能量和各种营养素的需要,达到合理营养,促进健康的目的,即平衡膳食。合理营养是健康的物质基础,而平衡膳食又是合理营养的根本途径。

三、中国居民膳食营养素参考摄入量

为了指导中国居民合理饮食,避免营养素缺乏和过量,2013年中国营养学会对2000年制定的膳食营养素参考摄入量(dietary reference intakes,DRIs)进行了重新修订和发布。DRIs是每日平均饮食营养素摄入量的一组参考值,主要包括7个指标:

1. **平均需要量(estimated average requirement,EAR)** 是指某一特定性别、年龄及生理状况群体中的所有个体对某种营养素需要量的平均值。摄入量达到EAR水平时可以满足群体中50%个体对该营养素的需要,而不能满足另外50%个体的需要。EAR是制定RNI的基础,可用于计划或评价群体的饮食摄入量,或判断个体某些营养素摄入量不足的可能性。

2. **推荐摄入量(recommended nutrient intake,RNI)** 是指可以满足某一特定性别、年龄及生理状态群体中绝大多数(97%~98%)个体需要量的某种营养素摄入水平。长期摄入RNI水平的营养素可以满足机体对该营养素的需要,维持组织中有适当的储备和机体健康。RNI的主要用途是作为个体每日摄入该营养素的目标。

3. **适宜摄入量(adequate intake,AI)** 是通过观察或实验获得的健康群体某种营养素的摄入量。AI 能满足目标人群中几乎所有个体的需要。AI 主要用途是作为个体营养素摄入量的目标。

4. **可耐受最高摄入量**（tolerable upper intake level，UL） 是指平均每日摄入营养素的最高限量。对一般群体来说，达到 UL 水平对几乎所有个体均不致损害健康，但并不表示对健康是有益的。UL 不是一个建议的摄入水平。UL 的主要用途是检查个体摄入量过高的可能，避免发生中毒。

5. **宏量营养素可接受范围**（acceptable macronutrient distribution ranges，AMDR） 是指蛋白质、脂类和碳水化合物理想的摄入量范围，该范围可以满足机体对这些必需营养素的需要，并且有利于降低非传染性慢性病（non-communicable chronic diseases，NCD）发生的危险，常用占能量摄入量的百分比表示。蛋白质、脂类和碳水化合物是产能营养素，摄入过多可导致机体能量储存过多，增加 NCD 的发生风险。因此有必要提出 AMDR，以预防营养素缺乏，同时减少因摄入过量而导致 NCD 的风险。

6. **预防非传染性慢性病的建议摄入量**（proposed intakes for preventing NCD，PI-NCD） 简称建议摄入量（PI），是以 NCD 的一级预防为目标提出的必需营养素的每日摄入量。当 NCD 易感人群某些营养素的摄入量达到 PI 时，可以降低发生 NCD 的风险。提出 PI 值的有维生素 C、钾、钠。

7. **某些饮食成分的特定建议值**（specific proposed levels，SPL） 是指饮食中这些成分的摄入量达到这个建议水平时，有利于维护人体健康。提出 SPL 值的有：膳食纤维、大豆异黄酮、叶黄素、番茄红素、植物甾醇、氨基葡萄糖、花色苷、原花青素。

第二节　蛋白质

蛋白质（protein）分子是生物大分子，含有碳、氢、氧、氮及少量的硫和磷。其基本构成单位是氨基酸，各氨基酸按一定的排列顺序由肽键连接构成蛋白质。蛋白质是人体氮的唯一来源，构成人体基本成分，占人体总重量的 16%~19%。一切细胞和组织都由蛋白质组成，没有蛋白质就没有生命。

一、生理功能

1. **构成和修复组织**　蛋白质作为构成和修补组织细胞的"建筑材料"，参与体内所有组织、器官的构成。成年人机体蛋白质总量维持动态平衡，每天有 3% 左右蛋白质更新。

2. **构成激素和酶成分**　机体代谢活动由成千上万种化学反应来完成，酶是化学反应的催化剂，广泛参与各种生命活动；没有酶，生命活动就无法进行，而具有各种特异作用的酶，其本质都是蛋白质。此外，有些调节生理功能的激素也是以蛋白质为主要原料。

3. **构成抗体**　为保护机体免受细菌和病毒侵害，抗体起着非常重要的保护作用，各种抗体本身就是球蛋白。

4. **调节渗透压**　人体血浆与组织间水分保持动态平衡是靠血浆电解质总量与蛋白质浓

度。当组织液与血浆电解质浓度相等时,水分分布就取决于血浆白蛋白含量。若血浆白蛋白降低,水分会渗入周围组织,引起组织水肿。

5. **供给能量** 蛋白质在分解过程中,释放出部分能量。机体所消耗能量的 14% 左右由蛋白质供给。

二、氨基酸

氨基酸是组成蛋白质的基本单位,构成人体和食物蛋白质的氨基酸有 20 余种,其中异亮氨酸、亮氨酸、赖氨酸、蛋氨酸、苯丙氨酸、苏氨酸、色氨酸和缬氨酸在体内不能合成,或合成速度不能满足机体需要,必须从食物中直接获得,称为必需氨基酸(essential amino acid, EAA),另外组氨酸是婴儿的必需氨基酸。其余能在体内合成的氨基酸称为非必需氨基酸(non-essential amino acid, NEAA)。

各种必需氨基酸间的构成比例称为氨基酸模式。根据蛋白质中必需氨基酸含量,以含量最少的色氨酸为 1,分别计算出其他必需氨基酸的相应比值。蛋白质氨基酸模式与人体蛋白质氨基酸模式接近的食物,其必需氨基酸在体内的利用率就高,反之则低。几种食物蛋白质和人体蛋白质氨基酸模式见表 2-1。

表 2-1 几种食物蛋白质和人体蛋白质氨基酸模式

氨基酸	全鸡蛋	牛奶	牛肉	大豆	面粉	大米	人体
异亮氨酸	3.2	3.4	4.4	4.3	3.8	4.0	4.0
亮氨酸	5.1	6.8	6.8	5.7	6.4	6.3	7.0
赖氨酸	4.1	5.6	7.2	4.9	1.8	2.3	5.5
蛋氨酸 + 半胱氨酸	3.4	2.4	3.2	1.2	2.8	2.8	2.3
苯丙氨酸 + 酪氨酸	5.5	7.3	6.2	3.2	7.2	7.2	3.8
苏氨酸	2.8	3.1	3.6	2.8	2.5	2.5	2.9
缬氨酸	3.9	4.6	4.6	3.2	3.8	3.8	4.8
色氨酸	1.0	1.0	1.0	1.0	1.0	1.0	1.0

三、蛋白质分类

根据食物蛋白质中必需氨基酸组成,把蛋白质分为三大类,即完全蛋白质、半完全蛋白质和不完全蛋白质。

1. **完全蛋白质** 即优质蛋白质,所含必需氨基酸种类齐全、数量充足、比例适当,不但能维持成人的健康,还可促进儿童生长发育。如奶类中的酪蛋白、乳清蛋白,蛋类中的卵白蛋白及卵黄磷蛋白,肉类中的白蛋白和肌蛋白,大豆中的大豆蛋白,小麦和玉米中的谷蛋白等。

2. **半完全蛋白质** 所含必需氨基酸种类齐全,但含量多少不均,比例不合适,可以维持生命,但不能促进生长发育。如小麦和大麦中的麦胶蛋白等。

3. **不完全蛋白质** 所含必需氨基酸种类不全,既不能维持生命,也不能促进生长发育。如玉米中的胶蛋白,动物结缔组织和肉皮中的胶质蛋白等。

四、食物蛋白质营养学评价

（一）蛋白质含量

蛋白质含量是评价食物蛋白质营养价值的基本指标。大多数蛋白质的含氮量相当接近，平均为 16%。通常用凯氏定氮法测定其含氮量，用食物的含氮量乘以蛋白质折算系数（即 $100 \div 16=6.25$），即为食物蛋白质含量。

常用食物蛋白质含量：粮谷类为 7.5%~15%，干豆类 20%~40%、蔬菜类 1%~2%、畜禽类 10%~20%、蛋类 11%~20%、鱼类 16%~18%。

（二）蛋白质的消化率

蛋白质的消化率（digestibility）不仅反映了蛋白质在消化道被分解的程度，同时还反映消化后的氨基酸和肽被吸收的程度。蛋白质消化率越高，则被机体吸收利用的数量越多，其营养价值越高。

$$消化率（\%）=［食物氮 -（粪氮 - 粪代谢氮）］/ 食物氮 \times 100\%$$

粪代谢氮是指在试验对象完全不摄入蛋白质时，粪中所含的氮，主要来自脱落肠黏膜细胞、消化酶和肠道微生物，测定十分繁琐，通过上式所得的消化率通常称为蛋白质真消化率。如果不考虑粪代谢氮，则所得的消化率称为表观消化率。

蛋白质的消化率受食物品种影响很大，由于蛋白质在食物中的存在形式、结构各不相同，食物中含有不利于蛋白质吸收的因素等，如植物性蛋白质因被纤维素包裹，难与消化酶接触，其消化率常常比动物性蛋白低。另外，蛋白质的消化率也受食物加工或烹调方法的影响，如大豆整粒食用时，消化率仅 60%，而加工成豆腐后，消化率提高到 90% 以上，这是因为加工后的制品中去除了大豆中的纤维素和其他不利于蛋白质消化吸收的影响因素。

（三）蛋白质利用率

1. **生物价**（biological value，BV） 指蛋白质被吸收后储留氮量占吸收氮量的百分比。

$$BV= 氮储留量 / 氮吸收量 \times 100\%$$
$$氮储留量 = 摄入氮量 -（粪氮 - 粪代谢氮）-（尿氮 - 尿内源氮）$$
$$氮吸收量 = 摄入氮量 -（粪氮 - 粪代谢氮）$$

生物价越高，表示该食物蛋白质的利用程度越好。蛋白质的生物价取决于其所含必需氨基酸的种类和数量。必需氨基酸种类齐全，比例适合人体需要，其生物价就高。常见食物蛋白质的生物价见表 2-2。

表 2-2　常见食物蛋白质的生物价

食物名称	BV	食物名称	BV	食物名称	BV
大米	77	熟大豆	64	虾	77
小麦	67	生大豆	57	猪肉	74
大麦	64	豆腐	65	牛肉	76
高粱	56	蚕豆	58	全鸡蛋	94
小米	57	绿豆	58	鸡蛋黄	96
玉米	60	熟花生	59	鸡蛋白	83
马铃薯	67	白菜	76	牛奶	90
红薯	72	鱼	83	脱脂牛奶	85

2. **氨基酸评分**（amino acid score, AAS）　是将待评食物蛋白质必需氨基酸组成与推荐的理想模式或参考蛋白质模式进行比较,以食物蛋白质必需氨基酸满足人体对必需氨基酸需要的程度来评定食物蛋白质的营养价值。

AAS = 每克待评食物蛋白质的必需氨基酸（mg）/ 每克参考蛋白质的必需氨基酸（mg）× 100%

氨基酸评分作为最简单的评价蛋白质质量的方法被广泛采用,它可以明确食物蛋白质的限制氨基酸（氨基酸评分最低的必需氨基酸）,如小麦粉蛋白质的第一限制氨基酸是赖氨酸,大豆蛋白质的第一限制氨基酸是蛋氨酸。

（四）蛋白质的互补作用

两种或两种以上食物蛋白质混合食用,其所含的必需氨基酸取长补短、互相补充,达到较好的比例,从而提高蛋白质利用率的作用,称为蛋白质的互补作用（complementary action）。例如赖氨酸在玉米中含量较低,在大豆中含量较高,而蛋氨酸在大豆中含量相对较低,在玉米中含量稍高,两者混合食用则氨基酸可以取长补短,提高蛋白质的生物价。北方人吃的杂合面是蛋白质互补作用的范例,如小米、小麦、牛肉干、大豆单独食用时,生物价分别为67、57、76、64,若按照39%、13%、22%、26%的比例,混合食用,生物价可提高到89。几种食物混合后蛋白质的生物价见表2-3。

表 2-3　几种食物混合后蛋白质的生物价

食物名称	单独食用 BV	混合食用所占比例（%）		
小麦	67	37	—	31
大米	57	32	40	46
大豆	64	16	20	8
豌豆	48	15	—	—
玉米	60	—	40	—
牛肉干	76	—	—	15
混合食用 BV		74	73	89

若以氨基酸评分为指标,亦明显可见蛋白质的互补作用。例如,谷类、豆类、奶粉氨基酸评分为44、68和83,若按谷类67%、豆类22%、奶粉11%的比例混合,氨基酸评分可达88。

五、参考摄入量和食物来源

我国成人蛋白质推荐摄入量为1.0~1.2g/（kg·d）。按能量计算,我国推荐的成人每日饮食中蛋白质能量供给量应占总能量10%~12%,儿童青少年为12%~14%。我国DRIs成年男、女RNI分别为65g/d和55g/d,孕中期、孕晚期和乳母每天分别增加15g、30g和25g。

蛋白质的食物来源可分为植物性和动物性两大类。植物性蛋白质中,谷类蛋白质含量在10%左右,但由于谷类是人们的主食,所以谷类是饮食蛋白质的主要来源。大豆含蛋白质高达36%~40%,氨基酸组成比较合理,利用率较高,是优质蛋白质来源。畜、禽和鱼,含蛋白质15%~22%,是优质蛋白质的重要来源。奶类和蛋类也是优质蛋白质的重要来源。为改善饮食蛋白质质量,优质蛋白质一般应占饮食蛋白质总量的30%~50%。

第三节 脂 类

一、分类

脂类包括脂肪（fat）和类脂（lipoid）。

（一）脂肪和脂肪酸

1. 脂肪 又称甘油三酯，是由一分子甘油和三分子脂肪酸结合而成。通常把常温下呈固态的甘油三酯称为脂，呈液态的称为油。食物中的脂类 95% 是脂肪。

2. 脂肪酸 脂肪酸的化学式为 R-COOH，式中的 R 为由碳原子所组成的烷基链。脂肪酸分子上的碳原子用阿拉伯数字编号定位后通常由两种系统命名。△编号系统从羧基端碳原子算起；n 或 ω 编号系统则从离羧基最远的碳原子算起。从 ω 碳原子起第三个碳原子上出现第一个双键的，称为 ω-3 或 n-3 系列脂肪酸，依次类推。

示例：　　　　　　　　CH_3—CH_2—CH_2—CH_2—CH_2—CH_2—CH_2—CH_2—CH_2—COOH

△编号系统　　10　　9　　8　　7　　6　　5　　4　　3　　2　　1

n 或 ω 编号系统　　1　　2　　3　　4　　5　　6　　7　　8　　9　　10

脂肪酸的分类方法之一是按其所含碳原子数目来分类。碳原子数 2~6 为短链脂肪酸，8~12 为中链脂肪酸，14 及以上为长链脂肪酸。人体血液和组织中的脂肪酸大多数是长链脂肪酸。

脂肪酸从结构形式上可分为饱和脂肪酸（saturated fatty acid, SFA）和不饱和脂肪酸（unsaturated fatty acid, USFA）；不饱和脂肪酸又分为单不饱和脂肪酸（monounsaturated fatty acid, MUFA）和多不饱和脂肪酸（polyunsaturated fatty acid, PUFA）。饱和脂肪酸不含碳碳双键，单不饱和脂肪酸含有一个碳碳双键，多不饱和脂肪酸含有两个或两个以上碳碳双键。多不饱和脂肪酸的双键为每相隔三个碳原子一个双键，这使其对自动氧化作用或过氧化作用有较大的防护能力。一般植物和鱼类中的多不饱和脂肪酸比畜、禽类含量高。

必需脂肪酸（essential fatty acid, EFA）是指人体不可缺少而自身又不能合成，必须从食物中摄取的脂肪酸。目前肯定的必需脂肪酸有亚油酸（α-linoleic acid, $C_{18:2}$, n-6）和 α- 亚麻酸（α-linolenic acid, $C_{18:3}$, n-3）。只要能供给足够量的亚油酸，人体就能合成所需要的其他 n-6 脂肪酸，如合成花生四烯酸（AA, $C_{20:4}$, n-6），而后者是合成前列腺素的主要成分，在脑内涉及有关睡眠、热调节和疼痛反应等功能。α- 亚麻酸可衍生为二十碳五烯酸（EPA, $C_{20:5}$, n-3）和二十二碳六烯酸（DHA, $C_{22:6}$, n-3）。DHA 是视网膜光受体中最丰富的多不饱和脂肪酸，为维持视紫红质正常功能所必需。DHA、EPA 在体内具有降血脂、改善血液循环、抑制血小板凝集、阻抑动脉粥样硬化斑块和血栓形成等功效，对心脑血管病有良好的防治效果。DHA 亦可提高儿童的学习机能，增强记忆。

（二）类脂

类脂包括磷脂和固醇类。

1. 磷脂 除甘油三酯以外，在体内含量较多的脂类是磷脂。磷脂是指甘油三酯中一个或两个脂肪酸被磷酸或含磷酸的其他基团所取代的一类脂类物质，包括卵磷脂、脑磷脂和神经鞘磷脂等。磷脂在脑、神经和肝脏中含量最高,饮食中缺乏胆碱、肌醇和必需脂肪酸可能会影响磷脂的生物合成。

卵磷脂使胆固醇酯化形成胆固醇酯,酯化作用增强时,胆固醇不易在血管壁沉积,或使血管壁的胆固醇转入血浆而排出体外。黄豆卵磷脂可有效降低血胆固醇浓度,具有防止动脉粥样硬化的作用。

2. 固醇类 固醇类为一些类固醇激素的前体,如 7- 脱氢胆固醇即为维生素 D_3 的前体,经紫外线照射可转为维生素 D_3。胆固醇存在于动物体内,动物脑、蛋黄(或卵),畜类内脏中胆固醇含量较高。植物只含植物固醇,如谷固醇、豆固醇、麦角固醇等,不含胆固醇。

胆固醇在肝脏转化为胆汁酸,是体内胆固醇的主要去路,同时还可转化为类固醇激素等,血浆胆固醇含量过高是引起动脉粥样硬化和冠心病的危险因素之一。

二、生理功能

1. 供给能量 脂肪是产生能量最高的热源物质,1g 脂肪在体内氧化可产生 37.56kJ(9kcal)能量。脂肪是储存能量的燃料库,可在腹腔空隙、皮下等处大量储存。

2. 构成身体组织 磷脂、胆固醇是构成生物膜的重要成分,在生命活动过程中起着重要作用。

3. 供给必需脂肪酸 人体必需脂肪酸主要靠食物脂肪提供,有多种生理功能,如促进发育、维持皮肤和毛细血管的健康,与精子形成、前列腺素合成关系密切,减轻放射线造成的皮肤损伤,促进胆固醇代谢、防治冠心病等。

4. 促进脂溶性维生素吸收 脂溶性维生素不溶于水,只溶于脂肪或脂肪溶剂,饮食脂肪可促进其吸收。

5. 维持体温和保护脏器 脂肪是热的不良导体,可阻止身体表面的散热。脂肪作为填充衬垫,保护和固定器官,避免机械摩擦和移位,使手掌、足底、臀部等部位能更好地承受压力。

6. 改善食物感官性状 脂肪可增加饮食的美味、增强饱腹感。

三、参考摄入量和食物来源

中国营养学会提出中国居民膳食脂肪和脂肪酸参考摄入量(2013 版),见表 2-4。

表 2-4 中国居民膳食脂肪和脂肪酸适宜摄入量(AI)

人群	脂肪(%E^a)	亚油酸(%E^a)	α- 亚麻酸(%E^a)	EPA+DHA(g/d)
0 岁 ~	48	7.3(0.15g^b)	0.87	0.1^c
0.5 岁 ~	40	6.0	0.66	0.1
1 岁 ~	35	4.0	0.60	0.1
4 岁 ~	20~30	4.0	0.60	—^d
18 岁 ~	20~30	4.0	0.60	—
孕妇	20~30	4.0	0.60	0.25(0.20^c)
乳母	20~30	4.0	0.60	0.25(0.20^c)

注:^a%E 为占能量的百分比;^b 为花生四烯酸;^c 为 DHA;^d 未制定参考值

除食用油含约 100% 的脂肪外,含脂肪丰富的食物还有动物性食物和坚果类。动物性食物以畜肉类脂肪含量最丰富,且多为饱和脂肪酸,猪肉脂肪含量在 30%~90% 之间,仅腿肉和瘦猪肉脂肪含量在 10% 左右,瘦牛、羊肉脂肪含量多在 2%~5%;禽肉一般脂肪含量较低,多数在 10%以下;鱼类脂肪含量多数在 5% 左右,且含不饱和脂肪酸多;蛋类以蛋黄脂肪含量最高,约为30%,但全蛋仅为 10% 左右,其组成以单不饱和脂肪酸为主。

除动物性食物外,植物性食物中以坚果类(如花生、核桃、瓜子、榛子、葵花子等)脂肪含量较高,最高可达 50% 以上,其组成多以亚油酸为主,所以是多不饱和脂肪酸的重要来源。一般食用油中亚麻酸($C_{18:3}$)的含量很少。常用食用油脂中主要脂肪酸组成见表 2-5。

表 2-5　常用食用油脂中主要脂肪酸构成(占总脂肪酸的质量百分数 /%)

食用油脂	饱和脂肪酸	不饱和脂肪酸		
		油酸	亚油酸	α- 亚麻酸
椰子油	92.0	—	6.0	
橄榄油	10.0	83.0	7.0	—
菜籽油	13.2	20.2	16.3	8.4
花生油	18.5	40.4	37.9	0.4
茶油	10.0	78.8	10.0	1.1
葵花籽油	14.0	19.1	63.2	4.5
豆油	15.9	22.4	51.7	6.7
棉籽油	24.3	25.2	44.3	0.4
玉米油	14.5	27.4	56.4	0.6
色拉油	14.4	39.2	34.3	6.9
芝麻油	14.1	39.2	45.6	0.8
胡麻油	9.5	17.8	37.1	35.9
亚麻子油	13.0	22.0	14.0	49.0
紫苏油	6.0	17.0	16.0	61.0
棕榈油	43.4	44.4	12.1	—
牛油	61.8	28.8	1.9	1.0
羊油	57.3	33.0	2.9	2.4
猪油(炼)	43.2	44.2	8.9	—
鸭油(炼)	29.3	51.6	14.2	0.8

注:数据来源于中国居民膳食营养素参考摄入量(2013 版)及中国食物成分表(2009)

第四节　碳水化合物和膳食纤维

一、分类

碳水化合物(carbohydrate)也称糖类,是由碳、氢和氧 3 种元素组成的有机化合物。根据分子结构分为单糖、双糖、寡糖和多糖。见表 2-6。

表 2-6　碳水化合物的分类 ª

分类（糖分子 DPᵇ）	亚组	组成
糖（1~2）	单糖	葡萄糖、半乳糖、果糖
	双糖	蔗糖、乳糖、麦芽糖、海藻糖
	糖醇	山梨醇、甘露醇
寡糖（3~9）	异麦芽低聚寡糖	麦芽糊精
	其他寡糖	棉子糖、水苏糖、低聚果糖
多糖（≥10）	淀粉	直链淀粉、支链淀粉、变性淀粉
	非淀粉多糖	纤维素、半纤维素、果胶、亲水胶质物

注：ª FAO/WHO，2007；ᵇ 聚合度（degree of polymerization，DP）

以上各种糖类除了非淀粉多糖外都可被人体吸收利用，但必须先转变为单糖，主要以葡萄糖的形式吸收。

膳食纤维是指食物中不能被人体消化酶消化，但可被细菌酶分解的一类植物性物质，属于非淀粉多糖。80%~90% 的非淀粉多糖（NSP）由植物细胞壁成分组成，包括纤维素、半纤维素、果胶等，其他是非细胞壁物质如植物胶质、海藻胶类等。

膳食纤维的功能包括：

（一）改善肠道功能

1. **促进排便**　膳食纤维在肠道内吸水后膨胀，刺激肠道蠕动，有利于粪便的排出。这样可稀释粪便中有害物质，减少粪便中有害物质与肠壁的接触时间，降低肠癌的发病率。

2. **改变肠道菌群**　膳食纤维及其发酵的产物可促进肠道有益菌群生长繁殖、维持肠道正常菌群平衡，有益于肠道功能。

（二）降低血浆胆固醇

树胶、果胶、豆胶等可吸附胆汁酸，减少胆汁酸的吸收，从而促进胆固醇转化为胆汁酸排出，降低血浆胆固醇浓度，从而防止动脉粥样硬化和冠心病。

（三）控制体重，防止餐后高血糖

膳食纤维含量高的食物其能量密度低，胃排空的速度慢，营养素的消化率低以及由于肠道蠕动加快而吸收率降低，这些因素均使各种营养素和能量的吸收减慢、减少，有利于肥胖者控制体重和糖尿病患者防止餐后血糖过快升高。此外，膳食纤维对肥胖和糖尿病等需要控制饮食者具有减轻饥饿感的作用。

（四）吸附作用

膳食纤维可吸附残留农药、洗涤剂等有害物质，减少对人体的伤害。但也可结合多种无机盐，妨碍钙、铁、锌等无机盐的吸收。

二、生理功能

1. 储存和供给能量 供给能量是碳水化合物最重要的生理功能,心脏活动靠磷酸葡萄糖和糖原氧化;神经系统只能利用葡萄糖供给能量,当血糖降低时可出现昏迷、休克,甚至死亡。碳水化合物主要在肝脏和肌肉内以糖原的形式储存。

2. 构成组织及生理活性物质 所有神经组织和细胞核中都含有糖类;作为遗传物质基础的脱氧核糖核酸(DNA),就含有五碳糖的核糖。

3. 保肝解毒作用 糖原储备充足时,肝脏对化学毒物,如四氯化碳、酒精、砷等有较强的解毒能力;对各种细菌感染引起的菌血症,也有较强抗感染作用。

4. 抗生酮和节约蛋白质作用 脂肪氧化需要碳水化合物的协同作用,后者若供给不足,草酰乙酸生成不足,脂肪不能彻底氧化而产生过多的酮体,可引起酮症酸中毒。当饮食中碳水化合物供应不足时,机体为满足自身对葡萄糖的需要,则通过分解蛋白质进行糖异生作用产生葡萄糖。而当碳水化合物供应充足时,则不需要动用蛋白质来供能,即碳水化合物具有节约蛋白质作用。

三、参考摄入量与食物来源

中国营养学会建议我国 1 岁以上人群每日碳水化合物提供的能量占总能量的 50%~65% 为宜,19~50 岁人群膳食纤维的摄入量 25~30g/d。饮食中的淀粉主要来源于粮谷类和薯类等。单糖和双糖的来源主要是蔗糖、糖果、甜食、糕点、甜味水果、含糖饮料和蜂蜜等,应减少摄入,控制在占总能量 10% 以下,即不超过 50g/d。蔬菜和水果中含少量单糖,是膳食纤维的主要来源。全谷粒和麦麸等富含膳食纤维,而精加工的谷类食品则含量较少。

第五节　能　量

一切生命活动都需要能量。人体的能量主要来源于食物中的产能营养素(碳水化合物、脂类和蛋白质),释放出的能量可以维持机体代谢、神经传导、呼吸、循环和肌肉收缩等功能,同时在产能过程中释放热量以维持体温。

一、能量单位和来源

营养学中习惯使用的能量单位是卡(cal),能量的国际单位是焦耳(J)。卡与焦耳的换算如下:

$$1 \text{ 卡 (cal)} = 4.184 \text{ 焦耳 (J)}$$

$$1 \text{ 千卡 (kcal)} = 4.184 \text{ 千焦耳 (kJ)}$$

每 1g 碳水化合物、脂肪和蛋白质在体内氧化代谢产生的能量值称为能量系数。根据三大产能营养素在体外燃烧、体内氧化产生的能量值以及吸收率的不同,推算出碳水化合物、脂肪和蛋白质的能量系数分别为17kJ（4kcal）、37kJ（9kcal）和17kJ（4kcal）。此外，1g酒精和1g膳食纤维在体内产生的能量约为29kJ（7kcal）和8kJ（2kcal）。

二、能量消耗

（一）基础代谢

基础代谢（basal metabolism）是维持机体最基本的生命活动所必需的能量消耗，即人体经过10~12小时空腹和良好睡眠，清醒、仰卧、恒温（20~26℃）条件下，无任何身体活动和紧张的思维活动，全身肌肉放松时所需的能量消耗。约占每日总能量消耗的60%~70%，仅用于维持体温、呼吸、心跳、各组织器官和细胞功能等基本的生命活动。基础代谢的水平用基础代谢率（basal metabolic rate，BMR）表示，是指人体处于基础代谢状态下，每小时每平方米体表面积（或每公斤体重）的能量消耗。影响基础代谢的因素有：

1. 体型和体成分　体表面积越大，散发的热量越多。人体瘦体组织是代谢的活性组织，而脂肪组织是相对惰性的组织，因此瘦高的人基础代谢远高于矮胖的人。基础代谢率的高低与体重并不成比例关系，而与体表面积基本上成正比。

2. 年龄　在人的一生中，婴幼儿阶段是整个代谢最活跃的阶段，基础代谢能量消耗较多，到青春期又出现一个较高代谢的阶段。成年以后，随着年龄的增长，基础代谢水平逐渐下降。

3. 性别　女性瘦体组织所占比例低于男性，脂肪组织所占比例高于男性，女性基础代谢率低于男性。

4. 激素　激素对细胞的代谢及调节都有较大影响。如甲状腺功能亢进可使基础代谢率明显升高；相反，患黏液水肿时，基础代谢率低于正常水平。去甲肾上腺素可使基础代谢率下降25%。

5. 季节与劳动强度　寒季基础代谢高于暑季；劳动强度高者高于劳动强度低者。

6. 应激状态　发热、创伤、心理应激等均可使基础代谢率升高。

（二）身体活动

身体活动一般包括职业活动、交通活动、家务活动和休闲活动等，是除基础代谢外，影响人体总能量消耗的最重要部分，一般占每日总能量消耗的15%~30%。目前将身体活动强度分为三级，分别为轻、中和重身体活动，常见职业或人群身体活动水平分级见表2-7。

表2-7　中国成年人身体活动水平分级

活动水平	生活方式	从事的职业或人群
轻	静态生活方式或坐位工作，很少或没有重体力休闲活动	办公室职员、精密仪器机械师等
中	坐位工作，有时需走动或站立，很少或没有重体力休闲活动 主要是站着或走着工作	学生、司机、实验室助理、装配线工人 家庭主妇、销售人员、教师、侍应生、机械师、交易员等
重	重体力职业工作或重体力休闲活动方式	农民、炼钢工人、建筑工人、伐木工人、矿工、舞蹈演员、运动员等

影响身体活动能量消耗的因素：

1. 肌肉越发达者，活动时能量消耗越多。
2. 体重越重者，做相同的运动时能量消耗越多。
3. 劳动强度越大、持续时间越长，能量消耗越多。
4. 能量消耗还与工作的熟练程度有关。

（三）食物热效应

食物热效应（thermic effect of food，TEF），又称食物特殊动力作用（specific dynamic action，SDA），为人体在摄食过程中所引起的额外能量消耗，是人体在摄食后对营养素的一系列消化、吸收、合成、代谢转化过程中所消耗的能量。一般来说，碳水化合物食物的热效应为其本身产生能量的 5%~10%，脂类 0%~5%，蛋白质高达 20%~30%。

（四）生长发育及其他

处在生长发育过程中的儿童，其一天的能量消耗还应包括生长发育所需要的能量。怀孕期间，胎儿、胎盘的增长和母体组织的增加均需额外的能量消耗。妇女哺乳期间，乳汁本身和分泌乳汁也均需额外消耗能量。

三、参考摄入量与食物来源

我国营养学工作者根据我国人民的营养状况和饮食习惯建议：成人碳水化合物提供的能量占总能量的 50%~65%、脂肪占 20%~30%、蛋白质占 10%~15% 为宜。不同身体活动水平的成年人（18~50 岁）能量需要量（EER）见附录 2-1。

产能营养素广泛存在于各种食物中。粮谷类和薯类食物含碳水化合物较多，是饮食能量最经济的来源；油料作物富含脂肪；动物性食物一般比植物性食物含有更多的脂肪和蛋白质，但大豆和坚果类例外，他们含丰富的油脂和蛋白质；蔬菜和水果一般含能量较少。

第六节　矿物质

人体由多种化学元素组成，除碳、氢、氧、氮主要以有机物形式存在外，其余化学元素都以无机物的形式存在，统称矿物质，亦称无机盐。凡体内含量大于体重 0.01% 的矿物质称为常量元素，有钙、磷、钾、钠、镁、硫、氯 7 种；含量小于 0.01% 的称为微量元素，目前认为人类必需的微量元素有碘、铁、锌、硒、铜、钼、铬、钴 8 种。

矿物质在体内有重要的生理功能：构成机体组织的重要材料；细胞内外液的重要成分；维持细胞内、外液的渗透压和体液的酸碱平衡；维持神经、肌肉的正常兴奋性；构成酶的辅酶、激素、维生素、蛋白质、核酸的成分。食物中的矿物质一般含量较为丰富，能满足机体需要。只有在饮食调配不当，偏食或患某些疾病时，才容易造成缺乏。我国居民饮食中比较容易缺乏的矿物质是钙、铁、锌,生活在某些特殊地区的人群还有硒的缺乏,但应注意一些矿物质摄入过量也可引发中毒。

一、钙

钙(Ca)是人体含量最多的一种矿物质,占体重的 1.5%~2%,正常人体内含有 1000~1200g 的钙,其中 99% 存在于骨骼和牙齿中,主要以羟磷灰石结晶的形式存在,其余则以游离或结合形式存在于软组织、血液、细胞外液中,称为混溶钙池。骨骼钙与混溶钙池之间维持着动态平衡,为维持体内所有细胞的正常生理状态所必需。

(一) 生理功能

构成骨骼和牙齿、调节神经肌肉兴奋性、参与调节生物膜的完整性和通透性、参与调节多种激素和神经递质的释放、促进某些酶的活性、参与血液凝固过程、调节血压、参与铁的跨膜转运等。

(二) 影响钙吸收的因素

影响钙吸收的因素主要包括机体与饮食两个方面。

1. 机体因素　因钙的吸收与机体的需要程度密切相关,故生命周期的各个阶段钙的吸收情况不同。婴儿时期因需要量大,吸收率可高达 60%,儿童约为 40%,成人期降至 20%~40%,老年人会进一步降低,孕中晚期可增高至 50%~60%。成年人仅为 20% 左右。

2. 饮食因素

(1) 饮食中钙的摄入量:摄入量高,吸收量相应也高,但吸收量与摄入量并不成正比,摄入量增加时,吸收率相对降低。

(2) 维生素 D:饮食中维生素 D 的存在与量的多少,对钙的吸收有明显影响。

(3) 乳糖:乳糖与钙形成可溶性低分子物质,以及乳糖被肠道菌分解发酵产酸时,肠道 pH 降低,均有利于钙吸收。

(4) 蛋白质和氨基酸:适量的蛋白质和一些氨基酸如赖氨酸、精氨酸、色氨酸等可与钙结合成可溶性络合物,有利于钙吸收,但当蛋白质超过推荐摄入量时,则未见进一步的有利影响。

(5) 脂肪:高脂饮食可延长钙与肠黏膜接触的时间,可使钙吸收有所增加,但脂肪酸与钙结合形成脂肪酸钙,则影响钙吸收。

(6) 磷:低磷饮食可提高钙的吸收率,而食物中碱性磷酸盐可与钙形成不溶解的钙盐而影响钙吸收。

(7) 植酸、草酸、膳食纤维:谷类中的植酸会在肠道中形成植酸钙而影响吸收。某些蔬菜如菠菜、苋菜、竹笋中的草酸与钙形成草酸钙亦可影响吸收。膳食纤维中的糖醛酸残基与钙螯合而干扰钙吸收。

(三) 参考摄入量与食物来源

钙的每日膳食参考摄入量(RNI)为:成人 800~1000mg,孕早期 800mg,孕中期、孕晚期、乳母 1000mg,幼儿、儿童、青少年按年龄不同分别为 600~1000mg。成年人及 4 岁以上儿童钙的可耐受最高摄入量（UL）为 2000mg/d。

奶和奶制品含钙丰富，吸收率高，是钙的最好来源。大豆及其制品是钙的良好来源，可连骨吃的小鱼小虾及一些绿色蔬菜也是钙的较好来源。

二、磷、镁、钠、钾、氯

磷、镁、钠、钾、氯在人体一般不会缺乏，他们的主要生理功能和食物来源，见表2-8；膳食参考摄入量见附录 2-2。

表 2-8　其他常量元素的生理功能和食物来源

名称	生理功能	食物来源
磷	构成骨骼、牙齿和遗传物质；参与糖脂代谢和能量代谢；维持生物膜正常结构；维持酸、碱平衡	肉、蛋、奶、海产品、大豆、坚果
镁	维护骨骼生长和神经肌肉的兴奋性；激活多种酶的活性；调节激素和胃肠道功能	绿叶蔬菜、粗粮、坚果、大豆
钠	调节细胞外液的容量与渗透压；维持酸碱平衡；维持正常血压；增强神经肌肉兴奋性	食盐、味精、酱油、黄酱、盐腌制品、咸味加工食品
钾	维持细胞正常的渗透压和酸碱平衡；维持神经肌肉的应激性；维持心肌的正常功能；参与糖和蛋白质代谢	蔬菜、水果、肉类、鱼类、豆类
氯	维持细胞外液的容量与渗透压；维持体液酸碱平衡；参与血液 CO_2 运输；参与胃酸形成	绝大部分来源于氯化钠，基本与钠的食物来源相同

三、铁

铁(Fe)是人体含量最多的一种必需微量元素，总量 4~5g，其中 60%~75% 存在于血红蛋白中，3% 在肌红蛋白中，1% 在含铁酶类中，以上均称功能性铁。此外，还有 25%~30% 以铁蛋白和含铁血黄素形式存在于肝、脾、骨髓中，称为贮存铁。

（一）生理功能

铁是血红蛋白和肌红蛋白的组成成分，参与氧的运输；铁是细胞色素氧化酶、过氧化氢酶与过氧化物酶等的重要成分，参与组织呼吸，促进生物氧化还原反应；铁与红细胞的形成和成熟有关，维持正常的造血功能。

（二）影响铁吸收的因素

铁在食物中主要以三价铁形式存在，少数食物中为亚铁或二价铁。肉类等食物中的铁约 40% 左右是血红素铁，而其他为非血红素铁，后者在吸收前，必须与结合的有机物，如蛋白质、氨基酸和有机酸等分离，转化为亚铁后方可被吸收，因而有很多因素可影响非血红素铁的吸收。

1. **机体状况**　食物通过肠道的时间太短、胃酸缺乏或过多服用抗酸药时，影响铁离子释放而降低铁的吸收。铁的吸收受体内铁贮存量的影响，当铁贮存量多时，吸收率降低，贮存量减少时,需要量增加,吸收率亦增加,缺铁性贫血时铁吸收率增高。胃肠吸收不良综合征也影响铁的吸收。

2. 饮食因素

(1) 蛋白质与"肉因子":畜、禽、鱼类食物中铁的吸收率较高,除了与其中含有较多血红素铁有关外,也与肉类中一种"肉因子"有关,它能促进非血红素铁的吸收。

(2) 脂类与碳水化合物:饮食中适当含量的脂类对铁吸收有利,过高或过低均降低铁的吸收。各种碳水化合物对铁的吸收与存留也有影响,作用最大的是乳糖,其次为蔗糖、葡萄糖,以淀粉代替乳糖或葡萄糖,则明显降低铁的吸收率。

(3) 矿物质:钙含量丰富,可部分减少植酸、草酸对铁吸收的影响,有利于铁的吸收。但大量的钙不利于铁的吸收,原因尚不明确。无机锌与无机铁之间有较强的竞争作用,当一种过多时,就可干扰另一种的吸收。

(4) 维生素:维生素 A 与 β- 胡萝卜素在肠道内可能与铁络合,保持较高的溶解度,防止如植酸、多酚类对铁吸收的不利作用;维生素 B_2 有利于铁的吸收、转运与储存;维生素 C 具有酸性和还原性,能将三价铁还原为二价铁,并与铁螯合形成可溶性小分子络合物,有利于铁吸收。

(5) 有机酸:如枸橼酸、乳酸、丙酮酸、琥珀酸等具有弱的螯合性质的有机酸,也可促进铁的吸收。

(6) 膳食纤维、多酚类化合物、植酸盐与草酸盐:植物性食物中上述化合物能结合阳离子的铁、钙等,与铁形成不溶性盐,从而干扰铁的吸收。

(7) 卵黄高磷蛋白:蛋类中的卵黄高磷蛋白可干扰铁的吸收,使蛋类铁吸收率降低,仅为 3%。

(三) 参考摄入量和食物来源

每日铁的膳食推荐摄入量(RNI)为:18~50 岁成年男女分别为 12mg、20mg,50 岁后均为 12mg;孕早、中、晚期分别为 20mg、24mg、29mg,乳母为 24mg,幼儿、儿童、青少年按年龄不同分别为 9~20mg。

一般动物性食物中的铁含量和吸收率均较高,是铁的良好来源,如动物肝脏、动物全血、畜禽肉类、鱼类。牛奶中铁含量很低,为贫铁食物。

四、锌

锌(Zn)在成人体内含量 2.0~2.5g,以肝、肾、肌肉、视网膜、前列腺为高。血液中 75%~85% 的锌分布在红细胞,3%~5% 分布于白细胞,其余在血浆中。

(一) 生理功能

参与人体许多金属酶的组成,起抗氧化和催化作用;促进机体发育和组织再生;促进维生素 A 的正常代谢和生理功能;促进食欲;促进性器官与性机能正常发育;保护皮肤健康;参与免疫功能。

(二) 影响锌吸收利用的因素

植物性食物中含有的植酸、鞣酸和纤维素等均不利于锌的吸收,而动物性食物中的锌生物利用率较高,维生素 D 可促进锌的吸收。我国居民的饮食以植物性食物为主,锌的生物利用率一般为 15%~20%。

(三) 参考摄入量与食物来源

每日锌的膳食推荐摄入量(RNI)为:成年男、女分别为 12.5mg、7.5mg,孕妇为 9.5mg,乳母为 12mg,幼儿、儿童、青少年按年龄不同分别为 4~11.5mg。

贝壳类海产品、畜肉类、动物内脏是锌的极好来源;干酪、虾、燕麦、花生等为良好来源;干果类、谷类胚芽和麦麸也富含锌;蔬菜水果含锌量很低。

五、硒

硒(Se)遍布于人体各组织器官和体液中,肾中硒浓度最高,肝脏次之,血液中相对较低。肌肉中的硒占人体总硒量的一半。成人体硒总量在 3~20mg。人体硒量的不同与地区饮食硒摄入量的差异有关。

(一) 生理功能

硒是若干抗氧化酶的组成成分,具有抗氧化作用;几乎存在于所有免疫细胞中,有免疫作用;调节甲状腺激素;维持正常生育功能;可与体内重金属结合,起排毒和解毒作用;抗肿瘤作用。

(二) 参考摄入量和食物来源

每日硒的膳食推荐摄入量(RNI)为:成年人为 60μg,孕妇为 65μg,乳母为 78μg,幼儿、儿童、青少年按年龄不同分别为 25~60μg。

动物肝肾、肉类、海产品是硒的良好食物来源,但植物性食物的硒含量与环境土壤的硒含量有关,动物性食物的硒含量则受其饲料产地的影响。

六、碘、铜等其他微量元素

碘、铜等其他微量元素主要生理功能和食物来源,见表 2-9;膳食参考摄入量见附录 2-2。

表 2-9　其他微量元素生理功能和食物来源

名称	生理功能	食物来源
碘	参与甲状腺素合成;促进生长发育和神经系统发育;调节新陈代谢	海产品如海带、紫菜、海参、海鱼、海虾等,蛋类,肉类
铜	参与铜蛋白和含铜金属酶的构成;维持正常造血功能;促进结缔组织和黑色素形成;维护中枢神经系统健康;抗氧化作用	牡蛎、动物肝、坚果、鲜酵母
锰	作为锰金属酶或锰激活酶发挥作用;参与骨形成,氨基酸、碳水化合物和胆固醇代谢;维持脑功能	坚果类、谷类、豆类
铬	参与糖代谢调节;促进蛋白质合成和生长发育	鱼贝类、坚果类、奶类、谷类、肉类、豆类、蛋类
氟	构成牙釉质;参与骨盐组成	动物性食物氟含量高于植物性食物,海洋食物高于淡水和陆地食物

第七节　维生素

一、概述

维生素(vitamin)是维持机体正常生理功能及细胞内特异代谢反应所必需的一大类低分子有机化合物。维生素大都以其本体形式或可被机体利用的前体形式存在于天然食物中,人体一般不能合成或者合成很少,不能满足机体需要,必须由食物供给。维生素不是机体组成成分,也不能提供能量,机体对其需求量较少,但绝不能缺少。

维生素按其溶解性分为脂溶性与水溶性两大类。脂溶性维生素不溶于水,可溶于脂肪及脂溶剂,大部分贮存于脂肪组织中,通过胆汁缓慢排出体外,过量摄入可致中毒,其种类有维生素A、维生素D、维生素E、维生素K。水溶性维生素可溶于水,仅少量贮存体内,易通过尿液、汗液较快排出体外,必须每天通过饮食供给,当供给不足时易出现缺乏症,其种类有B族维生素(包括维生素B_1、维生素B_2、维生素B_6、烟酸、叶酸、维生素B_{12}等)和维生素C。

二、维生素A

维生素A又名视黄醇(retinol),包括具有维生素A生物活性的一类物质,即动物性食物来源的维生素A,植物性食物来源的在体内可转化成维生素A的类胡萝卜素。

(一)理化性质
维生素A与类胡萝卜素溶于脂肪和大多数有机溶剂中,不溶于水。维生素A对高温和碱性环境比较稳定,一般烹调和加工过程不易被破坏,但极易氧化,食物中的维生素E等抗氧化物质有保护维生素A及类胡萝卜素稳定性的作用。

(二)生理功能
1. 构成视觉细胞内的感光物质,维持视觉功能。
2. 维持皮肤黏膜的完整性。
3. 促进生长发育和维持生殖功能。
4. 维持和促进免疫功能。

(三)参考摄入量与食物来源
每日维生素A的膳食推荐摄入量(RNI)为:成年男性800μg RAE(维生素A活性当量),女性700μg RAE;孕妇中、后期770μg RAE,乳母1300μg RAE;幼儿、儿童、青少年按年龄不同分别为310~820μg RAE。

来源于动物性食物中的维生素A主要存在于动物肝脏、鱼肝油、蛋黄、乳制品;来源于植物性食物中的类胡萝卜素主要存在于深色蔬菜和水果中,如胡萝卜、南瓜、红心甜薯、菠菜、绿芥菜、莴苣叶、红辣椒、韭菜、大白菜、番茄、芒果、柿子、橘子等。

三、维生素 D

维生素 D 是具有胆钙化醇生物活性的一类化合物。维生素 D 可由维生素 D 原经紫外线激活形成。动物皮下的 7-脱氢胆固醇及酵母细胞中麦角固醇都是维生素 D 原,经紫外线照射后分别转化为维生素 D_3 和维生素 D_2。

(一) 理化性质

维生素 D 溶于脂肪与脂溶剂,对热、碱较稳定,光及酸可促进其异构化。

(二) 生理功能

1. 维持血液钙和磷稳定 ①其活性形式 1,25-$(OH)_2$-D_3 的主要作用是促进小肠吸收钙和磷;②与甲状旁腺激素协同,促进骨骼钙动员;③促进肾脏重吸收钙磷。

2. 参与某些蛋白质转录的调节。

3. 发挥激素样作用参与体内免疫调节。

(三) 参考摄入量和食物来源

每日维生素 D 的膳食推荐摄入量(RNI)为:0~65 岁孕妇、乳母 10μg,65 岁以上 15μg。

人体维生素 D 的来源主要包括通过皮肤日光照射或从膳食中获得。大多食物中不含或少含维生素 D,动物肝脏、蛋黄、海鱼、奶油中相对较多,鱼肝、鱼油中含量最丰富。

四、维生素 E

(一) 理化性质

维生素 E 又名生育酚,溶于脂肪与脂溶剂,不溶于水,对热及酸稳定,对碱不稳定,对氧十分敏感,易于氧化破坏,油脂酸败可加速维生素 E 破坏。

(二) 生理功能

1. 抗氧化作用 在体内可保护细胞免受自由基损害,这一功能与其预防动脉硬化、抗癌、延缓衰老等过程密切相关,并对神经系统和骨骼肌有保护作用。

2. 维持胚胎发育和生殖功能。

3. 维持正常免疫功能。

(三) 参考摄入量和食物来源

每日维生素 E 的膳食适宜摄入量(AI)建议为:成人、孕妇 14mg;乳母 17mg;婴幼儿、儿童、青少年按年龄不同分别为 3~14mg。

维生素 E 只能在植物中合成。所有绿色组织中均有一定含量,以种子中为最多。植物油是维生素 E 的主要来源,坚果和大豆是优质来源。

五、维生素 B₁

(一) 理化性质

维生素 B₁ 又名硫胺素(thiamin)、抗神经炎因子或抗脚气病因子。维生素 B₁ 溶于水,水溶液呈酸性时稳定,加热不易分解,而在碱性环境中易被氧化而失去活性。紫外线可使其降解。

(二) 生理功能

1. 构成辅酶,维持体内正常代谢。
2. 抑制胆碱酯酶活性,促进胃肠蠕动。
3. 维持神经、肌肉特别是心肌的正常功能。

(三) 参考摄入量和食物来源

每日维生素 B₁ 的膳食推荐摄入量(RNI)为:成年男女分别为 1.4mg 和 1.2mg;孕中期为 1.4mg,孕晚期和乳母为 1.5mg;幼儿、儿童、青少年按不同年龄分别为 0.6~1.6mg。

维生素 B₁ 广泛存在于天然食物中,粮谷类、豆类、坚果类含量丰富,动物内脏、瘦肉、蛋类含量也较高。粮谷类是我国居民维生素 B₁ 的主要膳食来源,碾磨精度过高,烹调加碱可使维生素 B₁ 大量破坏。

六、维生素 B₂

(一) 理化性质

维生素 B₂ 又名核黄素(riboflavin),溶于水,但水溶性较差,耐酸,不耐碱,光照和紫外线照射可引起分解。

(二) 生理功能

1. 以辅酶形式参与体内生物氧化和能量生成。
2. 作为谷胱甘肽还原酶的辅酶,参与体内抗氧化防御系统。
3. 影响铁的吸收和转运过程。
4. 参与色氨酸转变为烟酸的过程。
5. 作为甲基四氢叶酸还原酶的辅酶,参与同型半胱氨酸代谢。

(三) 参考摄入量和食物来源

每日维生素 B₂ 的膳食推荐摄入量(RNI)为:成年男女分别为 1.4mg 和 1.2mg;孕中期为 1.4mg,孕晚期和乳母为 1.5mg;幼儿、儿童、青少年按不同年龄分别为 0.6~1.5mg。

维生素 B₂ 广泛存在于奶类、蛋类、肉类、内脏、谷类、蔬菜、水果等动植物性食物中。

七、烟酸

(一) 理化性质

烟酸又名尼克酸、抗癞皮病因子、维生素 PP,在体内以烟酰胺的形式存在。烟酸溶于水,性质稳定,酸、碱、氧、光照或加热条件下均不易被破坏。

(二) 生理功能

1. 构成辅酶,参与能量和氨基酸代谢。

2. 参与蛋白质等物质的转化。

3. 作为葡萄糖耐量因子的组分,调节葡萄糖代谢。

(三) 参考摄入量和食物来源

每日烟酸的膳食推荐摄入量(RNI)为:男性 18~50 岁 15mg NE(烟酸当量)、50~80 岁 14mg NE,女性 18~65 岁 12mg NE、65~80 岁 11mg NE;孕妇 12mg NE,乳母 15mg NE;幼儿、儿童、青少年按不同年龄分别为 6~16mg NE。

烟酸主要存在于植物性食物中,烟酰胺主要存在于动物性食物。肝、肾、瘦畜肉、鱼、坚果中含量丰富。

八、叶酸

(一) 理化性质

叶酸(folic acid,FA)又名蝶酰谷氨酸,对热、光、酸性溶液均不稳定,在酸性溶液中温度超过 100℃即分解。在碱性和中性溶液中对热稳定。食物中的叶酸烹调加工后损失率可达 50%~90%。

(二) 生理功能

1. 参与核酸和蛋白质合成　叶酸在还原酶作用下还原成具有生理活性的四氢叶酸。四氢叶酸是体内生化反应中一碳单位转移酶系的辅酶,起着一碳单位传递体的作用。若一碳单位传递受阻,核酸合成及氨基酸代谢均受影响,因此,叶酸对于细胞分裂和组织生长具有极其重要的作用。

2. 与维生素 B_6、维生素 B_{12} 一起参与同型半胱氨酸代谢。

3. 参与 DNA 甲基化。

(三) 参考摄入量和食物来源

每日叶酸的膳食推荐摄入量(RNI)为:成人为 400μg DFE(叶酸当量);孕妇为 600μg DFE,乳母为 550μg DFE;幼儿、儿童、青少年按不同年龄分别为 160~400μg DFE。

叶酸广泛存在于各种动、植物性食物中,如动物肝脏、豆类、酵母、鸡蛋、坚果类、绿叶蔬菜和水果。

九、维生素 C

（一）理化性质

维生素 C 又名抗坏血酸（ascorbic acid），为一种酸性多羟化合物，易溶于水，不溶于脂溶剂，在酸性环境中稳定，在有氧、热、光和碱性环境下不稳定，特别是有铜、铁等金属离子存在时，更易促进其氧化破坏。食物中的维生素 C 有还原型和脱氢型两种形式，二者可通过氧化还原互相异构，同具生物活性。

（二）生理功能

1. 参与羟化反应　①促进胶原合成；②促进神经递质合成；③促进类固醇羟化，降低胆固醇；④促进药物和毒物羟化解毒。

2. 抗氧化作用　①促进铁的吸收；②促进四氢叶酸形成，防治巨幼细胞贫血；③防止维生素 A 和 E 的氧化；④抵御低密度脂蛋白胆固醇的氧化，预防动脉粥样硬化的发生；⑤维持巯基酶的活性。

3. 提高机体免疫力。

（三）参考摄入量和食物来源

每日维生素 C 的膳食推荐摄入量（RNI）为：成人和孕早期为 100mg，孕中、晚期为 115mg，乳母 150mg；婴儿、儿童、青少年按年龄不同分别为 40~100mg。

维生素 C 主要食物来源为新鲜蔬菜和水果。辣椒、苦瓜、芥菜、菜花、茼蒿、豆角等蔬菜中含量较高，刺梨、猕猴桃、酸枣、鲜枣、柑橘、山楂、草莓、葡萄、柚子等水果中含量较高。

其他维生素的生理功能和食物来源，见表 2-10；膳食参考摄入量见附录 2-3。

表 2-10　其他维生素生理功能和食物来源

名称	生理功能	食物来源
维生素 K	参与凝血过程；参与骨代谢；与心血管健康有关	豆类、麦麸、绿色蔬菜、蛋黄、肝脏
维生素 B_6	作为辅酶参与氨基酸、脂肪酸和糖原代谢；参与色氨酸转变为烟酸反应；参与一碳单位和同型半胱氨酸代谢；调节神经递质的合成与代谢	坚果、鱼肉、禽肉、豆类、肝脏
维生素 B_{12}	作为甲基转移酶的辅酶，促进蛋白质和核酸合成；参与蛋氨酸代谢；参与甲基丙二酸 - 琥珀酸异构化过程	全部来自动物性食物，肉类、内脏、鱼、禽、贝壳类、蛋类

（刘晓军）

本章介绍了营养学的基础内容——能量和营养素,重点掌握营养学的一些基本概念及其应用、食物蛋白质营养价值的评价方法及其食物来源、必需脂肪酸的种类和食物来源、膳食纤维的生理功能、能量消耗途径和食物来源、钙和铁的吸收影响因素、微量元素饮食参考摄入量和食物来源;维生素的生理功能和食物来源。

1. 简述食物蛋白质营养学评价的内容及方法。

2. 简述膳食纤维的概念和生理意义。

3. 试述影响饮食中钙、铁吸收的因素。

第三章　营养筛查与营养评价

3

学习目标	
掌握	营养风险筛查 2002 的内容、步骤及常用营养评价指标的应用。
熟悉	主观全面营养评定、营养不良诊断、营养筛查和营养评价的定义以及二者的区别。
了解	常见营养筛查工具及常见营养缺乏病的症状和体征。

住院患者营养不良现象非常普遍,在 20%~60% 不等,同时营养不良也是导致疾病不良预后、住院时间和医疗费用增加的一个重要因素,但在临床工作中,医务人员往往不能及时发现营养不良问题,甚至出现了营养不良也未重视,因此正确评估营养状况非常重要。

问题与思考　　　　　王某,男性,75 岁,既往有糖尿病史,现因吞咽困难住院,体重最近 1 个月下降约 5kg,既往体重为 50kg,身高为 158cm。诊断:食管癌。

　　　　　　　　　　　　思考:该患者的营养诊断的流程如何? 如何进行营养筛查和评估?

第一节　营养筛查

营养筛查(nutrition screening)是医疗护理工作中必不可少的一部分,也是营养工作开始的第一步。护理工作者是接触患者的一线人员,掌握营养筛查工具不但有助于本身护理工作的开展和质量的提高,同时可帮助临床医生和营养师及时开展营养干预工作,提高临床医疗质量,有助于患者的尽早康复。目前有文献记载的营养筛查工具多达 50 种或以上,本节主要介绍几种常用的营养筛查工具。

一、营养筛查的定义

美国肠外肠内营养学会(American Society of Parenteral and Enteral Nutrition,ASPEN)定义其为"营养筛查是用来明确个体是否存在营养不良或存在营养不良风险的一个过程,以便确定患者是否需要进一步详细的营养评估"。欧洲肠外与肠内营养学会(European Society of Parenteral and Enteral Nutrition,ESPEN)则定义为"由医务人员或社区健康组织进行的一个快速和简单的筛查过程。"筛查结果可分为 3 种情况:①无营养不良风险,但需定期(如每周)重新筛查;②存在风险,根据常规需要进行营养干预计划;③存在风险,但由于存在代谢和功能问题妨碍了营养干预标准方法的实施。总之,从筛查的含义来讲,应该是通过某种方法来区分个体是否存在疾病风险,是否需要干预,目的是为早发现,早诊断和早治疗。基于此,营养筛查的定义应为通过营养筛查工具来筛查患者是否存在营养风险或营养不良风险,以确定是否需要进行下一步营养干预措施。营养筛查工作的实施者可以是临床营养师、护士或临床医生等。营养筛查开始的时间目前推荐一般为急诊或住院患者入院 24 小时内,对长期住院患者应在住院期间根据需要最好每周进行一次筛查。

相关链接　　　　　营养风险(nutrition risk)指实际或潜在的营养和代谢状态对疾病或手术的结局好转或恶化的概率。根据"营养风险"筛查结果进行的营养治疗与临床结局密切相关。

营养不良风险（risk of malnutrition）是指发生"营养不良"的风险。

营养不良（malnutrition）是指由于各种原因导致的一种或多种营养素缺乏或过量的情况，即营养失衡，包括营养不足（undernutrition）和营养过量（overnutrition）。

二、营养筛查工具

有效的工具必须具备以下几个特点：简单、有效、快速、可靠、费用低廉、低风险、具备较高的敏感性和特异性及阳性和阴性预测率。目前我国医务人员主要应用的营养筛查工具有营养风险筛查 2002（nutritional risk screening 2002，NRS2002）、营养不良通用筛查工具（malnutrition universal screening tools，MUST）、微型营养评定（mini nutritional assessment，MNA）、主观全面评定（subjective global assessment，SGA）、NUTRIC 评分（ICU 应用）。其中 NRS2002 推荐用于住院患者的营养风险筛查，亦有人将 MNA、SGA 归为营养状况评价的工具。

MUST 是由英国肠外肠内营养学会推荐用于不同医疗机构的营养风险筛查工具，包括 3 方面评估内容：①BMI；②体重减轻；③疾病所致进食量减少。根据三部分评分得出总得分，分为低风险、中等风险和高风险。低风险按常规治疗，中等风险则观察，高风险需要咨询营养师或营养治疗小组进行治疗。

MNA 是一种简单、快速，适用于评价患者（特别是 65 岁以上老年人）营养状况的方法，主要用来评估患者是否存在营养不良风险，内容包括人体测量，整体评价、饮食问卷及主观评价等。新版本包括营养筛查和营养评估部分，各项评分相加即得 MNA 总分。营养筛查评分在 12~14 分为正常营养状况，评分在 8~11 分为有营养不良的风险，0~7 分为营养不良。如果筛查部分 ≥12 分，无需进行评估，若 ≤11 分，则需进行评估。MNA 总分在 24~30 分为正常营养状况，17~23.5 分为营养不良风险，小于 17 分为营养不良。

SGA 是一个基于病史和体格检查的营养评估工具，主要包括病史和体格检查两个方面，进行 A（良好）、B（轻度 - 中度）、C（重度）评级，最后给出综合评级：营养良好（A）、轻度至中度营养不良（B）、重度营养不良（C）。有关 SGA 的评分表有多种，目前使用最多的版本为表 3-1，同时也衍生出很多其他 SGA 评分表，如 PG-SGA（主要适合于肿瘤患者），7-point-SGA（7 分 SGA）等。

表 3-1　主观全面评定（SGA）

A. 病史
1. 体重变化
最大体重 _____　1 年前体重 _____　6 个月前体重 _____　目前体重 _____
过去 6 个月体重变化　总量 =_____kg；% 体重丢失 = _____
过去 2 周体重变化：_____ 增加，_____ 减少，_____ 下降
其他病史：(如衣服大小改变，宽松等)
A= 无明显变化；B=5%~10% 体重丢失；C=10% 或更多持续性体重丢失
2. 摄食改变（相对正常水平）
A= 无明显变化；B= 差但可改善或摄入下降；C= 饥饿，不能进食
3. 胃肠道症状（持续 2 周以上）
_____ 无(A)，_____ 某些症状(B)(恶心、呕吐、腹泻、厌食)，_____ 多种症状（C）

4. 活动能力

_____ 无功能障碍(A)

_____ 功能障碍:轻度(B)____,严重(C)_____ 时间 =_____周

5. 疾病及其与营养需求关系

代谢需要(应激):_____无(A),_____轻微 - 中度(B),_____高度(C)

B. 体格检查(对每一项检查 A 代表正常,B 代表轻度 - 中度,C 代表重度)

皮下脂肪的丢失(肱三头肌、胸壁)_____;

肌肉消耗(股四头肌、三头肌)_____;

踝部水肿 _____,骶部水肿 _____,腹水 _____

C.SGA 评分

_____ 营养良好(A);

_____ 中度(或可疑存在)营养不良(B);

_____ 重度营养不良(C)

三、NRS2002 在临床中的应用

由于中华医学会肠内肠外营养学分会将 NRS2002 推荐作为我国住院患者的营养风险筛查工具,因此 NRS2002 评分方法目前在国内成人营养风险筛查中应用比较广泛,根据欧洲的观察,NRS2002 评分发现营养风险与临床结局关系密切,因此临床工作中用好 NRS2002 对提高医疗质量很有帮助。

NRS2002 的内容及步骤见表 3-2 和表 3-3。NRS2002 筛查分为两步,第一步初步筛查,见表 3-2,初筛有问题进入第二步最终筛查,如果评分结果≥3 分,需要进行营养治疗,如果评分 <3 分,则一周后再重新筛查。评分结果≥5 分称为高营养风险,评分≥3 分为存在营养风险,而评分 <3 分为无营养风险。

表 3-2　营养风险初步筛查评分

指标	是	否
1. BMI<18.5		
2. 患者在过去 3 个月有体重下降吗?		
3. 患者在过去 1 周内有摄食减少吗?		
4. 患者有严重疾病吗?(如 ICU 治疗?)		

注:①如果以上任一问题回答"是",则直接进入第二步营养检测;②如果所有的问题回答"否",应每周重复调查 1 次。

表 3-3　营养风险筛查评分

营养状况			疾病严重度(= 需要量的增加)		
无	0 分	正常营养状态	无	0 分	正常营养状态
轻度	1 分	3 个月内体重丢失 >5%;或前 1 周食物摄入为正常食物需求的 50%~75%	轻度	1 分	髋关节骨折,慢性疾病有急性并发症者,肝硬化,慢性阻塞性肺疾病,血液透析,糖尿病,恶性肿瘤
中度	2 分	2 个月内体重丢失 >5%;或前 1 周食物摄入为正常食物需求的 25%~50%	中度	2 分	腹部大手术,卒中,重度肺炎,血液恶性肿瘤

营养状况			疾病严重度(= 需要量的增加)		
严重	3分	1月内体重丢失 >5%(或 3 个月体重下降 15%);BMI<18.5 且一般状况差;或者前 1 周食物摄入为正常食物需求的 0%~25%	严重	3分	颅脑损伤,骨髓移植,APACHE>10 分的重症监护患者
营养状况评分:			疾病严重度评分:		
年龄调整分:		如果年龄≥70 岁,评 1 分,年龄 <70 岁,评 0 分			
总分 = 营养状况评分 + 疾病严重度评分 + 年龄调整分					

注:总分≥3,说明患者存在营养风险,需要营养支持;分数 <3 分,需要每周重测。

病例分析 3-1

　　患者,男性,76 岁,因"反复咳嗽、咳痰 10 余年,加重 2 天"入院,诊断:慢性阻塞性肺疾病(COPD)并感染。起病以来仅能进食少量流质,大小便正常,体重近 2 月来下降约 5kg。既往有高血压史多年,血压控制良好。体检:身高 168cm,体重 55kg,BMI=19.5kg/m²,平时体重为 60kg,体温 36.8°C,血压 150/90mmHg,呼吸 20 次 / 分,脉搏 90 次 / 分。消瘦体型,心脏不大,桶状胸,双下肺可闻及少量湿性啰音。双下肢踝部可见轻微水肿。生化指标:白细胞 $12 \times 10^9/L$,血红蛋白 25g/L,红细胞 $4.5 \times 10^{12}/L$,血浆白蛋白 40g/L,血清前白蛋白 255mg/L。

　　该患者食欲下降、体重下降和 BMI 均符合进入第二步筛查条件,因此直接进入第二步筛查:

　　(1)疾病严重度评分:诊断为 COPD 为 1 分。

　　(2)营养状况评分:①饮食因仅进食少量流质,摄入量约为平常的 0~25% 之间,评分为 3 分;②体重下降为:(5/60)× 100%=8.3%,评分为 2 分;该项目评分选最高分,为 3 分。

　　(3)年龄调整分:76 岁为 1 分。

　　(4)总分 = 营养状况评分 + 疾病严重度评分 + 年龄调整分 =1+3+1=5 分≥3 分,需进行营养治疗,根据患者情况由营养师进行综合评价并给出具体治疗方案。

相关链接　　　　　　　　NUTRIC 评分:NUTRIC 评分是一种用于危重患者营养风险评分的工具,主要包括年龄、APACHE II 评分、SOFA 评分、合并症、普通病房到 ICU 天数、IL-6 等六项内容,总分为 10 分,如不检测 IL-6,则总分为 9 分。NUTRIC<6 分为低风险,NUTRIC ≥ 6 分(如果没有 IL-6 的指标则≥5 分)为高风险。

第二节　营养评价

营养评价(nutrition assessment)是营养工作中的最重要过程之一,对发现初步营养问题的个体进行深入细致的评估过程,主要包括膳食调查、人体测量、实验室检查、临床检查等四个部分,也有学者提出增加社会经济状况、身体活动功能状态以及物理检查(如生物电阻抗、双能 X 线)分析人体成分等方面进行综合评定,对营养问题做出诊断,同时给出严重程度。经过营养评价后,下一步就可根据具体营养问题采取针对性的干预措施。与营养筛查相比,营养评价是营养筛查的后续步骤,营养评价工作内容较营养筛查更加翔实和细化,但也存在耗时、费力、需要专业人员进行评估的缺点。该工作的实施者主要是营养师,当然接受临床营养培训的临床医师和护士也可以是评估者。

一、膳食调查

膳食调查(diet investigation)是了解患者营养状况的一个重要组成部分,通过膳食调查可计算各种营养素的摄入情况,还可了解患者饮食史、饮食模式和特殊食物摄入情况,帮助大致了解饮食摄入是否充足和营养因素与疾病之间相互作用关系。目前主要包括询问法和记录法两大类。询问法包括饮食史法、食物频率法、24 小时饮食回顾法等;记录法包括记账法和称重法。记录法相对来说比较准确,但耗时、耗力。询问法相对简单方便,但准确性较差。因此为准确了解患者饮食情况,可结合多种方法。

1. **饮食史**(diet history)　饮食史主要询问患者摄入所有食物的主观和客观信息:如禁忌食物、过敏食物、嗜好食物和摄入的食物。通过对过去和现在的饮食情况的了解以便制订可接受的饮食治疗方案。

2. **食物频率法**(food frequency method)　食物频率法是一种问卷调查,主要通过对患者在过去一段时间内(如 1 个月或 1 年)的饮食习惯了解来评估营养摄入情况。食物频率的调查应包括食物类别清单如谷类、蔬菜、水果、牛奶、肉类、豆类等,并询问患者每天、每周、每月大致所摄入某种食物的频率。食物的定量需要在记录食物的频率基础上增加大致食物量的估计,该方法也称为半定量食物频率法。

3. **24 小时饮食回顾法**(24 hour dietary recall)　24 小时饮食回顾即通过回忆过去 24 小时所摄取的食物的性质和数量。但单凭一个 24 小时饮食回顾并不能反映整体饮食摄入情况,一般需要调查连续 3 天的情况,3 天内最好包括 1 个周末假日的时间。记录人员一般通过一些食物的模型和绘图来帮助患者明确食物的大小等。

4. **记账法**(accounting method)　记账法是临床常用的一种饮食记录法,即患者每天将自己所摄取的所有食物种类和数量像流水账一样进行记录。一般要求记录时间为 3 天,也可更长,可借助食物模型或食物秤了解食物的重量。记录内容应包括每天进食的时间、所有食物(包括正餐和点心)、摄入食物的名称、食物摄入量、烹调方法及食物制作过程中的特殊方法和步骤。

5. **称重法**(weighing method)　称重法即对每天所吃全部食物进行称量,然后对所用食物的种类和量进行记录。该方法比较准确,但耗时、耗力,主要在某些患者需要精确称量的治疗饮食中应用,如低蛋白饮食、糖尿病饮食等。

二、人体测量

人体测量（anthropometry）主要是通过对人体的一些体格数据进行测量来了解机体的总体营养状况的一种方法，主要包括身高、体重、皮褶厚度、上臂围、上臂肌围、腰围等。

（一）身高

1. 直接测量法 测量仪器目前一般采用体重身高计。测定时患者赤足，足底与地板平行，足跟靠紧，足尖外展 60°，背伸直，上臂自然下垂。测量者于被测者右侧，使测量用滑板底与颅顶点接触，读数记录，以 cm 为单位。

2. 间接测量法 适用不能站立者，临床有许多危重患者，如昏迷、类风湿关节炎等。有很多方法间接计算，包括通过膝高、尺骨长度、上臂距、身体各部累计长度等来计算。

（二）体重

被测者清晨空腹，排空大小便，穿单衣裤立于体重计中心，读数，以 kg 为单位。体重评价可按以下方法进行。

1. 理想体重 理想体重又称为标准体重。国外常用 Broca 公式计算理想体重，即理想体重（kg）= 身高（cm）-100。我国推算理想体重多用 Broca 改良公式，即理想体重（kg）= 身高（cm）-105。

评价标准：实测体重占理想体重百分数 90%~110%，营养正常；110%~120%，为超重；>120%，为肥胖；80%~90% 为偏瘦；<80% 为消瘦。

2. 体重丢失率 可反映能量与蛋白质代谢情况，提示是否存在蛋白质 - 能量营养不良。体重丢失率（%）=（原体重 - 现体重）/ 原体重 ×100%。

评价标准：无肥胖或水肿患者，若在 1 周内体重损失 >2%，1 个月内 >5%，3 个月内 >7.5%，或 6 个月内 >10%，均有可能存在蛋白质 - 能量营养不良。

3. 体质指数（body mass index，BMI） BMI 是目前最常用的用来评价体型的一种方法，常用来评价肥胖和消瘦，其公式如下：

$$BMI= 体重（kg）/ [身高（m）]^2$$

由于人种的不同，BMI 的评价标准有多种，包括 WHO 成人标准、亚太地区成人标准、中国成人标准，见表 3-4。

表 3-4 各地成人 BMI 值评定标准（kg/m²）

等级	WHO	亚太地区	中国
正常值	18.5~24.9	18.5~22.9	18.5~23.9
轻度消瘦	17~18.4	17~18.4	17~18.4
中度消瘦	16~16.9	16~16.9	16~16.9
重度消瘦	<16	<16	<16
超重	25~29.99	23~24.9	24~27.9
一级肥胖	30~34.9	25~29.9	≥28 为肥胖
二级肥胖	35~39.9	30~39.9	
三级肥胖	≥40	≥40	

18 岁以下青少年 BMI 的参考值为:11~13 岁 BMI<15.0 时存在蛋白质 - 能量营养不良,<13.0 为重度营养不良;14~17 岁 BMI<16.5 时存在蛋白质 - 能量营养不良,<14.5 为重度营养不良。

值得注意的是在利用体重评价患者营养状况时,需监测患者体重的变化以了解其营养状况变化情况。此外,某些疾病、症状或治疗影响,如脱水、腹水、水肿、巨大肿瘤、利尿剂的使用等,实际测得的患者体重可能并非其真实体重,此时不适宜采用体重来判断其营养情况。

(三) 上臂围

上臂围(mid arm circumference,MAC)即通过软尺测量上臂中点的围度,包括了上臂肌肉和脂肪的含量,因此一定情况下可反映机体营养状况,尤其是反映肌蛋白贮存和消耗程度,是快速而简便的评价指标,也能反映能量代谢情况。

国外资料美国男性为 29.3cm,女性为 28.5cm;日本男性为 27.4cm,女性为 25.8cm;以日本数据与我国较为接近。测量值 > 标准值 90% 为营养正常,90%~80% 为轻度营养不良,80%~60% 为中度营养不良,<60% 为重度营养不良。我国北方地区成人上臂围正常值见表 3-5。

表 3-5 我国北方地区成人上臂围(cm)正常值

年龄(岁)	例 数		$\bar{x} \pm s$		变异系数	
	男	女	男	女	男	女
18~25	1902	1330	25.9 ± 2.09	24.5 ± 2.08	0.08	0.08
26~45	1676	1079	27.1 ± 2.51	25.6 ± 2.63	0.09	0.10
46~	674	694	26.4 ± 3.05	25.6 ± 3.32	0.12	0.13

(四) 皮褶厚度

皮褶厚度(skin fold)指皮下脂肪的厚度,目前主要有肱二头肌、肱三头肌、肩胛下角等部位来测量,其主要反映脂肪的营养状况。本文主要介绍三头肌皮褶厚度(triceps skin fold,TSF)的应用。

肱三头肌 TSF 的测量方法为在肩峰至尺骨鹰嘴处的中点上约 2cm 处,测量者以左手拇指将皮肤连同皮下组织捏起,然后使用皮褶厚度计从拇指下测量 1cm 左右处皮褶厚度。如患者为卧床,则将右前臂舒适地横置在胸部。

我国目前尚无群体 TSF 的调查理想值数据,因此采用国外参考值:美国男性为 12.5mm,女性为 16.5mm;日本男性为 8.3mm,女性为 15.3mm。测量值 > 参考值的 90% 为营养正常,90%~80% 为轻度体脂消耗,80%~60% 为中度体脂消耗,<60% 为严重体脂消耗,>120% 则为肥胖,但若 <5mm 表示无脂肪,脂肪消耗殆尽。

(五) 上臂肌围

上臂肌围(mid-arm muscle circumference,MAMC)可反映肌肉组织储备情况,用来评估瘦体组织。主要通过上臂围和三头肌皮褶厚度计算。公式如下:

$$MAMC(cm) = MAC(cm) - [0.314 \times TSF(mm)]$$

评价标准:我国男性上臂肌围平均为 25.3cm,女性为 23.2cm。测量值 > 标准值 90% 为营养正常,90%~80% 为轻度肌蛋白消耗,80%~60% 为中度肌蛋白消耗,<60% 为重度肌蛋白消耗。

此指标可较好地反映蛋白质含量变化,与血浆白蛋白含量相关密切,当血浆白蛋白 <28g/L

时,87%患者臂肌围缩小,故能较好地反映体内蛋白质贮存情况,也可用作患者营养状况好转或恶化的指标。

(六) 腰围

腰围(waist circumference)是反映脂肪总量和脂肪分布的综合指标,也是临床上估计患者腹部脂肪是否过多的最简单和实用的指标,该指标可作为反映代谢综合征的一个重要指征。腰围测量方法如下:被测者自然站立,平视前方,保持自然呼吸状态,测量者选取肋下缘最底部和髂前上棘最高点的连线中点用无伸缩性材料制成的卷尺测量水平绕腰一周的围度,刻度需读至 0.1 厘米(cm)。中国腰围标准:男性 <85cm、女性 <80cm。

(七) 握力

握力(grip strength)是反映瘦体组织的一个良好指标,经常用来评价肌肉的功能。握力测定主要通过握力计来测量,测量者自然站立,胳膊自然下垂,单手持握握力计,一次性用力紧握握力计,记录读数,测量 3 次,取平均值。握力结果判定值见表 3-6。目前没有关于使用握力评定营养不良的指标,但低握力提示营养状况低下,肌肉功能较差。

表 3-6　握力结果判定(单位:kg)

年龄(岁)	男 性		女 性	
	左手	右手	左手	右手
20~29	43.0	43.8	26.0	27.0
30~39	43.6	45.0	27.2	27.4
40~49	41.1	42.5	26.3	26.4
50~59	36.0	36.5	21.9	23.7
>60	32.0	32.2	21.1	22.2

三、实验室检查

实验室检查主要是通过检测人体血、尿等生化指标来反映机体的营养状况,机体内所有的营养素如蛋白质、氨基酸、糖、脂肪、维生素、矿物质等均可检测。本文主要介绍反映蛋白质营养、免疫功能的一些常见指标。

(一) 蛋白营养指标

1. 白蛋白(ALB)　白蛋白通常是肝脏合成的主要蛋白质,体内含量较多,为 4~5g/kg 体重,其半衰期约 20 天,是临床上评价蛋白质营养状况常用指标之一。正常值为 35~55g/L;28~34g/L 为轻度缺乏,21~27g/L 为中度缺乏,低于 21g/L 为重度缺乏。血浆白蛋白低于 30g/L,临床预后差,死亡率高。

2. 运铁蛋白(TRF)　运铁蛋白又称转铁蛋白,在体内的周转率比白蛋白快,半衰期 8~10 天。因此,是评价蛋白质营养状况时比较敏感的指标。正常值为 2.0~4.0g/L,轻度缺乏:1.5~2.0g/L,中度缺乏:1.0~1.5g/L,重度缺乏:<1.0g/L。运铁蛋白半衰期较短,细胞外存储量仅 4mg,可作为测

量内脏蛋白质储存的方法。但运铁蛋白代谢复杂，影响因素较多，缺铁、肝功能损害与蛋白质丧失等均可影响运铁蛋白的值。作为人群营养状态的指标有一定准确性，但用作测定个体营养状况则价值不大。

3. 视黄醇结合蛋白（RBP）和前白蛋白（PA） RBP 和 PA 半衰期比白蛋白短，且特异性高，半衰期 PA 约为 2 天，RBP 约为 0.5 天。与白蛋白相似，这两种蛋白质都在肝脏内合成，严重肝功能障碍时血清浓度都下降。视黄醇结合蛋白血清正常值为 40~70mg/dL；前白蛋白用放射免疫扩散法测定，正常值为 250~500mg/L，轻度缺乏：150~250mg/L，中度缺乏：100~150mg/L，重度缺乏：<100mg/L。

4. 氮平衡 氮平衡可反映蛋白质摄入是否能满足机体的需要，体内蛋白质合成和分解代谢的情况；是评价蛋白质营养状况最常用指标。60kg 体重的成人，每天排出 3.5g 氮，相当于 22g 蛋白质，这些损失是无法避免的，称为必要的氮损失（obligatory nitrogen losses，ONL）。理论上讲，每天至少要供给 22g 蛋白质，才能维持体内的氮平衡，保证机体组织更新的需要。

人体每天摄入氮经过体内利用后剩余部分及体内代谢产生的氮，90% 以上从尿中排出，主要是以尿素形式排出，其余是尿酸、尿肌酐、氨基酸及氨等，合称为非尿素氮，每天丢失量约为 2g。粪便中丢失氮为 12mg/kg 体重，汗及毛发丢失氮为 5mg/kg 体重。通常可利用下列公式：

$$NB=I-[(U-Ue)+(F-Fe)+S]$$

其中 NB：氮平衡、I：摄入氮 = 摄入蛋白质（g）/6.25、U：尿尿素氮、Ue：尿内源性氮、F：粪氮、Fe：粪内源性氮、S：皮肤氮

临床上考虑到测量粪氮、皮肤氮及内源性氮的实际困难，因此通常用公式 NB=I-(U+3.5)（即通过评估摄入氮和尿尿素氮来计算）；若 NB 等于 0，表示处于零氮平衡，摄入和消耗处于平衡；若大于 0，则表示处于正氮平衡，摄入大于消耗；若小于 0，则处于负氮平衡，摄入小于消耗。

（二）免疫功能

免疫功能不全是脏器蛋白质不足的另一指标，包括迟发性皮肤过敏试验、血液淋巴细胞总数、血清补体水平和细胞免疫功能等。

1. 迟发性皮肤超敏反应（delayed cutaneous hypersensitivity，DCH） 常用致敏剂有链激酶、链球菌 DNA 酶、流行性腮腺炎病毒和白色念珠菌。皮内注射后 24~48 小时测量红肿硬结大小，若直径小于 5mm，则提示细胞免疫功能不良，至少有中度蛋白质营养不良。

2. 总淋巴细胞计数（total lymphocyte count，TLC） TLC 是反映免疫功能简易指标，在细胞防御功能低下，或是营养不良时 TLC 降低。在 DCH 试验无反应者，TLC 较正常值低 1/3。多种原发性疾病，如心衰、尿毒症、霍奇金病及使用免疫抑制剂，尤其是肾上腺皮质激素，都可使 TLC 降低。因此，判断时要结合临床。TLC 不是营养不良特异性指标，与预后相关性差。血液淋巴细胞总数 = 白细胞总数 /mm³× 淋巴细胞（%）×1000。评价标准（2.5~3.0）×10^9/L 为营养正常，（1.5~1.8）×10^9/L 为轻度营养不良，（0.9~1.5）×10^9/L 为中度营养不良，低于 0.9×10^9/L 为重度营养不良。

四、临床检查

患者营养状况评价除了了解饮食摄入情况、人体测量、生化数据外，临床检查也是了解其

营养状况的一个重要环节。临床检查包括病史采集和体格检查,病史包括饮食史、用药史、食物过敏史等,而体格检查包括人体各部分对与营养疾病相关的体征进行检查(表3-7)。一般来说,某种营养素缺乏产生的临床体征需要经过一定过程,初始表现为食物不足或其他各种因素引起的营养不足,动用体内储存的营养素;当这些营养素降低到一定水平时,组织才发生缺乏营养素的现象,同时也将发生生化代谢的障碍,引起功能的改变,最后有病理学的变化。因此当体检发现缺乏病体征时,说明营养不良已经历一个较长过程。同时必须说明的是,单凭体格检查很难监测和诊断出特异性微量营养素或宏量营养素缺乏,因为像多种维生素缺乏在机体上并不会出现典型的特异性损害。比如血中叶酸缺乏可预示着多种B族维生素不足(烟酸、硫胺素、吡多醛)。常见的体格检查项目如下:

1. **坐位** 头发、皮肤、眼睛、口唇、口角、牙齿、牙龈、舌头、指甲等。

2. **卧位** 全身皮肤,包括颈部、胸背、上下肢、臀部;心脏、肺部、肝脏、脾脏、骨骼及神经系统。具体项目可按表3-7进行检查。

表3-7 临床症状、体征与营养素缺乏

部位	临床症状、体征	可能缺乏的营养素
全身	消瘦、发育不良	能量、蛋白质、维生素、锌
	贫血	蛋白质、铁、叶酸、维生素 B_{12}、维生素 B_6、维生素 C
头发	脱发、易脱、脆、干燥、稀疏	蛋白质 - 能量营养不良
	色素少	生物素、蛋白质 - 能量营养不良
	头发竖立	蛋白质
皮肤	干燥	维生素 A、必需氨基酸
	毛囊角化过度	维生素 A、必需氨基酸
	毛囊周围淤血	维生素 C、维生素 K
	皮炎	维生素 PP、其他
	脂溢性皮炎	维生素 B_2
	鼻唇沟皮脂溢出	维生素 PP、维生素 B_2、维生素 B_6
	出血	维生素 C、维生素 K
眼	干眼症、比奥斑、夜盲	维生素 A
	眼睑炎,畏光	维生素 A、维生素 B_2
唇	干裂	维生素 B_6、维生素 B_2、维生素 PP
	口角炎	维生素 B_6、维生素 B_2、铁
牙龈	出血、肿胀	维生素 C
舌	品红色舌	维生素 B_2
	舌乳头萎缩	铁、维生素 PP、叶酸、维生素 B_6
	舌炎	铁、维生素 PP、叶酸、维生素 B_6、维生素 B_{12}
指甲	反甲	铁
皮下	组织水肿	蛋白质 - 能量营养不良、维生素 B_1
肌肉骨骼	肌肉消耗	蛋白质 - 能量营养不良
	弓形腿	维生素 D、钙
	肋骨串珠	维生素 D、蛋白质 - 能量营养不良
循环	水肿	维生素 B_1、蛋白质
	右心肥大	维生素 B_1
	舒张压下降	维生素 B_1
神经	多发性神经炎、球后神经炎	维生素 B_1
	精神病	维生素 B_1、维生素 PP
	中枢神经系统失调	维生素 B_{12}、维生素 B_6

部位	临床症状、体征	可能缺乏的营养素
其他	甲状腺肿	碘
	肥胖症	各种营养素失调
	高脂血症	各种营养素失调
	动脉粥样硬化症	各种营养素失调
	糖尿病	各种营养素失调
	饥饿	各种营养素失调

理论与实践

患者刘某,32岁,女性,平时喜素食,极少进食肉、奶、蛋类等食物,近一周面色苍白,头晕,乏力。体检身高165cm,体重50kg。血常规提示为巨幼细胞贫血。根据以上情况进行营养状况初步判断,见表3-8。

表3-8 该患者营养状况初步评价

项目	内容	可能缺乏营养素
人体测量	身高165cm,体重50kg,BMI=18.3kg/m²	能量、蛋白质
实验室检查	巨幼细胞贫血	叶酸、维生素 B_{12}
临床检查	消瘦、贫血(面色苍白、头晕、乏力)	能量、蛋白质、铁、叶酸、维生素 B_{12}、维生素 B_6、维生素 C
膳食调查	素食、动物性食物极少	蛋白质、铁、维生素 B_{12}
综合判断	能量、蛋白质、维生素 B_{12}、叶酸等缺乏可能性最大	
措施	进行血浆白蛋白、血清叶酸、维生素 B_{12} 等检查发现维生素 B_{12} 缺乏	
结论	能量缺乏、维生素 B_{12} 缺乏	

第三节 综合营养评价和营养不良诊断

一、综合营养评价

营养状况的评价是一个综合性的评价,任何单一指标在临床上并不能准确评价营养状况。

1. **预后营养指数**(prognostic indices,PNI) Buzby等将血清中白蛋白与运铁蛋白浓度、三头肌皮褶厚度、迟发性皮肤超敏反应结合形成预后营养指数(PNI)。PNI是一个预测并发症和死亡率的良好指标,其公式如下:

$$PNI(\%)=158-16.6 \times ALb(g/dl)-0.78 \times TSF(mm)-0.2 \times TRF(mg/dl)-5.8 \times (DCH^*)$$

※DCH-皮肤超敏反应试验(直径mm)作如下规定:0=无反应;1=对流行性腮腺炎、念珠菌或链激酶链球菌DNA酶反应直径<5mm;2=反应直径>5mm。

评价标准:PNI<40%并发症发病和死亡率均较低,预期危险性小;40%~49%并发症发病和

死亡率增高,预期危险性为中等;>50% 并发症发病和死亡率显著升高,预期危险性大。

2. 营养评价指数(nutritional assessment index,NAI) Iwasa 在 1983 年发明的最初在食管癌患者中进行营养评估的指标,主要根据三头肌皮褶厚度(TSF)、上臂围(AC)、上臂肌围(AMC)、血浆白蛋白(ALB)、前白蛋白(PA)、视黄醇结合蛋白(RBP)、皮肤迟发性超敏反应(PPD)等 7 项指标,经逐步回归,提出多元回归方程式。计算公式如下:

$$NAI=2.64AMC+0.6PA+3.76RBP+0.017PPD-53.8$$

式中单位:AMC:cm, PA:mg/dl, RBP:mg/dl;PPD 为纯化蛋白质衍生物皮内反应圈(mm)

评价标准:NAI<40 为营养不良,40~60 为营养中等,≥60 为营养良好。

3. 住院患者预后指数(hospital prognostic indictor,HPI) Harvey 等发明了 HPI 公式预测住院患者的死亡率。其计算公式为:

$$HPI = 0.92(ALB)-1.00(DH)-1.44(SEP)+0.98(DX)-1.09$$

其中,ALB 表示血浆白蛋白(单位:g/L);DH 表示迟发性皮肤超敏反应试验(有 1 种或多种阳性反应,DH=1;所有均呈阳性,DH=2);SEP 表示败血症(有败血症,SEP=1;无败血症,SEP=2);DX 表示癌症(有癌,DX=1;无癌,DX=2)。

评价标准:若 HPI 为 +1,表示有 75% 的生存概率;若 HPI 为 0,表示有 50% 的生存概率;若 HPI 为 −2,表示仅有 10% 的生存概率。

二、营养不良诊断

当机体的营养摄入和消耗保持平衡时,其营养状况处于良好状态。一旦摄入和消耗失去平衡即出现营养不良,导致机体出现代谢异常、生理改变,进而出现器官和功能改变、体重丢失,如果存在应激情况如创伤、炎症、败血症、烧伤等会进一步加速这一进程,最终可能导致死亡。

由于营养不良的发生与多种因素有关,因此目前对营养不良的诊断也缺乏一个金标准,且各个国家和行业组织的定义不尽相同,ASPEN 和 ESPEN 的共识如下。

营养不良是一种急性、亚急性或慢性营养状态,包括不同程度的营养过量或营养不足,伴或不伴炎症活动,导致机体组成的改变和功能的降低。此定义将营养不足和营养过量均纳入营养不良,同时也将炎症的有无纳入考虑进行分类,其中营养不足基于炎症活动的有无分及程度为 3 类:饥饿相关性营养不良、慢性疾病相关性营养不良、急性疾病或损伤相关性营养不良。

1. 饥饿相关性营养不良(starvation-related-malnutrition) 当存在慢性饥饿而无炎症时,此时的营养不足指"饥饿相关性营养不良"。通常指"单纯性饥饿",如神经性厌食。该类型经营养支持后其营养状况可迅速恢复。

2. 慢性疾病相关性营养不良(chronic disease-related-malnutrition) 当炎症为慢性同时表现为轻度到中度时,此时的营养不足指"慢性疾病相关性营养不良"。如器官衰竭、胰腺肿瘤、类风湿性关节炎或肌肉减少性肥胖。该类型经营养支持后其营养状况可缓慢逐渐恢复至正常。

3. 急性疾病或损伤相关性营养不良(acute disease or injury-related-malnutrition) 当炎症为急性和严重程度时,认为营养不足指"急性疾病或损伤相关性营养不良"。如严重感染、烧伤、创伤或闭合性脑损伤。该类型经营养支持后其营养状况并不能恢复至正常,但营养支持治疗后可减慢其营养状况下降速度。

诊断营养不良时需明确分类,即考虑营养不足(营养负平衡)和炎症,同时在判断时需评估机体组成(非脂组织、瘦体组织、细胞内、外液等)和功能(肌肉力量和耐力、认知力和免疫力等),有关炎症状态的指标目前常用白蛋白和 C- 反应蛋白。

本节仅介绍了有关营养不良的诊断,有关营养素缺乏或过量的情况,可参考营养学基础(第一章)和营养缺乏病(第六章)章节。

三、临床营养诊疗流程

营养问题错综复杂,单靠一种工具或方法并不能准确地判断存在的营养问题,需要综合评定,同时也需要对治疗效果和临床预后进行监测,因此临床营养工作是一个连续的流程。目前国内外建立了很多临床营养工作的流程,方便营养工作的开展,美国肠外与肠内营养学会推荐的一个流程,见图 3-1。从该流程来看,大体是按照 S-A-D-I-M 的流程,即首先要对患者进行筛查(screening,S),初步发现问题进行深入的营养评估(assessment,A),确定存在的营养问题[诊断(diagnosis,D)],制订营养治疗方案[干预(intervention,I)],在治疗过程中,要严密监测(monitor,M)营养治疗的反应,及时调整方案。营养治疗方法主要包括治疗饮食、肠内营养和肠外营养,方法见各相关章节。

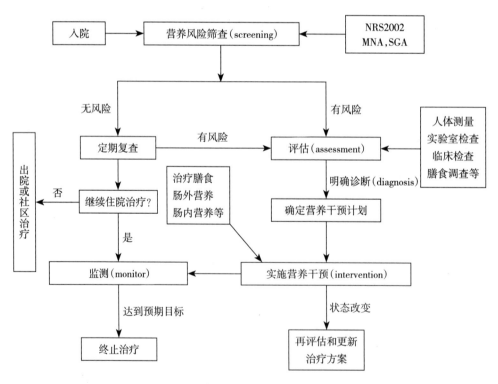

图 3-1 临床营养工作流程图

国内学者根据营养工作的流程提出了营养不良三级诊断体系帮助区分甄别营养筛查、评估和综合测定。三级诊断分别为一级诊断营养筛查、二级诊断营养评估,三级诊断综合评定,具体方法和内容可参照表 3-9。

表 3-9 营养不良三级诊断模式

应用人群	诊断级别	诊断方法	诊断内容
所有患者	一级诊断	营养筛查	营养风险筛查 营养不良风险筛查 营养不良筛查
营养筛查阳性患者及特殊人群如肿瘤患者	二级诊断	营养评估	营养不良 营养不良程度
严重营养不良患者	三级诊断	综合评定	人体组成 重要脏器功能 心理状态 代谢水平

(谭荣韶)

学习小结

本章节主要介绍了有关营养问题的诊断和筛查，要求重点掌握营养筛查（NRS2002）、营养评价的临床应用。实际工作中注意仔细观察一些常用的简单指标：体重、身高、体重的变化等；食欲变化、饮食摄入情况、食物过敏情况等；某些生化指标的变化如白蛋白、血红蛋白、前白蛋白等；消化道症状如恶心、呕吐、大便习惯改变及食物的吞咽和咀嚼能力等；结合临床诊断就可及时发现营养问题，为营养治疗提供依据。

复习参考题

1. NRS2002 评分的主要项目有哪些？
2. 理想体重、体重丢失率、BMI 的计算公式和评价标准？
3. 膳食调查的主要方法有哪几种？

第四章　医院饮食

4

学习目标	
掌握	医院基本饮食和治疗饮食的分类、适用范围。
熟悉	医院基本饮食和治疗饮食的食物选择宜忌;医院基本饮食的饮食原则。
了解	治疗饮食的饮食原则。

医院饮食（hospital patient diet）是为住院患者制订并符合患者基本营养需要和各种疾病治疗需要的饮食,包括医院基本饮食和治疗饮食。医院基本饮食（routine diet in hospital）是医院一切饮食的基本形式,按饮食的性状分为四种,包括普通饮食、软食、半流质饮食和流质饮食。治疗饮食（therapeutic diet）是根据疾病的需要,在平衡膳食基础上调整饮食中营养成分或制备方法的饮食,也称调整营养成分饮食或称重饮食。

第一节 医院基本饮食

一、普通饮食

普通饮食（regular diet）简称普食,与健康人群饮食基本相同,是医院饮食中所占比例最高的一种饮食。

（一）适用范围

普通饮食适用于体温正常或接近正常、无咀嚼功能障碍、消化吸收功能正常、无特殊饮食要求、不需限制任何营养素的患者。

（二）饮食原则

1. **能量与营养素** 普食是一种平衡膳食,应符合中国居民膳食指南中的要求,营养素供给要种类齐全、数量充足、比例恰当。住院患者活动较少,按轻体力活动参考摄入量供给。每日提供总能量 7.53~9.41MJ（1800~2250kcal）,并根据个体差异（如年龄、身高等）适当调整。蛋白质供给量应占总能量的 12%~15%,每日供给量为 70~80g,其中优质蛋白质占蛋白质总量的 1/3以上。脂肪供给量应占总能量的 20%~30%,不宜超过 30%。碳水化合物供给量应占总能量的50%~65%。维生素和矿物质按照中国居民 DRIs 供给充足。如无消化系统疾病,膳食纤维供给量可同健康人。

2. **食物要求** 体积适当,以满足患者的饱腹感。同时注意食物种类应多样化,做到色、香、味、形俱全,增进食欲。合理选择烹调方式,多用蒸、煮、烩、焖、炖的方式,少用煎、炸的方式。

3. **餐次安排** 三餐能量按早、中、晚（1/3、1/3、1/3）或（1/5、2/5、2/5）分配。

（三）食物选择

1. **可用食物** 各种食物均可食用,与正常人饮食基本相同。

2. **忌用食物** 辛辣刺激性食物及调味品,如辣椒、大蒜、芥末、胡椒、咖喱等。不易消化、过于坚硬、易产气的食物,如油炸食物、动物油脂、干豆类等。

(四) 食谱举例(表4-1)

表4-1　普食食谱举例

餐次	食物内容及数量
早餐	牛奶(250ml),煮鸡蛋(50g),花卷(面粉50g),拌黄瓜(黄瓜100g)
午餐	米饭(大米150g),炖排骨(排骨100g),炝拌莴笋(莴笋170g、水发木耳20g、胡萝卜10g)
晚餐	馒头(面粉150g),荠菜豆腐汤(荠菜50g、豆腐75g),青椒炒肉(青椒150g、瘦猪肉25g)
加餐	苹果(200g)

注:①全日用油25g、盐5g;②全日能量9.21MJ(2202kcal),蛋白质77g(14.0%),脂肪67g(27.5%),碳水化合物327g(58.5%)

二、软食

软食(soft diet)是介于普通饮食和半流质饮食之间过渡的一种饮食,特点是质地软、易咀嚼,与普食相比更容易消化。

(一) 适用范围

软食适用于因牙齿疾病等存在咀嚼不便而不能进食大块食物的患者,轻度发热、消化道疾病、消化不良或吸收功能差、疾病恢复期的患者,也适用于老人及幼儿。

(二) 饮食原则

1. **能量与营养素**　软食仍是一种平衡膳食,所供给的能量及营养素应满足患者的营养需要,按正常需要量供给。通常软食每日提供的总能量为7.11~8.79MJ(1700~2100kcal),蛋白质、脂肪、碳水化合物供能比例与普食相似。注意预防维生素和矿物质缺乏,因蔬菜及肉类均需切碎、煮烂,易导致维生素和矿物质丧失,应多补充菜汁、果汁等,以补充维生素和矿物质不足。

2. **食物要求**　保证食物细软、易咀嚼、易消化。选择肌纤维较细、较短的肉类,并可制作成肉丸、肉末等。限制富含膳食纤维的食物,选择粗纤维少的蔬菜和水果;蔬菜切成小段,煮烂或制成菜泥;水果去皮食用,或制成水果羹。整粒的豆类、坚果类食物不宜选用,但坚果制成花生酱、杏仁酪、核桃酪后可食用。选择合理的烹调方式,忌煎炸。同时应禁用辛辣刺激性食物及调味品。

3. **餐次安排**　每日3~5餐,三餐正餐外,可在两餐之间或晚上增加1~2次辅餐。

(三) 食物选择(表4-2)

表4-2　软食食物选择举例

食物种类	可用食物	忌用食物
谷薯类	软米饭、馒头、粥、包子、饺子、馄饨、面条、粉皮、粉丝、土豆	硬米饭、糙米等粗粮,煎炸的主食
肉蛋类	蛋类、细嫩的畜肉、禽肉、鱼肉、虾	煎蛋,整块、刺多的鱼

食物种类	可用食物	忌用食物
豆奶类	豆腐、豆浆、豆腐乳、牛奶	整粒的豆类
蔬果类	南瓜、冬瓜、菜花、胡萝卜、嫩叶菜等 香蕉、橘子、西瓜、桃	芹菜、韭菜、竹笋、榨菜、生萝卜、洋葱等 菠萝
油脂类	各种烹调油、花生酱、杏仁酪、核桃酪	整粒的花生仁、核桃、杏仁、榛子等
调味品	无刺激性的调味品	辣椒粉、芥末、胡椒粉、咖喱

(四) 食谱举例(表 4-3)

表 4-3 软食食谱举例

餐次	食物内容及数量
早餐	西红柿鸡蛋面(面粉 75g、鸡蛋 50g、西红柿 150g)
加餐	香蕉(150g)
午餐	软米饭(大米 100g),溜鱼片(鳕鱼 60g),素炒菠菜(菠菜 200g)
加餐	牛奶(250ml)
晚餐	馒头(面粉 75g),小米粥(小米 25g),小白菜炖豆腐(小白菜 200g、豆腐 50g),炖鸡块(鸡腿肉 25g)

注:①全日用油 25g、盐 5g;②全日能量 7.35MJ(1756kcal),蛋白质 68g(15.4%),脂肪 48g(24.4%),碳水化合物 269g(60.2%)

三、半流质饮食

半流质饮食(semi-liquid diet)简称半流质,是一种比较细软、外观呈半流体状态的饮食,易于咀嚼和消化,是介于软食与流质饮食之间的过渡饮食。

(一) 适用范围

半流质饮食适用于发热、消化道疾病、身体虚弱、缺乏食欲、咀嚼吞咽困难、口腔疾病等患者,以及刚分娩的产妇和某些外科手术术前准备、术后过渡的饮食。

(二) 饮食原则

1. **能量与营养素** 全天供给的总能量一般为 6.28~7.53MJ(1500~1800kcal)。蛋白质应按正常量供给;其他营养素力求平衡;注意补充足量的维生素和矿物质。

2. **食物要求** 食物细软、呈半流体状态,易咀嚼吞咽,易消化吸收,含膳食纤维少,无刺激性。食物品种尽量多样化,烹调方法合理,做到色、香、味俱全,以增进食欲。

3. **餐次安排** 半流质饮食含水量大,能量密度低,需少量多餐,以保证在减轻消化道负担的同时,满足患者能量及营养素的需求。通常每隔 2~3 小时一餐,全日 5~6 餐。

（三）食物选择（表 4-4）

表 4-4　半流质食物选择举例

食物种类	可用食物	忌用食物
主食类	粥、软面条、软面片、馄饨、小笼包、小花卷、藕粉	粗粮、蒸米饭、蒸饺、煎饼
肉蛋类	蒸蛋羹、蛋花汤、炒鸡蛋等，瘦嫩的畜肉、禽肉或鱼虾，制成肉泥、肉丸或肉馅	煎蛋、大块肉类、熏鱼、炸丸子等
豆奶类	牛奶、奶酪等，豆浆、豆腐脑、豆腐	干豆类
蔬果类	果冻、果汁、菜汁、菜泥等	大块蔬菜
其他	无刺激性调味品	浓烈、有刺激性调味品

（四）食谱举例（表 4-5）

表 4-5　半流质食谱举例

餐次	食物内容及数量	餐次	食物内容及数量
早餐	香菇瘦肉粥（瘦猪肉 20g、香菇 15g、大米 50g）	加餐	西瓜汁（西瓜 200g、白砂糖 15g）
加餐	蒸蛋羹（鸡蛋 50g）	晚餐	馄饨（面粉 120g、瘦猪肉 30g、白菜 100g）
午餐	鸡丝面（面粉 120g、鸡胸肉 30g、小白菜 100g）	加餐	牛奶（250ml）

注：①全日用油 25g、盐 5g；②全日能量 6.74MJ（1611kcal），蛋白质 60g（14.8%），脂肪 44g（24.6%），碳水化合物 246g（60.6%）

四、流质饮食

流质饮食（liquid diet）简称流质，是极易消化、含渣很少、呈流体状态或在口腔内能融化为液体的饮食。医院常用流质饮食一般分 5 种形式，除普通流质饮食外，还包括浓流质、清流质、冷流质和不胀气流质。

（一）适用范围

流质饮食多适用于高热、急性重症、极度衰弱、无力咀嚼者，消化道急性炎症、急性传染病患者，肠道手术术前准备以及术后患者等。清流质和不胀气流质可用于由肠外营养向全流质或半流质的过渡。清流质用于急性腹泻和严重衰弱患者的初步口服食物。浓流质适用于口腔、面部、颈部术后。冷流质可用于喉咽部术后的最初 1~2 天。

（二）饮食原则

1. **饮食结构**　与其他几类饮食不同，流质饮食是一种不平衡膳食，所含营养素不均衡，只能短期使用，长期使用会导致营养不良。流质饮食能量供给不足，平均每日仅 3.35MJ（800kcal）左右，最多能达到 6.69MJ（1600kcal）。其中浓流质能量最高，清流质最低，常作为过渡期饮食短期应用。有时为了增加饮食中的能量，在病情允许的情况下，可给予少量芝麻油、奶油、黄油和花生油等易消化的脂肪。如果患者需要高能量或长期使用流质，应考虑辅以肠内营养制剂或匀浆膳。

2. **饮食要求** 流质饮食所选用的食物均为流体状态,或进入口腔后即融化成液体,易吞咽,易消化,咸、甜适宜,以增进食欲。

3. **餐次安排** 每餐液体量200~250ml,少量多餐,全日6~7次。

(三) 食物选择

1. **可用食物** 各种流质的特点及可用食物参考表4-6。

表4-6 各种流质特点及可用食物

流质种类	特点	可用食物
普通流质	呈流体状态或在口腔内能融化为液体	各种肉汤、蛋花汤、蒸蛋羹、牛乳、牛乳冲鸡蛋、麦乳精、米汤、奶酪、杏仁露、豆腐、酸奶、藕粉、蔬菜汁、水果汁、豆浆、豆腐脑、去壳过箩赤豆汤或绿豆汤等
清流质	不含产气食物、残渣最少,较普通流质更加清淡	过箩米汤、稀藕粉、过箩猪肉汤、过箩牛肉汤、过箩排骨汤、过滤蔬菜汤、过滤果汁、果汁胶冻、淡茶等
浓流质	无渣较浓稠食物	较稠的藕粉、鸡蛋薄面糊、牛乳冲麦乳精、牛乳、可可乳等
冷流质	凉性、无刺激性流质	冷牛乳、冷米汤、冷豆浆、冷蛋羹、冷藕粉、冰激凌、冰砖、冰棍、冷甜果汁、冷的果汁胶冻等
不胀气流质	忌蔗糖、牛乳、豆浆等产气食物	除产气食物以外的其他流质

2. **忌用食物** 一切非流质的固体食物、含膳食纤维多的食物以及过于油腻、厚味、刺激性的食物均不宜选用。

(四) 食谱举例(表4-7)

表4-7 普通流质食谱举例

餐次	食物内容及数量	餐次	食物内容及数量
早餐	米汤蛋花汤(大米25g、鸡蛋50g)	加餐	藕粉(藕粉30g、白砂糖15g)
加餐	杏仁露(杏仁露250ml)	晚餐	咸米汤(大米30g)
午餐	甜牛奶(牛奶250ml、白砂糖15g)	加餐	橙汁250ml(橙子150g、白砂糖15g)

注:①全日盐5g;②全日能量5.76MJ(874kcal),蛋白质21g(9.8%),脂肪16g(16.5%),碳水化合物162g(73.7%)

第二节 治疗饮食

一、高能量饮食

(一) 适用范围

消瘦或体重不足、营养不良、吸收障碍综合征、甲状腺功能亢进症、恶性肿瘤、严重烧伤和创伤、高热等患者。

（二）饮食原则

1. 增加总能量 为避免造成胃肠功能紊乱,增加能量摄入量时应循序渐进,少量多餐,每天以增加1.26MJ(300kcal)能量为宜。

2. 合适的热氮比 推荐热氮比为418~836kJ(100~200kcal):1g,否则影响治疗效果。

3. 增加主食量 高能量饮食主要通过增加主食量、调整饮食内容来增加能量供给,应最大可能地增加主食量。

4. 平衡膳食 为保证能量充足,饮食应有足量的碳水化合物、蛋白质,适量的脂肪,同时也需要相应增加矿物质和维生素的供给,尤其是提高与能量代谢密切相关的B族维生素的供给量。由于饮食中蛋白质的供给量增加,导致维生素A与钙需要量增加,注意及时补充。为防止血脂升高,应调整脂肪酸比例、尽量降低胆固醇和精制糖的摄入量。

（三）食物选择

1. 可用食物 各类食物均可食用,加餐以面包、馒头、蛋糕、牛奶、藕粉、马蹄粉等含高碳水化合物类食物为佳。

2. 忌用食物 无特殊禁忌,只需注意选择高能量食物代替部分低能量食物。

（四）食谱举例（表4-8）

表4-8 高能量饮食食谱举例

餐次	食物内容及数量
早餐	牛奶(250ml)煮鸡蛋50g,花卷(面粉100g),拌黄瓜(黄瓜100g)
加餐	草莓(200g),杏仁(10g)
午餐	杂粮米饭(大米100g、高粱米50g),牛肉炖土豆(牛肉50g、土豆100g),芹菜炒豆干(豆腐干25g、芹菜70g),香菇油菜(油菜100g、香菇30g)
加餐	鸭血粉丝汤(鸭血30g、粉丝50g)
晚餐	杂粮馒头(面粉100g、荞麦50g),红烧鲤鱼(鲤鱼80g),熘豆腐(豆腐50g、水发木耳30g、胡萝卜35g、青椒35g),蒜蓉菠菜(菠菜100g)
加餐	牛奶(250ml)

注:①全日用油30g、盐5g;②全日能量11.40MJ(2727kcal),蛋白质104g(15.3%),脂肪71g(23.4%),碳水化合物418g(61.3%)

二、低能量饮食

（一）适用范围

需减轻体重者,如单纯性肥胖;需减少机体代谢负担而控制病情的患者,如糖尿病、高血压、高脂血症、冠心病等。

（二）饮食原则

1. **限制总能量**　成年患者每日能量摄入量比平日减少 2.09~4.18MJ(500~1000kcal),减少量需根据患者具体情况而定,但每日总能量摄入量不应低于 4.18MJ(1000kcal),以防体脂动员过快,引起酮症酸中毒。

2. **平衡膳食**　由于限制总能量,蛋白质在饮食中的供能比相应提高,占总能量的 15%~20%,保证蛋白质供给不少于 1g/(kg·d),且优质蛋白质应占 50% 以上;碳水化合物的供能比占 50% 左右,应尽量减少精制糖的供给;饮食脂肪的供能比一般应占 20% 左右。

3. **充足的矿物质、维生素和膳食纤维**　由于进食量减少,易出现矿物质和维生素供给的不足,如铁、钙、维生素 B_1,必要时可使用制剂进行补充;适当减少食盐,一般不超过 5g/d。饮食可多食用富含膳食纤维的蔬菜和含糖量较低的水果,必要时可选用琼脂类食品,以增加患者的饱腹感。

4. **烹调方式**　各种菜肴应清淡可口,宜采用蒸、煮、拌、炖等烹调方式,忌油煎、油炸。

（三）食物选择

1. **可用食物**　谷类、蔬菜、水果,宜多选择粗粮、叶菜类和含糖量较低的水果;高蛋白质低脂肪的食物,如鱼肉、虾、禽类、瘦肉、蛋、脱脂乳、豆类及豆制品等,注意应限量选用。

2. **忌用食物**　肥腻的食物和甜食,包括肥肉,猪油、牛油、奶油等动物油脂,花生、糖果、甜点、白糖、红糖、蜂蜜等。

（四）食谱举例(表 4-9)

表 4-9　低能量饮食食谱举例

餐次	食物内容及数量
早餐	麸皮面包(面粉 20g、麸皮 10g),鸡蛋羹(鸡蛋 50g),酸奶(100ml),拌黄瓜(100g)
加餐	苹果(200g)
午餐	杂粮米饭(大米 50g、小米 20g、高粱米 10g),清蒸鲈鱼(鲈鱼 40g),芹菜炒香干(芹菜 100g、香干 20g),香菇油菜(香菇 50g、油菜 150g)
晚餐	杂粮馒头(面粉 50g、荞麦面 30g),牛肉炖萝卜(牛肉 25g、萝卜 100g),小白菜鲜蘑炖豆腐(小白菜 150g、鲜蘑 50g、豆腐 50g)

注:①全日用油 21g、盐 5g;②全日能量 5.51MJ(1317kcal),蛋白质 56g(17.2%),脂肪 36g(24.4%),碳水化合物 203g(58.4%)

三、高蛋白质饮食

（一）适用范围

适用于严重营养缺乏或手术前后及分解代谢亢进状态者,如营养不良、创伤、烧伤、低蛋白血症、甲状腺功能亢进等;慢性消耗性疾病患者,如结核病、恶性肿瘤、贫血、溃疡性结肠炎等;其他消化系统炎症的恢复期;孕妇、乳母、生长发育期儿童。

（二）饮食原则

1. 增加蛋白质 每日蛋白质供给量可达 1.5~2.0g/kg，成人每天摄入量宜 100~200g，其中优质蛋白应占 50% 以上。高蛋白质饮食一般不需单独制作，可在原来饮食的基础上添加富含蛋白质的食物，如在午餐和晚餐中增加一个全荤菜，或者在正餐外加餐。

2. 足够的能量 根据患者不同情况适当增加能量摄入量，推荐饮食中的热氮比为 418~836kJ（100~200kcal）：1g，平均为 628kJ（150kcal）：1g，有利于减少蛋白质分解供能。

3. 营养素比例适宜 碳水化合物宜适当增加，以保证蛋白质的充分利用，每天碳水化合物摄入量 400~500g 为宜。脂肪适量，以防血脂升高，脂肪摄入量每天 60~80g。

4. 充足的矿物质和维生素 高蛋白质饮食会增加尿钙排出，为避免负钙平衡，应增加钙的供给量，可选用富含钙的乳类和豆类。维生素 A 的需要量随高蛋白质饮食而增多，且伴有营养不良者肝脏中维生素 A 贮存量也下降，应及时补充。B 族维生素与能量代谢关系密切，供给量应充足；贫血者还应注意补充富含维生素 C、维生素 K、维生素 B_{12}、叶酸、铁、铜等的食物。

5. 逐渐加量 注意循序渐进增加摄入量，视病情需要及时调整，可与其他治疗饮食结合使用，如高能量高蛋白饮食。

（三）食物选择

1. 可用食物 含蛋白质高的食物，如瘦肉、鱼虾、蛋、乳类、豆类及其制品，注意鱼肉蛋奶的搭配比例要适宜；富含碳水化合物的谷类和薯类，如谷类、薯类、山药、荸荠、莲藕等；各种新鲜蔬菜和水果。

2. 忌用食物 蔬菜和水果摄入量不宜过多，以免食物体积过大，影响高蛋白食物及总能量的摄入。

（四）食谱举例（表 4-10）

表 4-10 高蛋白饮食食谱举例

餐次	食物内容及数量
早餐	牛奶 250ml，煮鸡蛋 50g，豆沙包（面粉 60g、豆沙 40g），拌芹菜（芹菜 100g）
午餐	米饭（大米 150g），酱牛肉（牛肉 50g），花菜炒香干（豆腐干 50g、花菜 100g），香菇油菜（油菜 150g、香菇 50g）
加餐	桃子（200g）
晚餐	馒头（面粉 150g），鲜蘑炖鸡（鸡腿肉 100g、鲜蘑 50g），冬瓜虾仁（冬瓜 200g、虾仁 40g），清炒空心菜（空心菜 150g）

注：①全日用油 30g，盐 5g；②全日能量 9.79MJ（2339kcal），蛋白质 108g（18.5%），脂肪 64g（24.6%），碳水化合物 345g（56.9%）

四、低蛋白饮食

（一）适用范围

适用于急、慢性肾炎，急、慢性肾功能不全，肝性脑病或肝性脑病前期患者。

（二）饮食原则

1. 限制蛋白质 低蛋白饮食的目的是减少体内氮代谢产物,减轻肝、肾负担,以低水平蛋白质摄入量维持机体的正常生理需要。蛋白质需要量根据肝、肾功能而定,一般每日摄入量不超过 40g。在蛋白质限量范围内尽量选用优质蛋白质食物,以增加必需氨基酸摄入量,避免负氮平衡。肾病者选用蛋、乳、瘦肉类等优质蛋白,减少非必需氨基酸摄入量;肝病者应选富含支链氨基酸的大豆蛋白,少用产氨多的肉类等动物性食物。蛋白质供给量应根据病情随时调整,病情好转后需逐渐增加摄入量,否则不利于疾病康复,这对生长发育期的患儿尤为重要。

2. 足够的能量 能量供给量需根据具体病情而定,充足的能量供给节省蛋白质的消耗,减少机体组织的分解。可选用高碳水化合物、低蛋白质的食物,如麦淀粉、藕粉、马铃薯、甜薯、山药、芋头等代替部分主食以减少植物性蛋白质的来源。若能量无法满足时,可通过肠内或肠外营养补充。

3. 充足的矿物质和维生素 供给充足的蔬菜和水果,以满足机体对矿物质和维生素的需要。矿物质的供给应根据病情调整,如有水肿的患者,需限制钠的供给。

4. 合理烹饪 采用低蛋白质饮食的患者食欲普遍较差,注意保证色、香、味、形和食物的多样化,以促进食欲。

（三）食物选择

1. 可用食物 肾病患者宜选择麦淀粉、低蛋白大米、藕粉、马铃薯、芋头、山药等低蛋白质的淀粉类食物;限量摄入含优质蛋白质丰富的食物,如畜禽瘦肉、蛋类、乳类、鱼类、大豆及其制品;普通谷类食物含蛋白质 6%~11%,但不是优质蛋白质,也需要根据蛋白质的摄入标准限量使用;各种新鲜蔬菜和水果均可选择。肝病患者可选择各种谷类、薯类、新鲜蔬菜和水果,根据蛋白质供给量限量选用大豆及其制品。

2. 忌用食物 肾病患者忌选用杂豆类食物,如豌豆、蚕豆、绿豆、红小豆、腰豆、芸豆、花豆等。忌用荤油,忌选坚果类食物。肝病患者禁用产氨较多的动物性食品,如畜禽瘦肉、蛋类、乳类、鱼类。

（四）食谱举例（表 4-11）

表 4-11 低蛋白饮食食谱举例

餐次	食物内容及数量
早餐	麦淀粉蒸饺(麦淀粉 50g、茭瓜 50g、鸡蛋 50g),酸奶(150ml)
午餐	麦淀粉炒面(麦淀粉 125g、鸡胸脯肉 50g、丝瓜 150g、水发木耳 20g),炒苋菜(苋菜 150g)
加餐	橙子(200g)
晚餐	山药粥(大米 30g、山药 20g),麦淀粉蒸糕(麦淀粉 75g、大枣 20g),肉末茄子(瘦肉 50g、茄子 150g)

注:①全日用油 30g、盐 5g;②全日能量 7.73MJ(1850kcal),蛋白质 38g(8.2%),脂肪 46g(22.4%),碳水化合物 321g(69.4%)

五、限钠(盐)饮食

(一) 适用范围

适用于肝硬化腹水、心功能不全、肾脏疾病、高血压、水肿、先兆子痫、用肾上腺皮质激素治疗等患者,以及其他原因引起水、钠潴留者。

(二) 饮食原则

1. **分类** 食盐是饮食中钠的主要来源,每克食盐含钠 393mg,饮食中限钠主要是限盐。根据限钠程度,临床上一般将限钠(盐)饮食分为低盐饮食、无盐饮食和低钠饮食(表 4-12)。

表 4-12 限钠(盐)饮食分类

分类	钠供给量(mg/d)	饮食要求
低盐饮食	2000	忌一切咸食(酱菜、咸肉、腊肠及其他荤素食罐头等),烹调用盐 2~3g 或酱油 10~15ml
无盐饮食	1000	烹调时不加食盐或酱油,忌一切咸食(同低盐饮食)
低钠饮食	≤500	除无盐饮食的要求外,还需限制含钠高的食物(每 100g 可食部含钠 100mg 以上)

2. **根据病情及时调整** 如肝硬化腹水患者,开始时可用无盐或低钠饮食,然后逐渐改为低盐饮食,待腹水消失后,可恢复正常饮食。对有高血压或水肿的肾小球肾炎、肾病综合征、妊娠子痫的患者,使用利尿剂时用低盐饮食,不使用利尿剂而水肿严重者,用无盐或低钠饮食。不伴高血压或水肿及排尿钠增多者不宜限制钠摄入量,最好根据 24 小时尿钠排出量、血钠和血压等指标确定限钠量。

3. **调整烹调方式** 食盐是最重要的调味剂,限钠(盐)饮食味道较乏味,应改进烹调方式以提高患者食欲。采用番茄汁、芝麻酱、糖醋等调味,或用原汁蒸、炖法以保持食物本身的鲜味。另外,对一些含钠高的食物,如芹菜、菜心、豆腐干等,可用水煮或浸泡去汤的方法减少其含钠量,用酵母代替食碱或发酵粉制作馒头也可减少其含钠量。烹调时还应注意色、香、味、形,尽量引起食欲。必要时可适当选用市售的低钠盐或无盐酱油,但这类调味剂是以氯化钾代替氯化钠,故高血钾患者不宜使用。

4. **注意事项** 对某些年龄大、贮钠能力迟缓的患者、心肌梗死的患者、回肠切除术后、黏液性水肿和重型甲状腺功能低下合并腹泻的患者,限钠应慎重。

(三) 食物选择

1. **可用食物** 不加盐或酱油制作的谷类、畜肉、禽类、鱼类、豆类、乳类等食品。低钠饮食不宜用含钠量大于 100mg/100g 的蔬菜和水果,如茼蒿、芹菜茎、小茴香、花菜等。

2. **忌用食物** 各类腌制品,如咸鱼、咸肉、香肠、咸菜、腌萝卜、榨菜等;各类调味品,如盐、酱油、豆瓣酱、火锅调料等。

（四）食谱举例（表 4-13）

表 4-13　低钠饮食食谱举例

餐次	食物内容及数量
早餐	牛奶 250ml，煮鸡蛋 50g，豆沙包（面粉 70g，豆沙 30g），酸甜绿豆芽（绿豆芽 100g）
加餐	葡萄（200g）
午餐	米饭（大米 100g），牛肉炖萝卜（牛肉 50g、萝卜 50g），醋熘白菜（白菜 150g）
晚餐	小米粥（小米 25g），馒头（面粉 75g），糖醋鱼条（鳕鱼 80g），蒜蓉油麦菜（油麦菜 200g）

注：①全日用油 30g、盐 6g；②全日能量 7.19MJ（1718kcal），蛋白质 64g（14.9%），脂肪 49g（25.6%），碳水化合物 260g（59.5%），钠 427mg

六、低脂肪饮食

（一）适用范围

适用于急、慢性肝炎，急、慢性胰腺炎，胆囊炎，胆石症等；与脂肪消化吸收不良有关的疾病，如肠黏膜疾病，胃切除和短肠综合征等所致的脂肪泻者；肥胖症、高血压、冠心病、血脂异常等疾病。

（二）饮食原则

1. 减少脂肪摄入量　根据患者不同病情，限制脂肪供能比，必要时采用完全不含脂肪的纯碳水化合物饮食。临床上低脂肪饮食分为轻度限制脂肪饮食、中度限制脂肪饮食和严格限制脂肪饮食（表 4-14）。

表 4-14　低脂肪饮食分类

分类	脂肪供能占总能量百分比	每日脂肪总量
轻度限制脂肪饮食	≤25%	≤50g
中度限制脂肪饮食	<20%	<40g
严格限制脂肪饮食	<10%	<20g

2. 根据病情提供营养素

（1）除脂肪外，其他营养素力求平衡。

（2）根据病情，调整脂肪摄入量。如急性胰腺炎患者宜供应无脂肪富含碳水化合物的饮食，随病情好转，脂肪由每天 10g 以下逐渐递增至 40g。

（3）血脂异常者，胆固醇摄入量控制在 300mg/d 以下。可选择一些生物价值高的植物性蛋白质如大豆及其制品，代替部分动物性蛋白质。脂肪摄入应优先选择富含 n-3 多不饱和脂肪酸的食物，如深海鱼、鱼油、植物油。

（4）由于限制脂肪易导致多种营养素的缺乏，包括必需脂肪酸、脂溶性维生素，以及易与脂肪酸共价结合随粪便排出的矿物质，如钙、铁、铜、锌、镁等，应注意在饮食中及时补充。

3. 选择合适的烹调方法　为了达到低脂肪的饮食要求，除选择含脂肪少的食物外，还应选择蒸、煮、炖、煲、熬、烩、烘等烹调方式，减少烹调油用量，忌油煎、油炸。

(三) 食物选择

1. 可用食物　谷类、瘦肉类、禽类、鱼类、脱脂乳制品、蛋类、豆类、薯类、各种蔬菜和水果。宜选用脂肪低于 10g/100g 的食物。常见食物脂肪含量参考表 4-15。

表 4-15　常见食物脂肪含量 (g/100g 食部)

脂肪含量	食物名称
<5	稻米、米粉、糯米、面粉、挂面、小米、玉米、薏米、红豆、绿豆、芸豆、蚕豆、扁豆、豆浆、豆腐脑、豆腐、荞麦、粉皮、粉条、藕粉、薯类、包括块茎、瓜类、叶菜的各种蔬菜、水果、海带、蘑菇、云耳、鲜牛羊乳、酸奶、脱脂乳粉、鸡蛋白、鸡脯肉、鸡肝、鸭脯肉、鲅鱼、八爪鱼、小黄鱼、大黄鱼、黄鳝、鲫鱼、鲮鱼、鲈鱼、带鱼、泥鳅、虾、海参、贝类食物、兔肉、猪肝、猪血、牛瘦肉、羊瘦肉、狗肉、驴瘦肉
5~10	燕麦片、莜麦片、豆腐干、豆腐丝、腐乳、臭豆腐、猪心、猪肚、猪瘦肉、午餐肉、鸡肉、鲳鱼、草鱼、鳊鱼
10~15	饼干、黑豆、黄豆(粉)、小麦胚粉、豆腐卷、猪舌、猪耳、羊肥瘦肉、牛肥瘦肉、叉烧肉、酱羊肉、酱牛肉、鸡翅、鸡腿、鸽、烧鸡、鸡蛋、鹌鹑蛋、松花蛋
15~20	千张、酥皮糕点、油豆腐、油条、油饼、鸭、鸭蛋、烧鸡、鹅肝、鹅、鱼子酱
>20	花生、瓜子、核桃、炸面筋、油皮、干腐皮、曲奇饼、全脂奶粉、鸡蛋黄、炸鸡、烧鹅、北京烤鸭、芝麻酱、巧克力、猪肥瘦肉、咸肉

2. 忌用食物

(1) 避免选用含脂肪高的食物,如肥肉、肥瘦肉、全脂乳及其制品、坚果、蛋黄、油酥点心及各种油煎、油炸食品。忌用脂肪含量大于 20g/100g 的食物,少用 15~20g/100g 的食物。

(2) 含胆固醇高的食物,如蛋黄、蟹黄、鱼子、动物的内脏和脑组织、动物性油脂(海洋生物油脂除外)等。限用胆固醇含量 200mg/100g 以上的食物,常见食物中胆固醇含量参考表 4-16。

表 4-16　常见食物中胆固醇含量 (mg/100g 食部)

含量	食物名称
<100	瘦肉、小肚、蒜肠、兔肉、牛奶、鸭、带鱼、鲑鱼、鲤鱼、鲳鱼、鲢鱼、海蜇皮、海参、猪肉松、牛肉松、全脂奶粉、鸡肉
100~200	鸡鸭血、鸽肉、黄鳝、对虾、螺肉、鸡油、奶油
200~300	墨鱼、鱿鱼、河蟹、蚶肉、蛏肉、黄油、鸡肫
>300	猪肝、猪肺、猪腰、鸭肝、蛋类、凤尾鱼、虾皮、蟹黄

(四) 食谱举例 (表 4-17)

表 4-17　低脂肪饮食食谱举例

餐次	食物内容及数量
早餐	脱脂牛奶 250ml,煮鸡蛋 25g,豆沙包(面粉 50g、豆沙 25g),黄瓜拌金针菇(黄瓜 100g、金针菇 15g)
加餐	苹果(200g)
午餐	黑米饭(大米 100g、黑米 20g),清蒸鲈鱼(鲈鱼 120g),小白菜炖豆腐(小白菜 200g、豆腐 75g)
晚餐	杂粮粥(高粱米 10g、小米 5g、燕麦 5g),馒头(面粉 100g),冬瓜虾仁(冬瓜 150g、虾仁 80g、胡萝卜 25g、青椒 25g),香菇炒鸡丁(香菇 30g、鸡胸肉 50g)

注:①全日用油 23g、盐 5g;②全日能量 7.74MJ(1849kcal),蛋白质 83g(17.9%),脂肪 40g(19.4%),碳水化合物 297g(62.7%),胆固醇 252mg

七、少渣饮食

(一) 适用范围

少渣饮食又称低纤维饮食,适用于各种急、慢性肠炎,痢疾,伤寒,肠道肿瘤,消化道溃疡及消化道少量出血的患者;消化道狭窄并有梗阻危险的患者,如食管或肠管狭窄、食管静脉曲张;肠憩室病,肠道手术前后,痔瘘患者等。

(二) 饮食原则

1. **减少膳食纤维** 尽量减少饮食中膳食纤维,减少对消化道刺激和梗阻,减少粪便和肠道蠕动。选用的食物应细软、渣少、便于咀嚼和吞咽,如肉类应选用嫩的瘦肉部分,避免食用结缔组织,蔬菜选用嫩叶、花果部分,瓜类应去皮,水果类用滤渣果汁。注意肛肠手术前后、结肠肿瘤、肛门会阴瘘等患者,需要给予含膳食纤维更低的无渣饮食。

2. **限制脂肪摄入** 腹泻患者对脂肪的消化吸收能力减弱,易致脂肪泻,故应控制饮食脂肪的量。

3. **合理选择烹调方式** 食物需制作成细软、易吸收的饮食,可将食物切碎煮烂,做成泥状,忌用油炸、油煎的烹调方式。

4. **充足的维生素和矿物质** 由于食物的限制,特别是限制蔬菜和水果,易引起维生素 C和部分矿物质的缺乏。必要时可补充维生素和矿物质制剂。

5. **限制食用时间** 长期缺乏膳食纤维,易导致便秘、痔疮、肠憩室及结肠肿瘤病等的发生,也易导致高脂血症、动脉粥样硬化和糖尿病等,故此饮食不宜长期使用,待病情好转应及时调整。

(三) 食物选择

1. **可用食物** 精细米面制作的粥、烂饭、软面条、面包、饺子、饼干;含结缔组织少的嫩肉、鸡、鱼等;豆浆、豆腐脑;乳类、蛋类;菜水、菜汁,去皮质软的瓜类、番茄、胡萝卜、马铃薯;果汁、去皮苹果等。

2. **忌用食物** 富含膳食纤维的食物,包括各种粗粮、蔬菜、水果、整粒豆类、坚果及含结缔组织多的动物跟腱、老的畜肉等;油煎炸的油腻食物;辣椒、胡椒、咖喱等浓烈刺激性调味品。

(四) 食谱举例(表 4-18)

表 4-18 少渣饮食食谱举例

餐次	食物内容及数量
早餐	牛奶 250ml,煮鸡蛋 50g,馒头(面粉 100g),腐乳 10g
午餐	米饭(大米 100g),鲤鱼炖豆腐(鲤鱼 40g,豆腐 50g),炒西红柿(去皮西红柿 200g)
加餐	西瓜汁(西瓜 200g)
晚餐	馒头(面粉 100g),冬瓜虾仁(虾仁 25g,冬瓜 200g),清炖鸡块(鸡腿肉 50g)

注:①全日用油 25g、盐 5g;②全日能量 7.33MJ(1753kcal),蛋白质 65g(14.8%),脂肪 49g(25.2%),碳水化合物265g(60.0%),膳食纤维 5g

八、高纤维饮食

(一) 适用范围

功能性便秘、无并发症的憩室病等;高脂血症、冠心病、糖尿病、肥胖症等。

(二) 饮食原则

1. 高纤维饮食是一种增加膳食纤维数量的饮食。在普通饮食的基础上,增加膳食纤维丰富的食物,每日膳食纤维建议摄入 25~38g。

2. 饮食中可添加有润肠通便作用的食物,如蜂蜜、香蕉等。多饮水,适当增加植物油用量,也有利于排便。

3. 长期过多食用膳食纤维可能产生腹泻,并增加胃肠胀气,还影响食物中如钙、镁、铁、锌及一些维生素的吸收利用,如有上述情况,需及时调整饮食。

(三) 食物选择

1. **可用食物** 含膳食纤维丰富的食物,包括燕麦、玉米、小米、黑米、黑面、糙米等粗粮,韭菜、芹菜、莴笋等多粗纤维蔬菜,蘑菇、海带等菌藻类,水果类,魔芋制品,琼脂、果胶等。

2. **忌用食物** 少用精细食物如精细谷类,忌用辛辣调味品。

(四) 食谱举例(表4-19)

表 4-19 高纤维饮食食谱举例

餐次	食物内容及数量
早餐	燕麦饭(大米 50g、麦片 50g),煮鸡蛋 50g,素炒茭白(茭白 80g、水发木耳 20g)
午餐	玉米饭(大米 100g、玉米粒 50g),牛肉炖土豆(牛肉 50g、土豆 100g),素炒小白菜(小白菜 300g)
加餐	菠萝(200g)
晚餐	杂粮馒头(面粉 60g、荞麦 40g),芹菜炒肉(瘦肉 50g、芹菜 150g),炒刀豆(刀豆 100g、水发木耳 25g、胡萝卜 25g)
加餐	牛奶(250ml)

注:①全日用油 30g、盐 5g;②全日能量 8.67MJ(2071kcal),蛋白质 82g(15.7%),脂肪 55g(24.1%),碳水化合物 336g(60.2%),膳食纤维 33g

九、低碘饮食

(一) 适用范围

甲状腺功能亢进者;自身免疫性甲状腺炎引起的甲状腺功能减退,包括桥本甲状腺炎、萎缩性甲状腺炎、无症状性甲状腺炎和产后甲状腺炎;接受 ^{131}I 治疗及进行放射性核素检查甲状腺功能者。

(二) 饮食原则

限制碘的摄入,其他营养素力求平衡。碘摄入量要求每日小于 50μg,忌用含碘盐和富含碘的食物及药物,如海藻类食品、含碘中草药、药物及含碘造影剂。碘盐可通过在热锅中翻炒20~30分钟,使碘挥发,降低碘含量。

(三) 食物选择

1. **可用食物**　含碳水化合物类食物,如米饭、馒头、面条、粉皮、土豆、南瓜等;动物类食物,鱼肉、禽肉、猪肉、牛肉、羊肉等;大豆及其制品,各种新鲜蔬菜和水果,富含钙、磷的食物,如牛奶、果仁等。

2. **忌用食物**　富含碘的食物,如海带、紫菜等海产植物食品;含碘中草药,如昆布、贝母、牛蒡子、夏枯草、牡蛎等;含碘药物,如碘化钾等。

(四) 食谱举例(表4-20)

表4-20　低碘饮食食谱举例

餐次	食物内容及数量
早餐	牛奶 250ml,煮鸡蛋 50g,花卷(面粉 60g),拌豆芽(绿豆芽 100g)
加餐	芒果 200g
午餐	米饭(大米 120g),鸡肉炖土豆(鸡肉 50g、土豆 100g),香菇油菜(油菜 100g、香菇 30g)
晚餐	馒头(面粉 100g),小米粥(小米 20g),酱牛肉(牛肉 50g),木耳炒白菜(水发木耳 30g、白菜 200g)

注:①全日用油 29g,无碘盐 5g;②全日能量 7.78MJ(1860kcal),蛋白质 71g(15.2%),脂肪 51g(24.6%),碳水化合物 286g(60.2%),碘 33.81μg

十、高钾饮食

(一) 适用范围

用于纠正低钾血症(血清钾 <3.5mmol/L),防治高血压,可预防由于服用利尿剂而引起的低钾血症。

(二) 饮食原则

1. 记录和计算饮食的含钾量,高钾饮食每日钾摄入量应超过 3120mg。

2. 不需专门配制,可在普通饮食的基础上,用含钾高的食品替换含钾低的食品。

3. 食物不同部位含钾量不同。食物中钾多集中在谷皮、果皮和肌肉中,因此钾的含量粗粮高于细粮,带皮水果高于去皮水果,瘦肉高于肥肉。钾易溶于水,新鲜水果高于罐头水果或煮水果,浓菜汤、果汁和肉汤中含钾也较多。

4. 土豆、芋头含钾丰富,可代替部分主食食用。

(三) 食物选择

多选择含钾高的食物,包括富含蛋白质的瘦肉、鱼、虾和豆类食品,粗粮、土豆、芋头,新鲜水果,浓肉汤、菜汤、鲜果汁饮料等。

（四）食谱举例（表 4-21）

表 4-21　高钾饮食食谱举例

餐次	食物内容及数量
早餐	牛奶(250ml)，煮鸡蛋(50g)，花卷(面粉 75g)，菠菜拌花生(菠菜 100g、花生 5g)
加餐	橙子(150g)
午餐	红豆饭(大米 100g、红豆 30g)，牛肉炖土豆(牛肉 50g、土豆 100g)，烧三素(油菜 120g、竹笋片 50g、玉兰片 30g)
晚餐	杂粮粥(高粱米 10g、小米 10g、燕麦 10g)，馒头(面粉 100g)，鲤鱼炖豆腐(鲤鱼 60g、豆腐 25g)，炒苋菜(紫苋菜 250g)
加餐	香蕉(100g)

注：①全日用油 30g、盐 5g；②全日能量 9.01MJ(2153kcal)，蛋白质 85g(15.7%)，脂肪 58g(24.2%)，碳水化合物 335g(60.1%)，钾 3566mg

十一、低钾饮食

（一）适用范围

用于纠正高钾血症(血清钾 >5.5mmol/L)，适用于因肾脏排钾功能障碍而引起的高钾血症和慢性肾上腺皮质功能减退者。

（二）饮食原则

1. 控制饮食中钾摄入量，每日小于 1560~2340mg。

2. 根据食物含钾量加以选择，应记录和计算饮食中的含钾量。选用每 100g 含钾量在 100mg 以下的食物，忌用含钾丰富的食物。食物不同部位含钾量不同，选用含钾低的部位，如食用细粮、去皮水果。

3. 严禁摄入钾盐。

（三）食物选择

1. **可用食物**　每 100g 含钾量在 100mg 以下的食物，如蛋类、藕粉、凉粉、甘蔗、植物油等。

2. **忌用食物**　粗粮、豆类、瘦肉、蔬菜、水果、薯类中的土豆和芋头等含钾丰富的食物；含钾盐；浓肉汤、菜汤、果汁等。

（四）食谱举例（表 4-22）

表 4-22　低钾饮食食谱举例

餐次	食物内容及数量
早餐	豆浆 250ml，煮鸡蛋 50g，花卷(面粉 75g)，白菜拌粉丝(白菜 100g、粉丝 15g)
午餐	米饭(大米 120g)，鲤鱼炖豆腐(鲤鱼 60g、豆腐 50g)，炒丝瓜(丝瓜 250g)
晚餐	馒头(面粉 120g)，鸡肉炖粉皮(鸡腿肉 50g、粉皮 50g)，西红柿炒圆白菜(西红柿 50g、圆白菜 200g)

注：①全日用油 30g、盐 5g；②全日能量 7.87MJ(1881kcal)，蛋白质 72g(15.3%)，脂肪 49g(23.3%)，碳水化合物 294g(61.4%)，钾 1650mg

何谓生酮饮食？

　　生酮饮食(ketogenic diet, KD)是以低碳水化合物、高脂肪及适量蛋白质为特征的饮食。它使机体产生酮体并维持在轻度的酸中毒状态，其治疗范围从最初的儿童癫痫逐渐扩大到婴儿痉挛症、自闭症、抑郁症、偏头痛、Alzheimer病、肌萎缩侧索硬化症、缺血/缺氧性脑病、脑部创伤、肥胖症、2型糖尿病等，近年来此法还被引入肿瘤治疗中。生酮饮食包括4种类型，即经典生酮饮食、改良Atkins饮食、低血糖指数饮食及中链甘油三酯饮食(表4-23)。生酮饮食制作要求严格，需精细计划、称重食物，同时应在医生的监督下进行。

表4-23　不同类型生酮饮食供能比例

	蛋白质(%)	脂肪(%)	碳水化物(%)
经典生酮饮食	7	90	3
改良Atkins饮食	5	70	25
低血糖指数饮食	27	4	28
中链甘油三酯饮食	10	70	20

(翟兴月)

学习小结

　　医院基本饮食包括普通饮食、软食、半流质饮食、流质饮食四种，是医院所有饮食的基本形式。治疗饮食是以平衡膳食为基础，在允许的范围内，除必须限制的营养素外，其他均应供给齐全，配比合理。调整某种营养素摄入量时，要考虑各营养素间的关系，切忌平衡失调，并根据病情的变化及时调整饮食内容。同时饮食制备应适合患者的消化、吸收和耐受能力，并照顾患者的饮食习惯，注意食物的色、香、味、形及品种多样化。

复习参考题

1. 医院基本饮食有几种？分别是哪些饮食？

2. 某女，退休文员，57岁，身高160cm，体重75kg，患有冠心病5年，血压130/80mmHg，血清胆固醇增高，肝肾功能正常。该患者应选择何种饮食？忌食哪些食物？

3. 某女，36岁，近日常疲乏无力、怕热多汗，易激动，体重下降，诊断为甲状腺功能亢进。该患者的饮食应注意什么？

第五章　肠内与肠外营养治疗

5

学习目标

掌握　肠内、肠外营养治疗的并发症及护理措施及肠外营养的输注方法、配制步骤和注意事项。

熟悉　肠内营养制剂的分类、适应证、禁忌证及肠外营养适应证。

了解　肠外营养制剂。

营养治疗分为肠内和肠外营养两种方式。首先对患者进行营养风险筛查,NRS 2002≥3 分或 NUTRIC≥5 分为存在营养风险,应制定营养治疗计划。

第一节　肠内营养治疗

一、概述

肠内营养(enteral nutrition,EN)是指通过消化道途径为机体提供代谢和生长所需各种营养物质。分为口服和管饲两种方式。当患者出现食欲下降、自主进食障碍或丧失但胃肠道功能基本存在或正常时,应尽早给予肠内营养支持来预防或治疗营养不良。

二、适应证

肠内营养是胃肠道有功能患者首选的营养治疗手段,它的可行性主要取决于小肠是否具有吸收各种营养素的功能。只有肠道不能耐受、无法进行或肠内营养不能达到目标量,才考虑选用肠外营养。对比肠外营养,肠内营养可改善临床结局(减少感染并发症和缩短住院时间等)和节省医疗费用。其适应证为:

1. **经口摄食障碍**

(1) 无法经口摄食:如口腔、咽喉和食管炎症、烧(灼)伤、手术后患者。

(2) 摄食不足:大面积烧伤、脓毒血症、肿瘤放化疗患者;阿尔茨海默病及神经性厌食、抑郁症、严重妊娠反应等患者。

(3) 摄食禁忌:昏迷、脑血管意外等咽反射障碍或丧失患者。

2. **胃肠道检查、术前肠道准备和患各种胃肠道疾病者**　如胃肠道镜检、术前肠道准备者;短肠综合征、炎症性肠病、胃肠道瘘、严重胰腺疾病及吸收不良综合征等患者。

3. **其他情况**　急性肝功能衰竭但急性威胁生命的代谢紊乱得到控制、腹内高压但无腹腔间隔室综合征、无再出血体征的上消化道出血、围术期营养治疗、恶性肿瘤、心血管疾病导致的营养不良等。

三、禁忌证

下列情况不宜或慎用肠内营养治疗。

1. 3 个月内的婴儿建议予等张肠内营养制剂,并注意水和电解质平衡。先天性氨基酸代谢缺陷的儿童宜使用相应的制剂。

2. 完全性机械性肠梗阻、持续麻痹性肠梗阻、肠缺血。

3. 严重应激和重度休克,表现为未得到控制的、威胁生命的低氧血症 / 高碳酸血症或者酸中毒。

4. 倾倒综合征、活动性上消化道出血、顽固性呕吐、腹膜炎或严重腹泻,严重小肠、结肠炎症者。

5. 严重吸收不良综合征。

6. 高排性肠瘘且无法获得可靠的漏口远端喂养途径。

7. 腹腔间隔室综合征。

8. 胃残留量大于 500ml/6h,且有其他不耐受体征。

相关链接　　　　　　许多肠内营养禁忌证是相对的,随着患者病情变化、临床营养研究进展和产品不断研发,过去的某些禁忌证现在也可以使用肠内营养,可以说,营养发展的过程也是肠内营养适应证逐渐扩大的过程。注意输入肠内营养液与胰岛素之间的同步协调,停止肠内营养时要及时减少或停止胰岛素,防止患者发生低血糖,出现危险。短肠综合征患者早期虽无法接受大量肠内营养液,但给予微量、低浓度且品种合适的肠内营养液对促进肠道功能恢复是有益的。

四、供给途径

肠内营养供给途径分为口服和管饲,选择取决于疾病本身、胃肠道功能、喂养时间长短及精神状态。选择原则主要包括:满足肠内营养需要;置管宜简单方便;尽量减少对患者的伤害;有利于长期带管。

1. **口服营养途径**　饮食摄入不足时,可在饮食基础上添加营养补充剂,提供部分或全部的日常需要量,几乎不影响正常饮食摄入量,是最经济、安全、简便的肠内营养途径,适用于神志清楚、吞咽功能良好的患者。

2. **管饲途径**　分为两类,一是无创置管,包括经鼻至胃、十二指肠或空肠置管;二是有创置管,包括微创内镜下胃造瘘和手术造瘘。有误吸高风险的患者,应选择幽门后途径(十二指肠或空肠)置管或造瘘。

(1) 经鼻置管途径:鼻胃管是临床上最常用的一种方法,适用于较短时间(2~3 周内)接受肠内营养的患者。

(2) 造瘘途径:内镜下胃造瘘较常用,在营养素获取量、营养状态改善、减少导管移位和重置等方面,内镜下胃造瘘优于鼻胃管。如果患者需要超过 4 周的肠内营养治疗,在无禁忌证的前提下,应考虑经内镜下胃造瘘给予肠内营养。

经皮内镜下胃或空肠造瘘(PEG 或 PEJ)是在内镜引导及介入下,经皮穿刺放置胃或空肠造瘘管的一种微创技术。与传统外科手术造瘘比较,具有操作简便、快捷、创伤小的优点。术后护理应特别注意预防切口感染、导管阻塞、移位及拔管后上消化道出血等。

五、供给方式

肠内营养投给方式为分次推注、间歇重力滴注和经泵持续输注 3 种。

1. **分次推注** 肠内营养液通过推注式管喂器或注射器缓慢推注到体内,推注速率应小于30ml/min。适用于胃排空能力较好患者。根据患者营养需要及胃肠耐受情况不同,每日 3~8 次或更多,每次间隔时间宜大于 2~3 小时。患者对用量的耐受性差异较大,每次 50~500ml 不等,应遵循从少到多的原则,在对患者进行评估的基础上,逐渐增加至所需要量。

2. **间歇重力滴注** 肠内营养液置于容器中,借助重力作用经喂养管缓慢滴入,每日 3~8 次,每次 30~60 分钟或更长的时间。由小剂量开始,每 8~12 小时增加 60~120ml,直到达到能耐受的目标量。此法较分次推注耐受性好,大多患者经胃途径可被耐受。

3. **经泵持续输注** 目前临床最提倡的管饲方式。肠内营养液通过泵持续 16~24 小时输注,可以控制输注速度和温度,最大限度地减少胃残留量,降低腹泻发生和血糖波动,特别适合危重病、经小肠途径喂养患者,及不能耐受间断喂养的患者。但容易出现堵管现象,故应每隔 4 小时左右冲洗喂养管。

无论采取何种方式,都应注意从等渗透压、低容量(10~40ml/h)开始,给予速度与肠内营养液的用量要根据患者实际耐受的情况逐渐增加,以达到目标量。

理论与实践　　　　　　胃插管术是指将胃导管经鼻腔或口腔插入胃内的一项诊疗技术,也是临床最常用的肠内营养供给方式途径之一。因其具有操作简便、副作用少等优点,广泛用于管饲、洗胃、胃肠减压及抽取胃液检查等项目。有重度食管静脉曲张、食管狭窄、严重高血压、冠心病、心衰等疾病患者禁行胃插管术。

喂养管道的护理:

1. 胃管固定稳妥,防止移位或脱出。

2. 保持鼻、口腔清洁和护理,避免口腔及呼吸道感染。应考虑每日两次使用氯己定行口腔护理。

3. 喂养前确定胃管在胃内顺畅,规范冲洗管道。对于成年患者,持续喂养时每 4 小时以及间断喂养前后,用 30ml 水冲管;儿科患者应至少用 5ml 水冲管。给药前停止喂养,给药前、后至少用 15ml 水冲管。

4. 管饲液以 35~40℃为佳,过冷致肠痉挛或过热损伤肠黏膜;新鲜果汁和牛奶分别喂养,以免结合产生黏块;药片需研成粉末后单独喂养。

5. 普通胃管建议每周更换 1 次,硅胶胃管可延迟至 1 个月。

六、肠内营养制剂

肠内营养制剂使用特殊医学用途配方食品,一般按其提供营养素是否全面分为三类:全营养配方食品、特定全营养配方食品和非全营养配方食品。

(一)全营养配方食品

可作为单一营养来源满足目标人群需求,可分为要素型和整蛋白型。适用于需对营养素进行全面补充且对特定营养素没有特别要求的人群。

1. 要素型　要素型为一种营养素全面、无需消化或稍经消化即可直接吸收的少渣制剂。又可根据氮源分为氨基酸或短肽配方。其特点如下：

1）营养全面，成分明确，其基质为单体物质，氮源为氨基酸或短肽，碳水化合物为葡萄糖、蔗糖或糊精，脂肪多以中链甘油三酯为主，还包括多种维生素和矿物质。

2）易于吸收：适合胃肠道功能不全的患者，如肠瘘初期、重症胰腺炎、吸收不良综合征等。因糖吸收过快，短时间大量使用时容易升高血糖。

3）不含乳糖：适用于乳糖不耐受患者。

4）少渣：不含粗纤维，吸收后几乎不产生残渣。产生的粪量少，适合肛肠术后患者。

5）高渗透压：渗透压 400~900mOsm/L，可能会引起高渗性腹泻，开始时可稀释成等渗使用。

6）口感差：部分要素制剂的气味及口感欠佳，多建议管饲。

2. 整蛋白型　整蛋白型以整蛋白质或蛋白质游离物为氮源，渗透压近于等渗（300~450mOsm/L），具有口感较好、使用方便、耐受性好等优点，适用于胃肠功能较好的患者。按照食物原料的加工程度，分为匀浆膳和聚合配方型。

1）匀浆膳　氮源为肉蛋奶豆类等，由天然食物磨碎制成，其营养成分需经消化后才能被吸收和利用，残渣量较多，适于胃肠道功能较好的患者。包括自制匀浆膳和商品匀浆膳两类，后者使用更方便。

2）聚合配方型　氮源为乳清蛋白、大豆蛋白、酪蛋白等，大多不含乳糖。应用最广泛，适用于大多数住院患者。味道可口，可直接口服或管饲。含膳食纤维配方适用于葡萄糖不耐受、肾衰竭、结肠疾患、便秘或腹泻等患者。

（二）特定全营养配方食品

可作为单一营养来源，能够满足目标人群在特定疾病或医学状况下的营养需求。适用于要对营养素进行全面补充、且对部分营养素有特殊需求的人群。

1. 糖尿病型　碳水化合物含量较低，并采用降解速度慢、血糖指数低的糖；提高单不饱和脂肪酸的量，饱和脂肪酸含量控制在 10% 以内；强调膳食纤维的含量和组成。

2. 呼吸系统疾病型　脂肪产热比较高，可达 40% 以上；糖类含量下降，以减少 CO_2 产生，降低呼吸熵，从而减轻肺功能负担。适合 COPD 及慢性呼吸衰竭患者。

3. 肾病型　在控制蛋白质总量的前提下，肾功能不全患者应摄入高比例的必需氨基酸。该制剂含8种必需氨基酸和尿毒症患者必需的组氨酸，可减轻氮质血症，并配以较高比例的糖，以达到最大限度延缓受损肾功能继续恶化的目的。

4. 肿瘤型　多含有较低的碳水化合物和较高的脂肪，以及一些特殊的免疫营养物质，如精氨酸、谷氨酰胺、核苷酸和 ω-3 脂肪酸等，以增强免疫功能。

5. 肝病型　当中性氨基酸(芳香族氨基酸及蛋氨酸)在肝脏出现代谢障碍时，机体利用支链氨基酸的作用加强，故血浆中芳香族氨基酸浓度升高而支链氨基酸含量下降，从而诱发或加重肝性脑病。该制剂中支链氨基酸的含量较高，而中性氨基酸含量较低，有助于肝功能恢复和肝细胞再生，防止或减轻肝性脑病。

6. 创伤、感染、手术及其他应激状态型　蛋白质含量和能量密度较高，适用于高代谢的患者。

其他特定的疾病类型还包括:肌肉衰减综合征型、炎性肠病型、食物蛋白型、难治性癫痫型、胃肠道吸收障碍、胰腺炎型、脂肪酸代谢异常型、肥胖、减脂手术型等。

(三) 非全营养配方食品

可以满足目标人群部分营养需要,适用于需要补充单一或部分营养素的人群。不单独长期使用,要配合普通食品或其他营养措施共同使用,其营养素没有限量。

1. 营养素组件 是指以某种或某类营养素为主的营养制剂。

1) 蛋白质(氨基酸)组件:氨基酸混合物、蛋白质水解物或高生物价整蛋白质,适用于烧(创)伤、大手术等需要增加蛋白质的情况。

2) 脂肪(脂肪酸)组件:可分为长链甘油三酯(LCT)及中链甘油三酯(MCT)。MCT 在消化道的吸收无需胆盐的参与,故可减轻患有肝、胆等疾病患者消化负担;MCT 的能量系数为 35.15kJ(8.4kcal)/g,低于 LCT 的 37.66kJ(9kcal)/g,可直接由门静脉系统进入肝脏,用于淋巴系统异常及乳糜漏患者。但其生酮作用远强于 LCT,故不适用于糖尿病酮症酸中毒患者。

3) 碳水化合物类组件:包括单糖、双糖、低聚糖或多糖,多用于增加能量密度。为减轻甜度和渗透压、提高患者耐受性,可减少单糖和双糖用量,采用麦芽糊精或葡萄糖多聚体,对升高血糖及引起胰岛素反应的作用较小。

2. 增稠组件 添加增稠剂,也可添加膳食纤维,以降低流动性,防止或减少误吸的发生。适用于吞咽障碍和有误吸风险者。

3. 流质配方 以碳水化合物和蛋白质为基础的液体配方食品,不添加脂肪。可用于短期到普通饮食的过渡。

4. 氨基酸代谢障碍配方 指在氨基酸代谢过程中,因某种酶的缺乏导致的遗传性疾病。造成体内对应氨基酸的大量累积或缺乏,专用的营养制剂则进行这些氨基酸的去除或添加。

相关链接 特殊医学用途配方食品(foods for special medical purpose,FSMP),简称医用食品,是为了满足进食受限、消化吸收障碍、代谢紊乱或特定疾病状态人群对营养素或膳食的特殊需要,专门加工配制而成的配方食品。需在医生或临床营养师指导下进行使用。迄今已发布 3 个相关的国家标准,为产品的范围、营养成分和技术等提供了法律依据。

七、并发症

肠内营养治疗并发症主要有机械性、胃肠道、代谢性和感染性四大类。表 5-1 列举了常见肠内营养治疗并发症的原因及处理。

表 5-1　常见肠内营养治疗并发症的常见原因及处理

类别	并发症	原因	处理
感染性	反流、误吸引起的吸入性肺炎	意识水平低 咽反射减弱 平卧位 大量胃潴留	幽门下置管 如口服可使用增稠组件 半卧位 30°~45° 使用胃肠动力药 调整输注速率
机械性	喂养管相关损伤	移位导致出血、穿孔 压迫导致黏膜坏死、溃疡和脓肿	改用细软喂养管 及时更换管道
	喂养管堵塞	肠内营养液黏度偏大 管喂药品未研碎 药品与营养液混合 未及时冲洗喂养管	采用黏度低的肠内营养制剂 药品要研细 药品与营养液均单独注入 按常规定时冲洗喂养管 胰酶和碳酸氢钠溶解沉淀物
胃肠道	腹泻	吸收不良 高渗溶液 初始速率太快 乳糖不耐症 血浆白蛋白低 抗生素治疗引起菌群失调 溶液污染	采用低脂肪要素营养制剂 改用等渗或稀释溶液 降低速率，改用连续滴注 采用无乳糖肠内营养制剂 积极纠正蛋白质营养不良 对症治疗，使用益生菌及益生元 无菌配制及转移，悬挂时间 小于 8 小时
	恶心、呕吐	胃排空延迟 速度太快	使用胃肠动力药 减缓输入速度、缓慢增速
	便秘	水分摄入不足 膳食纤维不足 卧床活动少 肠动力下降	及时补水 使用膳食纤维型制剂 鼓励下床活动 使用肠道动力药或蠕动刺激剂
代谢性	血糖紊乱	低血糖常见于突然停止肠内营养治疗，而胰岛素或降糖药物未及时减量	调整胰岛素或降糖药物后再停止肠内营养治疗，及时监测血糖
		高血糖常见于老年人或胰腺疾病者	降低输注速度，减少糖含量，调整胰岛素或降糖药物
	脱水	水摄入不足 糖利用障碍 高渗性肠内营养液	及时补水 及时监测血糖、出入水量 选用低渗透压配方
	电解质与微量元素失衡	摄入不足或过量 肾功能不全	调整配方 对症治疗
	肝功能异常	肠内营养过量应用	能量和蛋白质要适量

八、肠内营养护理

1. **常规护理**　监测患者液体量出入,监测血常规、肝肾功能及电解质、血糖及血酮等指标,对患者进行营养风险筛查和评估等。

2. **心理护理**　在实施之前,应向患者及亲属解释原因、必要性及管饲途径;在实施过程中,尤其长期管饲者,应让患者成为实施者和管理者中一员。

3. **输注及供给途径维护**　妥善固定导管,防止移位及滑脱;冲管保持导管顺畅;根据耐受性情况,及时调整供给方案;肠内营养液从等渗透压、低剂量和低速度开始,待适应后逐渐增加至耐受;注意各种并发症的防治。

九、临床监测

医护人员须定期对患者进行相关临床监测,以便取得理想效果和防治并发症。具体内容如下:

1. 喂养管的位置　喂养之前,必须确定管端的位置。如怀疑移位,应行 X 线片证实。

2. 患者床头应抬高 30°~45°,避免误吸,尤其是老年、体弱、痴呆或昏迷者。

3. 标记肠内营养液名称、液量、浓度。

4. 控制输入速率　估算输注完毕时间,每次液量应于 8 小时内输注完。

5. 根据需要监测胃残留量　对于喂养不耐受或者存在高误吸风险的患者,可监测胃残留量。胃残留量 <200ml,将抽出物注入喂养管,并继续喂养。胃残留量 >200ml,立即小心地床旁评估,并采取方法降低风险。如果胃残留量 6 小时大于 500ml,建议延迟肠内营养,但不应对小于 500ml 且无其他不耐受体征的患者停用肠内营养。

6. 每周测量体重 1 次,动态观察体重变化。

7. 每次输注前后冲洗胃管、更换输注管及肠内营养容器。

8. 实施喂养后应记录每日能量及蛋白质(氮)的摄入量,待稳定后,改为每周记录 1 次。

9. 喂养实施前或过程中,监测血常规、肝肾功能、电解质等指标变化。血糖异常者应监测血糖。

10. 发生腹泻时不能简单中止肠内营养,而是需评估病因并进行治疗,尽可能继续肠内营养。

病例分析 5-1 •

　　李某,男,65 岁,患有高血压病 18 年余,半月前因脑梗死(脑干及双侧小脑)入院。入院后患者神志一直处于昏迷状态,未进食,每天给予抗炎、降压、护脑和不足量的非系统静脉营养治疗。入院第 12 天时,患者体温 38℃,双下肺有少量湿啰音,胸片提示有肺部感染。血常规化验,白细胞总数及中性粒细胞均增高,血浆白蛋白 28.5g/L;营养风险筛查(NRS2002)6 分。经鼻胃管给予整蛋白型肠内营养制剂,浓度 20%,每次 250ml,每 3 小时 1 次,全天 4 次。患者肠内营养治疗第二天开始出现腹泻,大便水样,无脓血便,体温正常。大便次数由开始的每天 3~4 次增加到肠内营养治疗后第三天的 4~8 次。

　　1. 患者腹泻的可能原因有哪些?

　　导致腹泻的可能原因:患者长期未予肠内营养,导致肠黏膜萎缩,肠道功能障碍、吸收功能减退;长期大量抗生素的使用导致肠内菌群失调;低蛋白血症营养不良影响肠道功能;肠内营养液开始用量过多、浓度偏高、输注速度过快等均是导致腹泻的重要因素;此外不排除肠内营养液温度偏低和污染等可能原因。

　　2. 如果继续实施肠内营养治疗,应做哪些改进措施?

　　改进措施:改用要素型短肽配方或胃肠道吸收障碍型特定全营养配方制剂,以便减轻肠道消化负担;改分次推注方式为经泵持续输注方式;肠内营养液浓度由等渗透压开始;肠内营养液输入总量由 300ml/d 开始;输入速度控制为每小时 25ml;肠内营养液温度控制为 40±2℃;可根据需要使用肠内菌群调节剂、谷氨酰胺等。

第二节　肠外营养治疗

肠外营养(parenteral nutrition, PN)是指通过肠道以外的途径即静脉(中心或外周静脉)输入各种营养物质。由于肠外营养治疗需要严格而规范的操作技能,因此,肠外营养治疗的护理显得格外重要。

一、适应证

评估是否进行肠外营养前应先评估患者的营养风险和肠道功能,两者结合决定是否使用肠外营养。只要肠道有功能就应该首先使用肠内营养,其次再考虑肠外营养。

1. **低营养风险** (例如 NRS2002≤3 分或 NUTRIC≤5 分)的患者,不能自主进食且早期肠内营养无法实施,可以 7 天后开始单独使用肠外营养;若超过 7 天肠内营养未达到 60% 的目标能量和蛋白质需要量,可增加肠外营养。

2. **高营养风险** (NRS2002≥5 分或 NUTRIC≥6 分)或严重营养不良的患者,如果不能实施肠内营养,尽快启动单独肠外营养治疗;若肠内营养在 48~72 小时内不能达到 60% 的目标能量和蛋白质需要量,可早期添加肠外营养。

肠外营养补充肠内营养的不足,共同达到能量和蛋白质的目标量。当肠道功能恢复时,在增加肠内营养的同时应减少肠外营养的用量,并努力恢复到口服饮食。

相关链接　　　　　　肠功能衰竭是指因各种原因所致肠道功能发生障碍,营养素吸收、水和电解质的补充低于最低需要量。如短肠综合征、放射性肠炎、吸收不良综合征、慢性假性肠梗阻或神经性肠麻痹、慢性炎性肠道疾病等。

二、禁忌证

1. 胃肠道功能正常,完全可以使其获得足量营养者。
2. 患者一般情况好、只需短期(预计需要肠外营养时间少于 7 天)者。
3. 需急诊手术者,术前不宜强求肠外营养治疗。
4. 无明确治疗目的,或已确定为不可治愈、临终状态而继续盲目延长治疗者。

理论联系实践　　　　　　肠内营养与肠外营养相比,具有许多临床优势,特别是对肠道消化吸收功能的维持、肠道黏膜屏障作用的保护以及经济、实用、简便、并发症少等。因此临床上将肠内营养作为优先考虑方案,只有当患者无法接受肠内营养或肠内营养无法满足营养需求时才考虑实施肠外营养治疗,即"只要肠道有功能,就要利用它。"

三、输入途径

肠外营养的输入途径包括中心静脉和外周静脉。

(一) 中心静脉营养

中心静脉营养适用于肠外营养治疗时间 2 周以上的患者。多选用上腔静脉,可穿刺锁骨下静脉、锁骨上静脉、颈内静脉、颈外静脉。一般采用刺激性小、保留时间长的硅胶管作为营养液体输入导管。由于选择管径较粗、血流较快上(下)腔静脉,故可使用高渗溶液(>900mOsm/L)。中心静脉肠外营养不受输入液体浓度和速度的限制,且能 24 小时内持续不断地输注,能最大限度地满足机体代谢需要。还能减少周围静脉穿刺、表浅静脉栓塞及炎症等并发症。

中心静脉营养导管护理要点:①导管进皮处保持干燥,每隔 3~4 天更换一次敷料;如敷料有潮湿、污染情况,或敷料一旦被揭开,立即更换;②静脉导管与输液器接头应牢固,并用无菌敷料包裹,以防导管脱落与污染;③按无菌操作要求,每天更换输液管;④防止管道扭曲、导管堵塞、输液瓶内气体进入输液管;⑤输液瓶进气管的前端应装有无菌棉过滤装置,使进入输液瓶内的空气经过过滤;⑥不可经肠外营养管道输血、抽血;测试中心静脉压及加压时,应绝对细心,以防止污染输液管道;⑦必要时用肝素抗凝;⑧拔管时应按无菌技术进行操作,并剪下导管尖端做细菌培养。

(二) 周围静脉营养

周围静脉肠外营养疗程宜在 2 周内,是短期肠外营养的首选。外周静脉穿刺操作比中心静脉方便,且可在普通病房内实施,但营养液的渗透压宜小于 600mOsm/L,以避免对静脉造成损害。因此对营养剂的使用受到限制,长期使用难以满足机体需要,只能作为临时补充。

周围静脉营养操作护理注意事项:①尽可能采用手背静脉,如穿刺失败再改用前臂静脉;②宜选择管径较粗的静脉,减少静脉炎等并发症;③选择静脉分叉处穿刺,以避免插管时血管移位;④不宜选择紧靠动脉的静脉,以免形成动静脉瘘;⑤插管不要跨关节,防止插管弯曲及移位;⑥尽量避免选用下肢静脉,以防因活动减少而诱发血栓形成。

相关链接　　　　经周围静脉穿刺置入中心静脉导管(PICC)主要适用于需中、长期保持静脉通道者,兼具了中心静脉置管和周围静脉穿刺的优点。凡有严重出血性疾病或凝血功能障碍者、有静脉血栓形成病史者、血管外科史或外伤、已知或怀疑与插管相关的感染或过敏者、在预定插管部位有放射治疗史等情况均为禁忌证。

PICC 的护理重点在并发症如静脉炎、导管堵塞、感染(局部或导管败血症)等的预防与处理。

四、输注系统

(一)肠外营养输液系统构成

1. **输液泵**　具有保证精确的输液速度、配有报警安全装置、可显示液体入量和输液速度等作用。可分为滚轮式泵、蠕动泵、穿梭泵和注射器泵四类。目前在临床上常用的是第三代输液泵如微电脑控制的导管挤压容积输液泵和定容量注射器泵。

2. **导管**　具有最大限度地减少静脉穿刺插管时对组织和血管的损伤、降低静脉性血栓的发生率、预防长期肠外营养的并发症等作用。制作肠外营养导管所用材料在人体内有较好的相容性,如无特殊意外,导管可在体内保留 3~12 个月。

3. **终端除菌滤器**　孔径为 0.22μm 的滤器能阻挡除病毒外所有微生物的通过,从而增加营养支持的安全性。切记的是,除菌滤器并不能除去病毒及部分热源,在临床护理工作中仍需遵守严格的无菌操作技术。现今,输液终端除菌滤器的种类很多,国内应用的产品滤膜孔径为 0.22μm,带有侧管的延长管;大孔滤器孔径为 1.20μm,能除去 3L 袋内的真菌及混合配液后造成的大颗粒脂肪,对危重患者具有重要的临床意义。

4. **混合输液袋**　具有完全与外界隔离,避免空气中细菌进入的作用。袋内没有空气,输注完后亦不会进入空气,增强了安全性,且易于操作。材料多为聚乙烯醋酸酯,外形为正方形或长方形,袋身印有容量刻度线,规格有 1.0L、2.0L 和 3.0L 数种。

5. **自动配液混合器**　配套系统带有终端过滤器,可减少 3L 袋内的细菌污染机会和杂质输入体内的可能,可明显降低肺毛细血管栓塞并发症。另其输液速度快,可减少药物的外露时间及护理人员的工作量。因受高级电脑控制,发生误差的可能性很小。

(二)肠外营养输液系统的基本要求

1. 采用无污染、无热源、相容性好的新材料制造。
2. 由高水平电脑控制。
3. 单个无菌无热源包。
4. 使用方便、安全。

五、配制步骤和注意事项

全营养混合液(total nutrient admixture,TNA)也称为全合一营养液,是指将一日所需全部营养素如糖、氨基酸、脂肪乳、维生素及微量元素按一定比例混合于密封的无菌输液袋内,通过肠外营养输注途径直接输入,具有减少操作流程、有利于营养物质更好地吸收和代谢等优点。

(一)配制步骤

1. 微量元素和电解质加入氨基酸溶液中。
2. 水溶性维生素和磷酸盐加入葡萄糖溶液中。
3. 将上述两液转入 3L 输液袋中。
4. 脂溶性维生素混合后加入脂肪乳剂。
5. 脂肪乳剂和维生素混合液转入 3L 输液袋中。

6. 排气,轻轻摇动 3L 输液袋中的混合物,贴上标签,备用。

(二) 配制注意事项

1. **按序混合** 混合顺序非常重要,在终混前氨基酸可被加到脂肪乳剂中或葡萄糖溶液中,以保证氨基酸对乳剂的保护作用,避免因 pH 值改变和电解质的存在而影响乳剂的稳定性。

2. **防止沉淀** 钙剂和磷酸盐应分别加在不同的溶液中稀释,以免发生磷酸钙沉淀。在氨基酸和葡萄糖混合后,用肉眼检查袋中有无沉淀生成,在确认没有沉淀后再加入脂肪乳剂。

3. **禁止加药** 混合液中不要加入药物,除非已有资料报道或验证过。

4. **液体总量要适当** 液体总量应 >1500ml,混合液中葡萄糖的最终浓度应 25% 以下,有利于混合液的稳定。

5. **现配现用** 24 小时输完,最多不超过 48 小时。如不立刻使用,应将混合物置于 4℃ 冰箱保存。

6. **保护脂肪乳剂** 电解质不应直接加入脂肪乳剂中。阳离子可中和脂肪颗粒上磷脂的负电荷,使脂肪颗粒发生聚集和融合,导致水脂分层。通常控制一价阳离子浓度 <150mmol/L,镁离子浓度 <3.4mmol/L,钙离子浓度 <1.7mmol/L。

7. **做好标记** 配好的 3L 输液袋上应注明配方组成、床号、姓名及配制时间等。

六、肠外营养制剂

肠外营养制剂的主要成分是氨基酸(蛋白质分解产物)、脂肪、碳水化合物、维生素、电解质和微量元素

1. **氨基酸** 人体无法直接利用大分子量的蛋白质,故以氨基酸的形式提供。由于所含氨基酸种类和浓度不同(3%~12%)形成多种氨基酸制剂。根据不同人群代谢特点,氨基酸制剂有小儿和成人型氨基酸制剂之分。根据氨基酸的比例和含量,分为平衡型和疾病专用型。疾病专用型又可有肝病型(支链氨基酸与芳香族氨基酸的比值升高)、肾病型(必需氨基酸为主)、创伤型(高支链氨基酸)等氨基酸制剂。

2. **脂肪乳** 脂肪一定要以乳化的形式才能进入血液。按甘油三酯所结合脂肪酸链的长短分为长链甘油三酯脂肪乳剂(LCT)和中链甘油三酯脂肪乳剂(MCT)。在体内代谢过程中,MCT 无需借助卡尼汀即可进入线粒体内代谢,输注后能快速被氧化利用;但 MCT 不含人体必需脂肪酸,且大量使用可产生毒性。LCT 可提供必需脂肪酸,所以临床上多采用 MCT 与 LCT混合的脂肪乳剂。成年人脂肪乳剂的用量一般为每天 1~2g/kg。

3. **碳水化合物** 能量的主要来源之一,以葡萄糖最常用。葡萄糖最符合人体生理要求,能被所有器官利用,与氨基酸同时输入有节氮效应,所以氨基酸不能单独输入。成年人每日用量可达 300~400g。其他糖类制剂有果糖、麦芽糖、三梨醇、木糖醇等,因代谢特点不同,可根据患者的实际需要进行选择。特别提醒:当葡萄糖输注速度超过每分钟 4mg/kg 体重时,患者发生高血糖的可能性大大增强,故应控制输注速度或同时应用胰岛素。

4. **维生素制剂** 人体所需维生素分脂溶性与水溶性两大类,水溶性维生素有维生素 B_1、维生素 B_2、维生素 B_6、维生素 B_{12}、维生素 C、叶酸、泛酸、烟酰胺等;脂溶性维生素有维生素 A、维生素 D、维生素 E、维生素 K。维生素制剂不能直接进行静脉注射,使用前需进行稀释后作静脉滴

注。脂溶性维生素只能加入脂肪乳剂中稀释,不能加入水溶性液体如葡萄糖液、盐水等中稀释。

5. 电解质制剂　包括钾、钠、钙、镁、磷等,多为单独制剂,在临床上应用广泛,使用时应与其他输液综合考虑。

6. 微量元素　包括锌、铁、铬、硒、锰等制剂,短期不会发生缺乏,如禁食超过4周则必须进行补充,临床上为含多种微量元素复方制剂,其含量基本能满足成年人每日的需要量。

相关链接　　　　由于全营养混合液属于一种高营养液,是细菌最好的培养基,要求现配现用。一般来说,在室温条件下24小时内混合营养素的理化性质不会发生变化,故室温下24小时内输液完毕。如遇某些特殊情况,可贮藏于4~10℃的冰箱内,但必须在48小时内使用完毕。

七、并发症

(一) 导管相关并发症

1. 机械性并发症　均与放置静脉导管有关。常见的有气胸、血胸、液胸;锁骨下动脉损伤、臂丛神经、膈神经或喉返神经损伤;空气栓塞、导管栓塞及静脉血栓形成等。

2. 感染性并发症　主要是中心静脉导管性败血症,是最常见、最严重的并发症。发生后应立即拔除导管,进行导管头和血培养,改用外周静脉途径。

(二) 代谢并发症

1. 糖代谢紊乱　高血糖、高渗性非酮性昏迷、低血糖等。

2. 脂肪代谢紊乱　脂肪超载综合征、必需脂肪酸缺乏症。接受不含LCT的肠外营养支持3周以上易发生必需脂肪酸缺乏。

3. 矿物质元素缺乏症　如低钾、低磷、低钙、低镁血症等,微量元素缺乏症包括锌、铜、铬缺乏等。

(三) 脏器并发症

1. 胆汁淤积性肝功能不全、脂肪肝　与长期禁食、大量使用脂肪乳剂及过量的葡萄糖有关。

2. 肠道功能受损　包括消化吸收功能衰退、屏障功能障碍,与肠道内缺乏营养基质、激素和生长因子减少、谷氨酰胺缺乏有关。

理论与实践　　　　脂肪超载综合征是指因长时间、过量和(或)速度过快输注脂肪乳剂产生的不良反应,包括心悸、出汗、呼吸急促、高甘油三酯血症、凝血功能异常、肝功能异常、网状内皮细胞系统功能受损、免疫抑制等临床表现。多发生于老年、小孩及其他原因导致脂肪代谢障碍者。在输注脂肪乳液特别是长时间输注(7天以上)后出现高脂血症、黄疸、发热等

症状时,应高度怀疑本征。立即停止输注脂肪乳或含脂肪乳的肠外营养液和根据病情予以对症治疗是脂肪超载综合征的主要处理措施。

八、肠外营养护理

肠外营养护理有健康宣传教育、输液护理、并发症的护理和定期临床监测。

1. 健康宣传教育 加强对住院患者的营养健康教育,讲解营养风险的危害以及营养支持的重要性和必要性。

2. 输液护理

(1) 采取有效措施促进患者舒适感:在妥善固定静脉穿刺针和深静脉导管的前提下协助患者选择合适的体位。

(2) 根据输液种类合理安排输注顺序:如已有缺水或电解质紊乱者需先行补充部分水、盐溶液后再输 TNA 液;

(3) 加强观察和记录:如有无水肿或皮肤弹性消失,或尿量变化。

3. 并发症的护理 护理要点请参见本节"输入途径"中护理相关内容。

4. 定期临床监测 临床监测内容请参见本节"临床监测"相关内容。

九、临床监测

(一) 中心静脉置管后监测

中心静脉置管可通过上、下腔静脉分支的多种进路插入,但原则是一致的,即导管尖端应在上下腔静脉的根部。

(二) 液体出入量监测

详细监测每日液体出入量,调整液体平衡。

(三) 每日监测电解质、血糖、血液酸碱实验检测结果;每周检测肝肾功能等生化指标。

(四) 临床护理监测的基本项目如下:

1. 中心静脉插管后检查有无并发症,应摄 X 线片。

2. 插入导管部位的皮肤应每天更换敷料,并用碘剂作局部处理。

3. 准确的输液速度,最好用输液泵。

4. 每 2~7 天测体重 1 次。

5. 测上臂中点周径及皮褶厚度,每两周 1 次,做血细胞检查 1 周 1 次。

6. 体温脉搏 1 日 4 次,血压每天 1 次。

7. 留 24 小时尿,记尿量,记总出入液量。

8. 病房主治医师、住院医师及护士至少每天讨论病情 1 次。

9. 使用临床观察表格,逐日填写。

罗某,男,55岁,因上腹部剧烈疼痛伴恶心呕吐6小时就诊。患者与朋友聚餐时喝高度白酒约500g及进食大量肉食油腻食物后出现上腹隐痛不适,并逐渐加重,伴恶心呕吐而就诊。既往有高血脂、高血压病史,坚持服用降压和降脂药物。体格检查:体温38.0℃,腹部明显膨隆,左上腹有压痛,腹腔内压力22mmHg。实验室检查:白细胞总数及中性粒细胞比例增高(10.0×10^9/L,86%),血甘油三酯8.5mmol/L,血淀粉酶及尿淀粉酶分别为1260mmol/L和2246mmol/L。NUTRIC评分8分。诊断为急性胰腺炎(重症),腹腔间隔室综合征。即予以禁食,抗炎、镇痛及中心静脉置管的肠外营养支持方式。一周后,患者病情好转,体温、白细胞总数及中性粒细胞下降,但血、尿淀粉酶等仍较高。至入院第12天患者再次出现发热、寒战;体温最高达39.8℃,白细胞、中性粒细胞显著升高,血糖也在原先高水平基础上进一步增高,最高达21.6mmol/L。

患者高营养风险(NUTRIC>6分),伴有腹腔间隔室综合征,是肠内营养的禁忌证,肠外营养的适应证,故早期即使用肠外营养。再次出现高热的可能原因考虑为导管败血症所致。因急性重症胰腺炎导致胰腺功能受损、严重应激状况及输入过多的葡萄糖成分均可导致高血糖症。若出现高血糖时,需注意积极抗感染,维持水、电解质及酸碱平衡,稳定内环境。使用低能量肠外营养支持,减慢输液速度以保证葡萄糖充分代谢利用。根据血糖水平适当调整胰岛素。应每天对肠内营养的耐受性进行评估,待肠道功能好转,尽早使用肠内营养。

(肖桂珍)

学习小结

胃肠道有功能患者首选肠内营养治疗;肠外营养是肠内营养的暂时替代和补充;完整的营养治疗过程包括:进行营养风险筛查、选择治疗途径和制剂、评估耐受性、调整并达到目标量;静脉营养导管的护理非常重要。

复习思考题

1. 肠内营养的适应证有哪些?

2. 常用肠内营养制剂的类别和特点有哪些?

3. 中心静脉置管的护理要点有哪些?

第六章 **常见营养缺乏病的营养治疗与饮食护理**

6

学习目标	
掌握	营养缺乏病的原因、营养治疗和饮食护理；蛋白质 - 能量营养不良、维生素 A 缺乏、维生素 D 缺乏、缺铁性贫血的营养治疗与饮食护理。
熟悉	营养缺乏病的临床表现和诊断；蛋白质 - 能量营养不良的分类；维生素 B_1、维生素 B_2、维生素 C、碘、锌缺乏病的营养治疗和饮食护理。
了解	蛋白质 - 能量营养不良的临床分级。

第一节　概　述

营养缺乏病(nutritional deficiency diseases)是指长期缺乏一种或多种营养素而出现的各种相应临床症状和体征。近年来,由于营养素功能检查日趋完善,各种亚临床营养缺乏也受到重视,营养缺乏病也包括亚临床营养缺乏(marginal deficiency)。

营养缺乏病大多发生在发展中国家,影响婴幼儿及青少年的生长发育、人类的智力、行为、学习和工作能力、抗病能力、生殖能力及寿命等,对人类健康构成严重威胁。

一、原因

(一) 食物供应不足

1. 灾难性事件如水灾、旱灾、地震和社会动乱等阻碍农业发展,造成食物的生产和供应不足。

2. 某些发展中国家人口增长过快、资金缺乏、耕地面积减少、经济落后等,造成或加剧食物短缺的出现。

(二) 食物中营养素缺乏

1. **天然食物中营养素缺乏**　天然食物中某些营养素缺乏与土壤中相应营养物质缺乏有关,长期摄入在缺乏矿物质的土壤上种植的农作物可引起相应的矿物质缺乏病,如我国黑龙江省的克山县,其粮食和水中硒的含量极低,造成该地区人群中克山病高发;新疆、内蒙古等内陆地区粮食和土壤中碘缺乏,造成地区性甲状腺肿流行;主要以含淀粉的水果和蔬菜维持生活的人群,如长期单纯摄入香蕉、木薯等会造成优质蛋白质、脂溶性维生素等摄入不足。

2. **饮食习惯和烹调方法不科学**　食品种类单一,搭配不均衡;禁食、忌食某些食物或从小养成挑食、偏食的不良习惯;过度食用精制的食品;烹调过程中营养素的破坏和损失增多等。

(三) 营养素吸收利用障碍

1. **食物原因**　天然食物中存在某些干扰营养素吸收和利用的物质,如草酸影响钙的吸收,茶和咖啡中的多酚限制铁的吸收。另外,在营养素之间也存在相互拮抗作用,如过量的锌可抑制铜的吸收等。

2. **药物影响**　药物可直接影响营养素的吸收利用,如磺胺类药物可对抗叶酸,并抑制其吸收;新霉素、秋水仙碱会造成绒毛的结构缺陷和酶的损害,使脂肪、乳糖、维生素 B_{12}、矿物质等吸收不良;抗叶酸的药物甲氨蝶呤限制叶酸代谢。

3. **胃肠道功能影响**　胃、胰腺、胆道等疾病或消化酶的分泌减少,将严重影维生素和矿物质的吸收和利用。

(四) 营养素需要量增加

1. 在人体生长发育旺盛期和妊娠、哺乳等特殊生理过程中,营养素的需要量明显增加。

2. 在高能量代谢如甲状腺功能亢进和慢性阻塞性肺病时,营养素的需要量增加。

3. 其他慢性消耗性疾病如结核及某些肿瘤,对营养素的需要量增加。

4. 空气与水质的污染,农药和激素等有毒物质的摄入,导致营养素需要量增加。

5. 精神压力增大,营养素消耗过多,也导致营养素需要量增加。

（五）营养素的破坏或丢失增加

1. 营养素的破坏增加可发生在消化道吸收之前或吸收之后,如维生素 B_1 与维生素 C 在碱性溶液中不稳定,在胃酸缺乏或用碱性药物治疗时可造成此类维生素的大量破坏。

2. 营养素的丢失增加有时是机体多方面损害的结果,如铁丢失的增加可因外伤引起,也可因身体某些部位出血引起。

二、临床表现和诊断

（一）营养缺乏病的临床表现

1. **生长发育不良** 婴幼儿、儿童和青少年患营养缺乏病会影响其生长发育,孕妇营养缺乏则影响胎儿的生长发育。

2. **代谢调节异常** 营养缺乏所致的生物活性物质合成减少和功能降低,将影响机体新陈代谢的调节,如体内重要的酶类和激素都是由营养素组成的,或其生理功能都需要营养素来调节。正常人体各种物质代谢保持着动态平衡,营养缺乏病会破坏这种平衡,导致代谢异常。

3. **抗感染能力下降** 许多营养素与人体免疫功能有关,有的参与细胞免疫,有的参与体液免疫。人体在营养缺乏时对感染的抵抗力明显降低。营养不良与感染相互影响,形成恶性循环。

4. **组织的再生和恢复延缓** 营养缺乏时机体代谢率下降,蛋白质合成减少,组织的再生和功能的恢复明显延缓。手术后的创面愈合、康复时间都在一定程度上反映出患者的营养状况。

5. **易发生并发症,死亡率增加** 营养缺乏作为原发病的表现之一,如不及时纠正会导致许多并发症发生,使原发病加重。患者对治疗措施的反应能力下降,会加快死亡。

（二）营养缺乏病的诊断

1. **饮食史** 详细了解患者患病前、后的饮食习惯,是否有挑食、偏食等不良饮食习惯。通过膳食调查,详细了解患者每天摄入的能量和各种营养素的量,依据膳食参考摄入量(DRIs),判定其饮食营养得到满足的程度及存在的问题。

2. **人体测量** 最常用的人体测量指标是身高和体重,其他如上臂围、胸围、腰围、臀围和皮褶厚度等。根据人体测量数据可有许多不同的判定人体营养状况的标准和方法,具体内容详见第三章。

3. **生理生化分析** 采用实验室方法检测血液营养素水平对于发现营养低下是有用的,但有时血液的营养素水平不能准确反映组织中的营养素水平,可通过测量红细胞或白细胞的营养素水平反映组织的营养状况。另外,用测量生理功能的方法鉴定营养缺乏病的严重程度,比分析血液营养素水平更有效,如红细胞对过氧化氢引起的溶血作用的抵抗力与红细胞膜上的维生素 E 的状态有相关性。

4. 临床表现　营养缺乏病典型的临床表现可以较准确的判别各种特定的营养素缺乏。机体主要受影响的部位有：

（1）头发：蛋白质 - 能量营养不良可使头发颜色灰暗,发质变细、干、脆,严重缺乏时头发极易脱落。

（2）眼：维生素 A 缺乏时眼球结膜干燥,进一步角膜软化,可出现溃疡、穿孔,最后失明。

（3）皮肤：维生素 A 缺乏可导致皮肤毛囊角化性丘疹;维生素 C 缺乏还可导致皮肤的出血点;烟酸缺乏可导致糙皮病等。

（4）口腔：是对维生素缺乏最敏感的部位,但其表现是非特异的。如缺铁性贫血和巨幼细胞贫血在口唇和口腔黏膜都表现苍白。维生素 C 缺乏可使齿龈充血水肿、出血,维生素 B_2 缺乏可出现口角炎等。

（5）颈部：碘缺乏引起的地区性甲状腺肿。

三、营养治疗

1. 针对病因进行治疗　对继发性营养缺乏病应重视原发性疾病的治疗,对原发性营养缺乏病要解除影响营养摄入不足的因素,为补充食物和营养素创造条件。营养治疗要成为整体治疗方案中的组成部分,与其他治疗措施相辅相成,互相促进和补充。

2. 营养素的补充剂量要适宜　不必使用大剂量的治疗量或维持量,尤其对于具有潜在毒性的营养素更应注意。不同年龄、不同情况的患者应区别对待,最好是根据临床症状和生化检查结果来决定。

3. 不能只考虑缺乏的营养素,而应全面从营养素之间的相互关系来考虑治疗方案,以尽快恢复到具有合理营养状况的健康水平。

4. 循序渐进　不宜突然用高能量、高蛋白饮食治疗重度蛋白质 - 能量营养不良患者,因机体长期缺乏食物,胃肠道和其他器官的功能都处在萎缩和低水平状态,不能适应突然增加的食物负荷。

5. 充分利用食物,配制适合疾病特点的治疗饮食　如患者摄食困难或神志不清,可考虑管饲肠内营养制剂,如还不能满足需要,可考虑肠外营养支持。在患者病情好转后,尽早恢复正常的饮食治疗。

6. 营养缺乏病的治疗见效缓慢,一般需要坚持一段时间,治疗效果应以患者营养状况全面恢复、症状消失、抵抗力增强等客观指标为依据。

四、饮食护理

1. 营养教育　随着我国人民生活水平的不断提高,由于食物供应不足所致营养缺乏病已很少见。但我国居民普遍缺乏营养知识,而营养知识的普及教育对改善人群营养水平十分重要。要向患者及其家属讲解各类营养素的基本生理功能、缺乏时对健康的危害、各营养素的膳食参考摄入量和主要的食物来源、营养与健康、营养与疾病等营养基本知识,讲解中国居民膳食指南和平衡膳食宝塔的相关内容,要求其做到平衡膳食、合理营养、促进健康。

2. 营养评估 调查了解患者患病前后的饮食摄入情况；测量患者的身高、体重、上臂围、皮褶厚度、腰围、臀围等体格指标；检查患者血液、尿液中相关营养素的浓度及免疫功能；检查有无营养缺乏病的典型临床表现。根据以上指标，综合评估患者的营养状况。

3. 饮食管理 营养缺乏病饮食管理的原则是由少到多、由稀到稠、循序渐进，逐渐添加直至恢复正常饮食。指导患者均衡饮食，少量多餐，细嚼慢咽，纠正挑食、偏食等不良饮食习惯。大力宣传和推广母乳喂养及科学育儿常识。科学合理地安排好一日三餐。注意科学合理的烹调加工食物，满足患者对食物色、香、味、形的需求。

4. 食物选择 营养缺乏病患者常伴有食欲降低、消化吸收功能差、免疫功能低下、病情恢复缓慢等问题，因此应根据患者的营养状况，合理选择食物进行有效干预。蛋白质 - 能量营养不良的患者宜选用蛋白质含量多、质量好且容易消化吸收的能量密度高的食物；某维生素或矿物质缺乏的患者，宜选用富含该维生素或矿物质的食物。

5. 其他 多鼓励患者，使其保持良好心态，适当锻炼，规律生活，与医生、护士和营养师进行有效沟通。

第二节　蛋白质 - 能量营养不良

一、概述

蛋白质 - 能量营养不良（protein-energy malnutrition，PEM）是指由于蛋白质和 / 或能量长期摄入不足所引起的营养缺乏病，常常伴有其他营养素的缺乏。PEM 多数由贫困和饥饿引起，是所有营养缺乏病中最致命的一种，其在成人和儿童中皆可发生，但以婴幼儿最多见，已成为世界许多发展中国家面临的一个重要公共卫生问题。

（一）临床分型

体重不增是 PEM 的早期表现。患者可表现为生长缓慢、贫血、虚弱、腹泻、胃肠功能紊乱、容易感染传染病等，临床上可分为水肿型（kwashiorkor）、干瘦型（marasmus）和混合型（marasmic-kwashiorkor）。

1. 水肿型 与摄入蛋白质质量差且量不足有关，周身水肿为其体征，多见于 4 个月 ~5 岁的小儿。轻者仅下肢水肿，重者上肢、腹部及颜面等均有凹陷性水肿。患者血浆白蛋白低于 30g/L，体重在其标准体重的 60%~80% 之间，常伴有突发性感染、生长迟缓、头发变色、变脆和易脱落、指甲变脆有横沟、表情淡漠或情绪不好、虚弱无力，常有腹泻或大量水样便，有腹水、肝大等。成人严重蛋白质缺乏时，亦表现出明显的水肿症状。

2. 干瘦型 主要由于能量摄入不足所致，消瘦为其体征。患者体重在其标准体重的 60% 左右。儿童明显矮小、消瘦，严重者为"皮包骨"，内脏器官萎缩，出现"舟状腹"，皮下脂肪消失，皮肤干燥松弛，多皱纹，失去弹性和光泽，双颊凹陷呈猴腮状，外貌似"小老头"。头发纤细松稀，干燥易脱落,失去固有光泽。体弱无力,颓靡不振,脉缓,血压和体温低,对冷气候敏感,易哭闹。成人突出表现为消瘦无力,常并发干眼症、腹泻、厌食、呕吐、脱水等。

3. 混合型 介于上述两者之间,患者体重低于标准体重的60%,有水肿、皮下脂肪消失、肌肉萎缩、明显消瘦、生长迟缓等。

(二) 儿童蛋白质 - 能量营养不良临床分级

见表 6-1。成人也可作为参考。

表 6-1 儿童蛋白质 - 能量营养不良的临床分级

分级	低于正常体重	皮下脂肪及肌肉情况	精神状态
轻度	<25%	腹部、躯干、大腿内侧脂层变薄,肌肉不结实,面色无华	同正常小儿或较差
中度	25%~40%	腹部、躯干脂层完全消失,四肢、面颊脂肪轻度消失,皮肤出现苍白干燥、肌肉松弛、胸背消瘦	抑郁不安,活泼性减少,食欲减退,易患腹泻
重度	40%~50%	皮下脂肪层完全消失,面颊脂肪亦消失,皮肤皱褶、干枯、无光泽或水肿发亮,肌肉明显减少(皮包骨)、失去弹性,呈老人相	不安、好哭、晚期高度抑郁、拒食、反应差,感染时体温不升或稍微升高

二、营养治疗

1. 消除病因,积极治疗原发病。

2. 补充蛋白质和能量,全面改善营养 成人患者摄入的蛋白质和能量应增加,蛋白质从 0.8g/(kg·d) 逐步增加到 1.5~2.0g/(kg·d),能量从 25~30kcal/(kg·d) 逐步增加到 40~50kcal/(kg·d)。为减少食物体积,20%~40% 的能量由富含多不饱和脂肪酸的植物油提供。水肿型增加优质蛋白质食物的供给,而消瘦型多摄入高能量食物有利于恢复。注意蛋白质和能量要同时补充,对婴幼儿尽量保证母乳喂养。根据患者疾病及胃肠道功能等情况合理选择营养补充途径。胃肠道功能好的患者尽量选择口服补充;胃肠道功能好但不能正常进食者,可选择管饲;胃肠功能严重障碍者应选择静脉营养支持。

3. 补充维生素 除补充蛋白质和能量外,还应补充足够的维生素,尤其是维生素 A。

4. 水和矿物质 临床上一些患者并非死于饥饿而是死于并发症和电解质紊乱。对严重 PEM 患者用常规方法判断有无失水很难,可根据口唇舌干燥、低血压、肢冷等加以考虑。WHO 推荐口服补盐溶液,液体的补充应保证患者有足够的尿量,儿童至少每 24 小时 200ml,成人 500ml。频繁呕吐或腹胀者应静脉输液,密切监护患者,根据病情、化验结果调整液体组成。

5. 对症治疗 合并低血糖时应静脉注射高渗葡萄糖,也可早期给予含葡萄糖的饮食,以少量多餐为好。有贫血的患者应口服铁剂和维生素 C,严重者可以输血。

三、饮食护理

1. 营养教育 贫穷和缺乏营养知识是 PEM 的两个主要原因。向患者及其家属、其他相关人员开展 PEM 常见病因、危害及其预防措施、中国居民膳食指南和平衡膳食宝塔的宣传教育，提倡食物多样化和科学合理的烹调加工，避免偏食、挑食，养成良好的饮食习惯，提高患者的自我保护意识。对于儿科患者，向家长介绍科学育儿知识，鼓励母乳喂养，指导家长出院后能够合理喂养小儿；加强小儿体格锻炼，增强体质，合理安排生活制度，保证睡眠；防治感染性疾病，按时进行预防接种；做好生长发育监测，帮助患儿养成科学合理的饮食观念。

2. 饮食管理　要供给含能量和蛋白质丰富的食物，充分发挥蛋白质的互补作用，并补充适量的维生素和矿物质，全面改善患者的营养状况。密切观察患者尤其是重度营养不良患儿的病情变化，根据病情和对食物的耐受程度进行调整，消化功能减退者给予流质饮食。原则是由少到多、由稀到稠、循序渐进，随病情的好转逐渐过渡到高能量、高蛋白饮食。

3. 食物选择　宜选择易消化、高能量、高蛋白的食物，蛋白质的来源以奶类、蛋类、鱼类和畜禽肉类为主。

第三节　维生素 A 缺乏病

一、概述

维生素 A 缺乏病（vitamin A deficiency）是由体内维生素 A 缺乏引起的以眼、皮肤改变为主的全身性疾病，是世界四大营养缺乏病之一，多见于婴幼儿及儿童。

维生素 A 缺乏的病变可累及视网膜、上皮、骨骼等组织和免疫、生殖等功能。早期表现为暗适应能力降低、夜盲症、干眼症，皮肤干燥、脱屑、粗糙呈鱼鳞样。在一些发展中国家，维生素 A 缺乏仍为致盲的重要原因。

（一）眼部症状

眼部症状出现最早。

1. 干眼症　为维生素 A 缺乏患者常见的临床表现。患者常感眼部不适、发干、有烧灼感并伴畏光、流泪。球结膜干燥时，失去正常光泽和弹性，透亮度减低，并可见毕奥斑（Bitot spots），有较高诊断价值。

2. 夜盲症　由于维生素 A 缺乏，视网膜上维持暗视觉的视紫红质生成障碍，影响视网膜对暗光的敏感度，导致暗适应能力降低以致夜盲。患者多在黎明及黄昏时看物不清，病情较重者则为夜盲。

3. 角膜软化　维生素 A 缺乏严重时，可引起角膜软化、溃疡、穿孔，导致失明。

（二）皮肤症状

轻者仅较正常干燥，严重时出现毛囊上皮角化，毛囊性丘疹，因其外表与蟾蜍的皮肤相似，又称"蟾皮病"。严重时皱纹明显如鱼鳞状。

（三）骨骼系统

儿童可表现为骨组织停止生长，发育迟缓，出现齿龈增生角化，牙齿生长延缓，其表面可出现裂纹并容易发生龋齿。

（四）生殖功能

女性受孕和怀胎可受到影响，或导致胎儿畸形和死亡。男性精子减少，性激素合成障碍，从而影响生殖功能。

（五）免疫功能

机体细胞免疫功能低下，因呼吸道、胃肠道、泌尿生殖道黏膜上皮增生、角化、脱屑，防御功能减弱，容易引起感染。

二、营养治疗

1. 消除病因，积极治疗原发病。

2. 补充维生素 A 原发性维生素 A 缺乏病较易治疗，每天口服维生素 A 30 000μg RE，症状即可很快消失。若为急性严重缺乏，以致角膜接近穿孔者，用浓缩维生素 A 每天肌注 15 000~25 000μg RE，同时滴维生素 A 油剂以保护角膜和巩膜。另外，要给予富含维生素 A 及胡萝卜素的食物进行辅助治疗。避免长期每日大剂量服用维生素 A，尤其是婴幼儿，否则可能发生中毒。

3. 对症治疗 有干眼症时双眼可滴消毒的鱼肝油和消炎药水预防继发性感染。治疗及护理眼部时，手的动作要轻柔，以免造成角膜溃疡或穿孔。

三、饮食护理

1. **营养宣教** 广泛开展有关维生素 A 的生理功能、缺乏或过量对健康的危害以及维生素 A 良好的食物来源等知识的宣教，宣传食物多样化，避免偏食挑食，养成良好的饮食习惯，提高患者的自我保护意识。

2. **饮食管理** 建议患者摄入富含维生素 A 及胡萝卜素的食物，维生素 A 最好的来源是动物性食物，如肝脏、鱼肝油、鱼卵、奶油、禽蛋等；菠菜、西兰花、苜蓿、番茄、胡萝卜、辣椒、红薯、空心菜、苋菜等蔬菜及香蕉、柿子、橘子和桃子等水果富含胡萝卜素，可以适量摄入；对易感人群可适时选用饮食补充剂和维生素 A 强化食品，提高饮食维生素 A 的摄入量。

3. **对易感人群进行监测和干预** 对婴幼儿、儿童、青少年、孕妇、乳母等易感人群进行暗适应能力、眼部症状、血清视黄醇含量等方面的检测，发现亚临床的缺乏者，并及时纠正。婴幼儿是维生素 A 缺乏的易感人群，WHO 推广在维生素 A 缺乏病高发区一次性口服维生素 A 20 万 IU，6~8 个月再重复一次，可有效预防维生素 A 缺乏病的发生。

第四节　维生素 D 缺乏病

一、概述

维生素 D 缺乏病（vitamin D deficiency）主要发生在气温较低、日光照射不足以及饮食中缺乏维生素 D 的人群中，特别是婴幼儿、家庭妇女和老年人更为多见。维生素 D 缺乏病根据年龄不同可有不同的临床表现。在婴幼儿时期可导致佝偻病（rickets），成人阶段则可形成骨软化症（osteomalacia）。我国北方地区佝偻病患病率明显高于南方地区。

二、营养治疗

（一）消除病因，积极治疗原发病

（二）应用维生素 D

1. **口服法**　活动早期，婴幼儿每天给维生素 D 62.5~125μg（0.25 万 ~0.5 万 IU），成人每天给 125~250μg（0.5 万 ~1 万 IU）。活动期，婴幼儿每天给维生素 D 125~250μg（0.5 万 ~1 万 IU），成人每天服维生素 D 250~500μg（1 万 ~2 万 IU），治疗量持续用 1 个月后改为预防量。恢复期可用预防量维持，婴幼儿每天 10~20μg（400~800IU），成人 25μg（1000IU）。为防止同时摄入大量维生素 A，宜用单纯维生素 D_3 制剂。

2. **肌内注射法**　凡有吸收不良、婴幼儿不能坚持口服者可考虑采用肌内注射维生素 D_3 7500μg（30 万 IU）作为突击疗法。活动早期或轻度患儿可肌内注射维生素 D_3 7500μg（30 万 IU）1 次。中度至重度者，可肌注维生素 D_3 7500μg（30 万 IU）2~3 次，每次间隔 1~2 个月，上述剂量完成后 1 个月，仍以预防量口服维持至 2 岁。成人在活动期可肌注维生素 D_3 15 000μg（60 万 IU）；根据病情用 1~2 次，每次间隔 1 个月，以后继续应用预防量。治疗 3 个月后疗效不显著者，应查明原因，除外抗维生素 D 佝偻病。

（三）晒太阳和服用钙剂

鼓励患者多晒太阳，因为贮存于皮下的 7- 脱氢胆固醇经紫外线照射可转变成维生素 D。患者可服用钙剂或摄入含钙丰富的食物。每天膳食钙的参考摄入量见附录 2-2。

三、饮食护理

1. **营养宣教**　普及育儿知识，宣传防治维生素 D 缺乏病常识，使患者及家属了解维生素 D 的生理功能、缺乏病的表现及危害。参加户外活动、得到充分日光照射，是预防维生素 D 缺乏病最简便和有效的方法。户外活动关键是早期开始，并长期坚持。孕妇应多晒太阳。新生儿应提倡母乳喂养并尽早开始晒太阳，尤其是早产儿、双胎及人工喂养儿或者冬季出生儿，必要时口服或肌肉注射维生素 D。儿童、青少年、成年人、老年人和绝经期妇女亦应多参加户外活动。在阳光不足或空气污染严重时，可用紫外线灯做预防性照射。

2. **饮食管理** 建议患者经常摄入富含维生素 D、钙、磷和蛋白质的食物,如海产鱼、肝脏、蛋黄等动物性食物。母乳和牛奶是维生素 D 较差的来源,蔬菜、谷类及其制品和水果含量较少或几乎没有维生素 D。对易感人群可适时选用饮食补充剂和维生素 D 强化食品,提高饮食中维生素 D 的摄入量,同时纠正患者偏食和挑食的饮食习惯。奶制品是钙的最好来源,在饮食中注意补充小鱼、小虾、豆制品、海藻和绿叶蔬菜。

3. **对易感人群进行预防性干预** 对冬春妊娠或体弱多病的孕妇,可于妊娠 7~9 个月给予维生素 D 2500~5000μg(10 万 ~20 万 IU)一次或多次口服或肌肉注射,同时服用钙剂。婴儿生后数日开始每日补充维生素 D 10μg(400IU)。早产儿、双胎、人工喂养儿及冬季出生儿,可于生后 1~2 周开始口服维生素 D 12.5~25μg(500~1000IU)或肌注维生素 D 2500~5000μg(10 万 ~20 万 IU),并维持 1~2 个月。有抽搐史或以淀粉为主食者,应补充适量钙。

第五节　维生素 B_1 缺乏病

一、概述

维生素 B_1 缺乏病(vitamin B_1 deficiency)又称为脚气病(beriberi),以多发性神经炎、肌肉萎缩、组织水肿、心脏扩大、循环失调和胃肠道功能紊乱为主要特征。我国南方地区发病率较高,因为这些地区的居民长期以精白米为主食,且气候炎热潮湿,粮食易变质,维生素 B_1 损失多,同时与汗液丢失维生素 B_1 较多有关。另外,我国居民广泛饮酒造成的亚临床缺乏者也较多,应引起足够的重视。

二、营养治疗

1. 消除病因,积极治疗原发病。

2. **补充维生素 B_1** 原发性维生素 B_1 缺乏病较易治疗。一般患者除改善饮食外,可口服维生素 B_1 10mg,每天 3 次,同时可用干酵母及其他 B 族维生素;急重症患者应尽快给予大剂量维生素 B_1 治疗,在最初 7~14 天内可每天肌肉或静脉注射 50~100mg,以后可减少剂量,给予口服,直至患者完全康复;婴儿脚气病需立即治疗,每天肌肉注射维生素 B_1 10mg,连续 5 天,症状缓解后可改为每天口服 10mg。当婴儿发生脚气病时,其乳母无论有无维生素 B_1 缺乏症状,也应同时给予治疗,每日口服维生素 B_1 50mg,待患儿痊愈后改为维持量。本病治疗及时可完全恢复。

三、饮食护理

1. **营养宣教** 广泛开展有关维生素 B_1 生理功能、缺乏对健康的危害及维生素良好的食物来源等知识的宣教,防止谷物碾磨过细导致维生素 B_1 的损耗,宣传食物多样化、谷类为主和粗细搭配,纠正不合理的烹调方法和避免偏食、挑食,养成良好的饮食习惯,提高患者的自我保护意识。

2. **饮食管理** 建议患者摄入富含维生素 B_1 的食物,如谷类、瘦肉和动物内脏、豆类、种子或坚果类食物等也是维生素 B_1 的良好来源,采用维生素 B_1 强化的措施,把维生素 B_1 强化到米、面、面包、啤酒等食品中,提高食品中的含量,满足人体需要。

3. **对易感人群进行监测和干预** 开展对婴幼儿、儿童、孕妇、乳母等易感人群的监测,及时发现亚临床缺乏者并给予纠正。在生长发育期、妊娠期、哺乳期及重体力劳动者、高温环境下生活和工作者及患有腹泻、消耗性疾病时,应注意增加维生素 B_1 的摄入量,有酗酒嗜好者,需戒酒并适时补充维生素 B_1。

第六节 维生素 B_2 缺乏病

一、概述

维生素 B_2 缺乏病(vitamin B_2 deficiency)临床症状不特异,常表现在面部五官及皮肤。早期可表现为虚弱、疲倦、口痛和触痛、眼部发烧、眼痒,可能还有性格方面的变化,进一步发展可出现唇炎、口角炎、舌炎、鼻及面部脂溢性皮炎,男性有阴囊炎,女性偶有阴唇炎,故又称为"口腔 -生殖系统综合征"。

二、营养治疗

1. 消除病因,积极治疗原发病。

2. 补充维生素 B_2 原发性维生素 B_2 缺乏病较易治疗。一般患者应改进饮食搭配,多吃肝脏、肾脏、肉类和乳类等富含维生素 B_2 的食物;必要时补充维生素 B_2,每次 10mg,每天 2 次,直至症状消失,同时可服用干酵母或复合维生素 B 片。不能口服者可肌注,每日5~10mg。

3. 对症治疗 阴囊炎可视情况对症处理,干燥者涂保护性软膏,渗液糜烂者用 1% 硼酸溶液湿敷,感染化脓者给予抗生素治疗。

三、饮食护理

1. **营养宣教** 广泛开展有关维生素 B_2 生理功能、缺乏对健康的危害及维生素良好的食物来源等知识的宣教,合理搭配饮食,提高烹调技术,改进烹调方法,减少烹调过程中维生素的损失,充分利用豆类、蔬菜、动物肝脏、肾和蛋类等食物,预防维生素 B_2 及其他营养素的缺乏。

2. **饮食管理** 摄入富含维生素 B_2 的食物是预防维生素 B_2 缺乏病的根本途径。良好的食物来源主要是动物肝脏、肾脏、心脏、蛋黄、乳类、豆类等。在发展中国家,植物性食物是饮食维生素 B₂ 的主要来源。绿叶蔬菜中维生素 B₂ 的含量比根茎类和瓜茄类高,天然谷类食物中维生素 B₂ 含量比较低,可通过强化和添加维生素 B₂,增加谷物中的含量。

3. **对易感人群进行监测和干预** 经济不发达的地区应多种途径开展营养监测和干预,孕妇、乳母及学龄前儿童应及时给予特殊的饮食护理,适当增加动物性食物或给予维生素 B₂ 强化食品,提高维生素 B₂ 及其他营养素的摄入量。

第七节 维生素 C 缺乏病

一、概述

维生素 C 缺乏病(vitamin C deficiency)又称坏血病(scurvy),临床上典型表现为牙龈肿胀、出血、皮肤瘀点,以及全身广泛出血为特征。

二、营养治疗

1. 消除病因,积极治疗原发病。

2. 补充维生素 C 轻症患者,儿童每天口服维生素 C 200mg,几天后症状逐渐消失,食欲恢复。成人每次 100mg,每天 3~5 次,最多 2g;重症患者每天静滴 1g 维生素 C,情况缓解后改为口服。

三、饮食护理

1. **营养宣教** 广泛开展有关维生素 C 生理功能、缺乏对健康的危害及维生素 C 良好的食物来源等知识的宣教,合理搭配饮食,改进烹调方法,减少烹调过程中维生素 C 的损失,避免偏食、挑食,养成良好的饮食习惯,提高患者的自我保护意识。

2. **饮食管理** 摄入富含维生素 C 的食物是预防维生素 C 缺乏病的根本途径。富含维生素 C 的食物主要是新鲜的蔬菜和水果。食物在加热、遇碱、切碎、浸泡、挤压、腌制时易导致维生素 C 的破坏,应注意食物的合理烹调加工,防止维生素 C 被破坏。

3. **对易感人群进行监测和干预** 偏食、食物禁忌、疾病、嗜酒引起的慢性酒精中毒以及人工喂养的婴儿均易发生维生素 C 缺乏,应定期监测其维生素 C 营养状况,必要时进行营养干预。孕妇及乳母应多摄入富含维生素 C 的食物,提倡母乳喂养。婴儿出生后 2~3 个月需添加富含维生素 C 的食物。

第八节　铁缺乏病

一、概述

铁是人体必需的微量元素之一,也是含量最多且最容易缺乏的微量元素。由于体内铁的储存不能满足正常红细胞生成的需要而发生的贫血称为缺铁性贫血(iron deficiency anemia,IDA)。

铁缺乏病的常见症状是疲乏无力、心慌、气短、头晕,严重者出现面色苍白、口唇黏膜和睑结膜苍白、肝脾轻度肿大等。缺铁性贫血可影响生长发育,包括身体发育和智力发育;活动和劳动耐力降低、机体免疫功能和抗感染能力下降、消化道改变、皮肤毛发变化、神经精神系统异常、抗寒能力降低等。

铁的缺乏是一个连续过程,从人体开始缺铁到临床上出现缺铁性贫血症状,一般经历三个阶段:

1. 第一阶段为储存铁减少期(iron deficiency store,IDS)　此时储存铁减少,甚至耗竭,仅表现为血清铁蛋白含量下降,无临床症状。

2. 第二阶段为红细胞生成缺铁期(iron deficiency erythropoiesis,IDE)　此时除血清铁蛋白含量下降外,血清铁降低,铁结合力上升,游离原卟啉浓度上升。

3. 第三阶段为缺铁性贫血期(iron deficiency anemia,IDA)　此时除上述指标变化外,血红蛋白和红细胞容积下降。

二、营养治疗

(一) 消除病因,积极治疗原发病

(二) 补充铁剂

1. 口服铁剂　是治疗缺铁性贫血的首选方法,最好用容易吸收的二价铁,如口服硫酸亚铁每次 0.3g,每天 3 次,进餐时或餐后服用,避免与茶、咖啡、牛奶同时服用以免影响吸收,为增加铁的吸收可同时服用维生素 C,总疗程 2~3 个月。当血红蛋白恢复正常后,还应继续服用铁剂 1~2 个月以增加铁的贮存量。治疗 2~3 天后食欲精神状态即可恢复,2~4 天后网织红细胞开始上升,7~10 天达高峰,1 月后血红蛋白恢复正常。

铁剂治疗无效时,可能的原因有:①剂量是否足够;②使用的铁剂是否失效;③机体是否存在持续失血;④诊断是否准确;⑤是否伴有其他疾病影响铁的吸收利用。

2. 注射铁剂　对口服铁剂不能耐受或者有吸收障碍的患者,可选择注射用铁,常用右旋糖酐铁肌注。因注射疼痛,应作深部肌肉注射,50mg/ 次,每日或隔日一次,首次用药需注意有无过敏反应。因为局部注射可出现皮肤污染发黑、形成硬结甚至发生局部肿瘤、引起淋巴结肿痛和全身过敏反应等严重不良反应,应严格掌握指征。

注射铁剂的适应证是:①诊断正确但口服铁剂后无效果者;②口服铁剂后胃肠反应严重,虽改变制剂种类、剂量及给药时间仍无改善者;③由于胃肠疾病不能应用口服铁剂或口服铁剂吸收不良者。

三、饮食护理

1. 营养宣教 广泛开展有关铁元素生理功能、缺乏或过量对健康的危害及铁元素良好的食物来源等知识的宣教,避免偏食、挑食,养成良好的饮食习惯,合理搭配饮食结构,提高患者的自我保护意识。指导人们科学、合理的饮食是最有效、最经济的预防措施。

2. 饮食管理 建议患者多吃含铁丰富且吸收率高的食物,搭配富含维生素 C 的蔬菜和水果,避免与牛奶、浓茶、咖啡和刺激性食物同时食用。动物肝脏、全血、各种肉类不仅是饮食中铁的良好来源,同时还含丰富的蛋白质。黑木耳、海带、芝麻酱等食物铁含量也较高,应经常食用。新鲜蔬菜和水果富含维生素 C,适当食用有利于铁的吸收。

3. 对易感人群进行监测和干预 加强妇幼保健,提倡母乳喂养,及时添加含铁量及铁吸收率高的辅助食品,较大儿童要纠正挑食和偏食的不良饮食习惯,高危人群可推行铁强化食品。

第九节　碘缺乏病

一、概述

机体内的碘主要来自于饮食,而自然环境中缺碘可导致这些地区食物和饮水中缺碘。长期生活在缺碘的环境中并只吃当地产的食物,就容易出现碘缺乏病(iodine deficiency disorders,IDD)。

碘缺乏病的主要表现包括地方性甲状腺肿、地方性克汀病、地方性亚临床克汀病、单纯性聋哑、流产、早产、死胎、先天性畸形等,缺碘最主要的危害是影响智力发育,严重缺碘会造成呆傻等残疾。

二、营养治疗

(一) 消除病因,积极治疗原发病

(二) 补碘

1. 碘盐 全民食用碘盐能有效预防碘缺乏病,这是全世界公认的安全、有效、方便和经济的补碘方法。用碘酸钾或碘化钾和食盐按一定比例制成碘盐,如碘化钾和食盐按 1：10 000~1：50 000 比例制成碘盐,通常以 1：20 000 较为合适。食盐加碘不宜过高,否则会引起高碘性甲状腺肿。碘盐应注意密封、避光、避风、避免受热和久存,以防止碘的丢失,并且要坚持常年使用。成年人碘的 RNI 为 120μg/d。

2. 碘油 碘油是植物油与碘化氢加成反应后形成的一种有机碘化物,即乙基碘油,可口服或肌肉注射。国际控制碘缺乏病理事会(ICCIDD)推荐的剂量及中国现行的建议剂量见表 6-2。

表 6-2　碘油用药剂量

年龄(岁)	注射		口服	
	中国[mg(ml)]	国际[mg(ml)]	中国(mg)	国际(mg)
0~1	237.5(0.5)	240(0.5)	332.5	480
1~45	480(1.0)	480(1.0)	665	480

3. 其他补碘方法　碘化水或碘化食品。

(三) 药物治疗

1. **卢氏碘液**　每天 1 滴,每滴含碘约 6mg,可维持 30 天,而后重复服用。该方法费用低,使用简便,对小范围的人群或暂时不能推广碘盐的地方可以使用。

2. **碘化钾或碘酸钾的片剂、糖丸、糖浆等制剂**　可用于孕妇、乳母和婴幼儿。

三、饮食护理

1. **营养宣教**　广泛开展有关碘元素生理功能、缺乏或过量对健康的危害及碘元素良好的食物来源等知识的宣教,避免偏食、挑食,养成良好的饮食习惯,提高患者的自我保护意识。预防碘缺乏最简便、安全、有效的措施就是长期坚持食用碘盐。

2. **饮食管理**　建议患者坚持平衡膳食,鼓励患者多进食富含碘的食物如海带、紫菜、海鱼、海虾等海产品,长期坚持食用合格碘盐。应购买带有防伪标志的碘盐,不购买或不食用非碘盐;炒菜不能用碘盐爆锅,要等菜做熟出锅前再放盐;腌菜也要用碘盐等。

3. **高危人群监测和干预**　碘缺乏的易感人群为育龄期妇女、孕妇、乳母和婴幼儿及儿童青少年,应经常性监测其体内碘含量,在坚持长期使用碘盐的基础上,孕妇妊娠末 3~4 个月可加服碘化钾 1% 溶液,每天 10~12 滴或肌肉注射 1 次碘油 2ml。

第十节　锌缺乏病

一、概述

锌缺乏病(zinc deficiency)主要发生在经济落后地区,好发于婴幼儿、儿童、孕妇和育龄妇女。锌缺乏可导致生长发育障碍,包括骨骼、内脏器官和脑的生长发育障碍。孕期严重锌缺乏可使胚胎发育畸形,胎儿出生后锌缺乏可导致侏儒症。性发育障碍与性功能低下是青少年锌缺乏的另一个主要表现。异食癖和食欲缺乏是目前公认的缺锌症状。

二、营养治疗

1. 消除病因,积极治疗原发病。

2. 补充锌制剂　通常采用口服硫酸锌、醋酸锌、柠檬酸锌或葡萄糖酸锌进行治疗,为减轻胃肠反应尽量在餐后服药,注意不与铁剂同时服用,同时应减少膳食纤维的摄入。口服剂量一般为锌元素 15~20mg(或 0.5~1mg/kg)。婴幼儿、学龄前及青春期前儿童每日口服锌剂(按元素锌计)0.5~1.5mg/kg,疗程多为 2~3 个月,或视病情定。长期静脉输入高能量者,每日锌用量早产儿为 0.3mg/kg,足月儿 ~5 岁为 0.1mg/kg,大于 5 岁者 2.5~4mg/d。低锌所致厌食、异食癖一般服锌剂 2~4 周见效,生长发育落后一般 1~3 个月见效。

三、饮食护理

1. **营养宣教**　广泛开展有关锌元素生理功能、锌缺乏或过量对健康的危害及锌元素良好的食物来源等知识的宣教,避免偏食、挑食,养成良好的饮食习惯,提高患者的自我保护意识。

2. **饮食管理**　建议患者坚持平衡膳食,多进食富含锌的动物性食物,肝脏、鱼、瘦肉、禽蛋、牡蛎等含锌丰富且易于吸收;坚果类如核桃、板栗、花生等含锌也较高;其他植物性食物含锌少。提倡母乳喂养,人初乳含锌量较高,人乳中的锌吸收利用率也较高。随年龄增长要按时添加辅食,如蛋黄、瘦肉、鱼、动物内脏、豆类及坚果类含锌较丰富,要每日适当安排进食。人工喂养最好哺以强化适量锌的婴儿配方奶或奶粉。

3. **对高危人群采取干预措施**　给予锌补充或者锌强化食物。计划怀孕的妇女,应注意膳食锌的补充,在怀孕的早期或怀孕前就开始保证每日有推荐量水平的锌摄入。

(李永华)

学习小结

营养缺乏病是指长期缺乏一种或多种营养素而出现的各种相应临床症状和体征;营养缺乏病的原因主要有食物供应不足、食物中营养素缺乏、营养素吸收利用障碍、营养素的需要量增加和营养素的破坏或丢失增加;营养缺乏病的诊断要结合饮食史、人体测量、生理生化分析和临床表现综合考虑;营养缺乏病营养治疗应针对病因、营养素的补充剂量要适宜、应循序渐进、充分利用食物并坚持一段时间;营养缺乏病的饮食护理主要包括营养教育、营养评估、饮食管理和食物选择等。

复习参考题

1. 简述营养缺乏病的原因有哪些?

2. 营养缺乏病的营养治疗有哪些?

3. 简述营养缺乏病的饮食护理包括哪些?

第七章　呼吸系统疾病的营养治疗与饮食护理

7

07章

第一节 肺 炎

一、概述

肺炎(pneumonia)是一种可由细菌、支原体、衣原体、病毒等各种原因导致的肺部炎性疾病。常见的临床症状有发热、咳嗽、咳痰、胸痛等,可伴有畏寒、乏力、全身肌肉酸痛、厌食等全身症状。体格检查可发现肺实变体征或闻及局部湿啰音。胸部 X 线片示急性浸润性阴影。病情的轻重与感染病原体的种类,以及是否合并心、肺、肝、肾等器官的慢性疾病相关。婴幼儿、老年人、免疫功能抑制以及存在慢性基础疾病的患者发生重症肺炎的风险较高。

二、营养治疗

(一) 营养治疗目的
1. 对于轻症患者,通过饮食供给营养素全面均衡的营养,以维持机体的消耗,提高机体抵抗力。
2. 对 NRS2002 营养风险筛查≥3 分的住院患者,尤其是因严重持续低氧血症存在进食困难的重症肺炎患者,应根据临床情况拟订针对性的营养支持计划。

(二) 营养治疗原则
1. **能量及三大产能营养素比例** 肺炎患者因有较长时间高热,体力消耗严重。因此,供给能量应达到 125~167kJ(30~40kcal)/(kg·d)。蛋白质供给 1.2~1.5g/(kg·d)为宜。碳水化合物的供能比 50%~60%,脂肪的供能比 25%~30%。

2. **水分与矿物质** 患者发热、或使用解热退烧药出汗过多时,应注意水及电解质的补充。多摄入流质、半流质食物,或新鲜蔬菜、水果,有助于纠正水、电解质平衡失调,并避免痰液黏稠。

3. **维生素与微量元素** 补充维生素 D 可减少急性呼吸道感染的风险。对儿童、老年及营养不良的患者应注意监测25-(OH)D水平,必要时予维生素 D 补充剂。此外,维生素 C、维生素 A、B 族维生素以及铁、锌、钙等元素缺乏对肺的防御机制不利,饮食中应注意补充。

4. **膳食纤维与肠道菌群** 肺炎患者多使用抗生素治疗,容易导致肠道菌群失调,造成肠道黏膜屏障功能受损,并引起腹胀、腹痛、腹泻等症状,甚至导致肠道菌群易位。应注意摄入充足的膳食纤维,必要时辅以益生菌或合生元制剂,以预防和改善菌群失调。

病例分析 7-1 •·········

> 　　徐某,女,5 岁 2 个月,体重 15kg,身高 113cm,因"咳嗽、咳痰 10 天,发热 5 天"入院。起病以来食欲缺乏,大便秘结。X线胸片:右下肺可见斑片状渗出,考虑肺炎。诊断:右下肺炎。膳食调查示患儿平日饮食不规律,存在明显的挑食偏食现象,喜吃零食,正餐食量少且用餐时间长,近 1 年体重无增长。无食物过敏史。无服用饮食补充剂。

请进行生长发育评价,并制定一日食谱。

(1)生长发育评价:患儿身高113cm,体重14.5kg,BMI=11.4kg/m²。参考世界卫生组织推荐的儿童生长标准,该患儿年龄别BMI Z评分小于≤-3,为重度蛋白质-能量营养不良。

(2)制定一日食谱:按照学龄前儿童饮食宝塔推荐的饮食结构制定一日食谱,见表7-1。注意循序渐进达到理想食物摄入状态,以满足其生长发育需要,纠正营养不良。

表7-1 儿童肺炎食谱

餐次	食物内容及数量
早餐(7:30)	胡萝卜鸡蓉猪肝粥(大米50g、鸡胸肉20g、猪肝10g、胡萝卜50g)
加餐(9:30)	配方奶(160ml),三明治1块(小麦粉15g、鸡蛋半个)
午餐(9:30)	软米饭(大米50g),清蒸鲩鱼(鲩鱼腩50g,蒸熟后去除鱼刺),菠菜豆腐汤(菠菜100g、豆腐50g)
加餐(11:30)	香梨(100g)
晚餐(17:00)	番茄菜心肉丝面(细路面50g、瘦猪肉50g、番茄50g、菜心50g)
加餐(20:00)	配方奶(160ml),蛋糕(小麦粉15g、鸡蛋25g)

注:①全日烹调用油20g、食盐6g;②全日能量6.06MJ(1450kcal),蛋白质63.5g(17.5%),脂肪46.5g(28.6%),碳水化合物215g(53.9%)

三、饮食护理

1. **开展营养风险筛查与营养评估** 定期开展营养筛查与评估,尽早发现营养风险及营养不良,及时制订干预方案。多数轻症患者可以通过饮食计划获得充足的宏量及微量营养素。但对重症肺炎尤其是机械辅助通气者,应根据临床情况制订营养支持计划。

2. **鼓励患者戒除不良嗜好** 提高患者对吸烟危害的认识,促使其主动戒烟。酗酒降低机体对病原体的防御功能,使病原体容易侵入下呼吸道引起肺炎。大量饮酒后嗜睡,亦可造成吸入性肺炎。

3. **维护肠道菌群** 长期使用抗生素可引起患者肠道菌群失调,应注意补充富含膳食纤维的新鲜蔬菜、水果以及全谷物,并加强益生菌制剂的用药指导。由于大多数微生态制剂不耐热,服用益生菌制剂时不宜以热水送服,不宜与抗生素、小檗碱、铋剂、氢氧化铝、药用炭等同服,可间隔约2小时后服用。

第二节 肺血栓栓塞症

一、概述

肺血栓栓塞症(pulmonary thromboembolism,PTE)是指来自静脉系统或右心的血栓阻塞肺动脉或其分支所致疾病,以肺循环(含右心)和呼吸功能障碍为主要临床表现和病理生理特征。临床上最常见的血栓是来自下肢深静脉及盆腔静脉,故深静脉血栓(deep venous throbosis,DVT)形成往往是肺栓塞的前兆。由于 PTE 与 DVT 在发病机制上存在相互关联,是同一种疾病中两个不同阶段,统称为静脉血栓栓塞症(venou thromembolism,VTE)。急性大面积 PTE 以休克和低血压为主要表现;非大面积 PTE 临床表现为呼吸困难、胸膜炎样的胸痛、咯血、发热等。慢性血栓栓塞性肺动脉高压(chronic thromboembolic pulmonary hypertension,CTEPH)则多由于急性肺栓塞治疗不及时,遗留下来的血栓所造成。

相关链接　　　　　　　　长期卧床和长途旅行是深静脉血栓形成的危险因素之一。长途飞行时应注意补充水分,可选择富含钾、钠、镁等无机盐的优质天然水、淡茶水、温开水,并控制碳酸饮料、咖啡、含酒精饮料的饮用量。

二、营养治疗

(一) 营养治疗目的

急性期卧床期间提供适宜能量、充足蛋白质及富含维生素、膳食纤维的易消化饮食。服用维生素 K 拮抗剂如华法林期间,应注意保持饮食中维生素 K 摄入相对稳定,同时避免可与药物发生相互作用的食物。

(二) 营养治疗原则

1. 适宜能量、富含优质蛋白质的易消化平衡膳食;肥胖及合并糖、脂代谢紊乱的患者应适当限制能量摄入。

2. 如出现水肿则应采用低盐饮食,限制食盐摄入。

3. 增加膳食纤维和饮水量,保持大便通畅。

4. 服用华法林期间饮食注意　华法林为双香豆素类口服抗凝药,通过维生素 K 依赖的多作用靶点影响凝血因子的生物活性,从而用于预防和治疗血栓栓塞性疾病。服用华法林治疗期间应注意:①规律饮食,尽可能保持饮食结构的平衡与稳定,避免一次大量摄入富含维生素 K 的食物,如菠菜、鳄梨等;②避免进食增强华法林抗凝作用的食品,如芒果、龟苓膏、西柚、丹参、当归、宁夏枸杞、鱼油等,同时避免进食削弱华法林疗效的食品,如鳄梨、豆奶、紫菜、复合维生素补充剂等富含维生素 K 的食物及人参制品、辅酶 Q_{10} 等;③除遗传因素外,饮食中维生素 K 摄入变异度大导致 INR 难以维持在目标范围内,定期监测凝血酶原时间(PT)和国际标准化比值(INR)以评估华法林用量。

病例分析 7-2 ●

王先生,男,69 岁,因"咳嗽、低热 2 周余,胸痛,活动后气促 1 周"入院,临床诊断:1.肺血栓栓塞症;2.左下肢深静脉血栓形成;3.双肺肺炎;4.高血压病(2 级,高危)。入院后予华法林抗凝、抗感染、化痰、解痉、降压、通便等治疗。体重 73kg,身高 170cm。

（1）该患者服用华法林,配制食谱时应注意:①避免选择干扰华法林药物疗效或增加华法林出血性副作用的食物;②保持饮食结构相对平衡,尽量限制富含维生素 K 的绿叶蔬菜摄入并注意保持恒定。

（2）一日食谱,见表 7-2。

表 7-2　肺血栓栓塞症食谱

餐次	食物内容及数量
早餐	牛奶鸡蛋燕麦片(脱脂牛奶 250ml、鸡蛋清 50g、燕麦片 25g),全麦面包(50g)
午餐	米饭(大米 100g),肉片炒青瓜(瘦肉 50g、青瓜 150g),鱼片节瓜汤(鲩鱼肉 50g、节瓜 100g)
加餐	雪梨(150g)
晚餐	馒头(小麦粉 100g),胡萝卜土豆焖排骨(排骨 75g、土豆 50g、胡萝卜 50g),肉片白菜汤(瘦肉 50g、大白菜 100g)

注:①全日烹调用油 25g、食盐 2g;②全日能量 7.71MJ(1845kcal),蛋白质 90g(19.5%),脂肪 56g(27.4%),碳水化合物 212g(53.1%)

三、饮食护理

1. 开展营养风险筛查与营养评估,对于存在营养风险或已经发生营养不良的患者进行营养支持。

2. 采取针对性护理措施保持大便通畅,增加可溶性和不可溶性膳食纤维摄入。此外,每天早晨空腹饮水 500ml 可产生胃结肠反射,诱导排便。

3. 指导服用华法林的患者正确选择食物,平衡并稳定饮食结构,以保持饮食中维生素 K 摄入水平相对平稳。富含维生素 K_1 的有菠菜、西兰花、羽衣甘蓝、绿叶蔬菜、菜籽油、豆油等,维生素 K_2 则在动物肝脏、蛋黄里含量高。

4. 新型口服抗凝药物如达比加群、利伐沙班、依度沙班等疗效与华法林相当,出血等不良反应明显降低,对饮食无需严格限制,但亦应避免含有银杏叶、大蒜等提取物的保健品。

第三节　慢性阻塞性肺疾病

一、概述

慢性阻塞性肺疾病(chronic obstructive pulmonary disease,COPD),是一种常见的以持续性气流受限为特征的可以预防和治疗的疾病。COPD 常见的症状有咳嗽、咳痰以及气促,气促多于劳力时出现,后逐渐加重以致日常活动甚至休息时也感气短、胸闷,听诊双肺呼吸音降低,呼气延长,部分可闻及干湿啰音。

COPD 常伴体重减轻、营养不良、肌肉衰减、骨质疏松、心血管疾病、代谢综合征以及抑郁等肺外（全身）效应。住院患者中,50% 以上患者有营养不良的表现。研究表明,COPD 患者的营养不良可能与再入院相关,且是预后不良的独立的危险因素。肌肉衰减综合征是 COPD 最常见的肺外效应之一,是导致呼吸衰竭重要的危险因素。COPD 患者中普遍存在机体构成的变化,表现为肌肉蛋白降解加速、骨骼肌纤维重新分布、肌肉氧化能力降低等,明显限制了运动耐力和生活质量。因此,营养支持作为 COPD 康复治疗的综合措施之一,亦越来越受到重视。

欧洲呼吸学会于 2014 年提出的《COPD 患者营养评估和治疗》声明中,以体质指数（BMI）、人体组成成分为评估指标,对 COPD 患者的营养代谢表型进行了分层,见表 7-3。

表 7-3 COPD 患者代谢表型（metabolic phenotype）

代谢表型	定义	临床风险
肥胖	BMI30~35kg/m^2	增加心血管疾病风险
病态肥胖	BMI>35kg/m^2	增加心血管疾病风险,身体活动能力受损
肥胖症	① BMI30~35kg/m^2 ② SMI* 小于年轻男女均值的两个标准差以下	增加心血管疾病风险,身体活动能力受损
肌肉衰减综合征	SMI 小于年轻男女均值的两个标准差以下	增加死亡风险,身体活动能力受损
恶病质	① 6 月内无意识体重下降 >5% ② FFMI**<17kg/m^2（男） 或 <15kg/m^2（女）	增加死亡风险,身体活动能力受损
恶病质前期	6 月内无意识体重下降 >5%	增加死亡风险

*SMI:appendicular skeletal muscle index 四肢骨骼肌指数
**FFMI:fat-free mass index 去脂体重指数

二、营养治疗

（一）营养治疗目的

COPD 患者营养康复的目标是提供适宜的能量与充足的蛋白质,以避免和纠正体重下降,避免肌肉质量的丢失与功能的减退,维护患者的肺功能和免疫功能。对于肥胖及伴发代谢综合征的 COPD 患者,则通过饮食、运动康复适度降低体重,改善代谢紊乱,以降低心血管疾病的风险。

（二）营养治疗原则

1. 能量 COPD 患者每日总能量的需求应考虑基础能量消耗、活动水平及疾病状态等因素。临床上常采用 Harris-Benedict 公式估算基础能量消耗（BEE）,再依据患者的活动水平与疾病状态进行校正,即每日能量 = 基础能量消耗（BEE）× 活动系数 × 应激系数 × 矫正系数。

男性 BEE(kJ/d)=〔66.47+13.75× 体重（kg）+5× 身高（cm）-6.76× 年龄（岁）〕×4.184

女性 BEE(kJ/d)=〔655.1+9.56× 体重（kg）+1.85× 身高（cm）-4.68× 年龄（岁）〕×4.184

活动系数:卧床 1.2,轻度活动 1.25,正常活动 1.3;应激系数:体温正常 1.0,38℃1.1,39℃1.2,40℃1.3;校正系数:男性 1.16,女性 1.19。

COPD 稳定期患者,其能量供给可按照 BEE×1.3 倍估算。如果条件允许,可采用代谢车测定当前状态下实际的能量消耗,有助于更加精准确定患者尤其是超重、肥胖患者的能量需求。

2. 蛋白质 蛋白质尤其是优质蛋白质的充足对于合成代谢十分重要,一般蛋白质供给量1.2~1.5g/(kg·d),约占总能量的15%~20%。机械通气治疗的患者代谢状态高,负氮平衡加重,蛋白质供给可达到1.5~2.0g/(kg·d)。

3. 碳水化合物与脂肪 COPD稳定期患者饮食中非蛋白质能量的构成比遵循平衡膳食的原则,碳水化合物的供能比50%~60%,脂肪的供能比25%~30%。

4. 维生素 骨质疏松是COPD常见肺外效应之一。此外,低水平的25-(OH)D也与肌无力和增加跌倒风险相关。应注意监测25-(OH)D水平,鼓励患者适当增加户外活动,多晒太阳,必要时予以维生素D补充剂,纠正维生素D缺乏。一些证据显示,COPD患者体内抗氧化营养素水平降低,应注意多摄入维生素C、维生素A、维生素E、B族维生素等含量丰富的食物。

5. 矿物质与微量元素 应依据生化检验结果调整电解质,特别注意对呼吸肌功能影响大的钾、镁、磷、钙等元素的补充。对于水肿的患者,应限制钠的摄入;持续高代谢患者和/或已经存在营养不良的患者应注意摄入锌、铜、铁、硒、铬等微量元素含量丰富的食物。

6. 膳食纤维 存在于全谷物和蔬菜中的不溶性膳食纤维可以增加粪便体积,缩短结肠通过时间,有助于预防改善便秘症状。存在于燕麦、大麦、大豆和众多水果中的可溶性膳食纤维是结肠细菌发酵的底物,其发酵产物短链脂肪酸对维持肠道正常菌群生长以及肠上皮细胞的结构与功能十分重要。

7. 水分 保证液体的充足,防止或纠正脱水。但合并肺心病、肺动脉高压和液体潴留的患者则应注意限制水、钠的摄入,避免加重液体潴留及水肿。

8. 慢性阻塞性肺疾病急性加重期的处理 慢性阻塞性肺疾病急性加重期(acute exacerbation of chronic obstructive pulmonary disease, AECOPD)是指患者咳嗽、咳痰、气短和(或)喘息加重,痰量增多,呈脓性或黏脓性,可伴发热等炎症明显加重的表现。所有COPD急性加重期住院患者均应常规进行营养风险筛查(NRS2002),及时制订营养干预计划,必要时行规范的肠内、肠外营养支持治疗。研究证实,在COPD急性加重期综合治疗中,有效的营养干预有助于维持患者的营养状态,改善呼吸肌功能与肺功能,减轻与进食相关呼吸困难以及餐后低氧血症的程度,进而对缓解疾病的进展和改善预后有着积极的作用。

相关链接　　　　　口服营养补充在COPD患者中的应用

口服营养补充(oral nutritional supplement,ONS)是一种包括宏量营养素(碳水化合物、蛋白质及脂肪)和微量营养素(维生素、矿物质和微量元素)的多种营养成分的混合配方,与普通饮食相比,其营养成分全面、均衡、可控,且能量密度高。合理使用ONS作为疾病相关营养不良管理的一个组成部分,已获得大量的循证证据支持。

气促、活动受限的COPD患者,常常存在一定程度的咀嚼困难和/或吞咽障碍,以致大多不能从食物中获得足够的能量和蛋白质,经ONS有助于维持和改善患者的营养摄入状况。COPD患者应用ONS后可改善患者体重、瘦体重、肌力、六分钟步行距离、活动能力等方面功能。通常建议 ONS 日均摄入量为 250~600kcal 之间。

既往认为碳水化合物的呼吸商较高，易引起 CO_2 潴留，对 COPD 患者不利，因而提倡 COPD 患者应采用低糖高脂的模式，然而新近的 RCT 研究显示，稳定期 COPD 患者在能量负荷相同情况下，应用低糖高脂型配方与应用高糖低脂型配方相比，其症状、功能状态与能量代谢情况无显著差别；而高脂肪饮食会延缓胃排空，进而干扰膈肌运动，加重呼吸负荷。故现有的共识认为慢性阻塞性肺疾病患者的碳水化合物与脂肪的供能比与一般的平衡膳食相近即可。

病例分析 7-3

张某，男，72 岁，因"咳嗽、咳痰、气促 13 年，加重 1 周"入院，诊断：1. 慢性阻塞性肺疾病急性加重期。入院时查总蛋白 59.7g/L，白蛋白 29.3g/L。体温 36.7℃。膳食调查示其近 2 月食欲减退，并伴进餐后气促加重现象，体重减轻约 6kg。近 2 周以半流质食物为主，能量摄入约 900kcal/d；现体重 50.5kg，身高 168cm。经治疗，症状改善。请为该患者进行营养风险筛查与评估并制定一日食谱。

（1）营养风险筛查与评估结果：①NRS2002 营养风险筛查疾病严重程度评分 1 分，营养状况评分 3 分，年龄调整分 1 分，总评分 5 分，具有营养风险；②患者 BMI=17.9kg/m^2，白蛋白 29.3g/L，可诊断为轻度蛋白质 - 能量营养不良。

（2）营养物质需要量：①能量根据 Harris-Benedict 公式估算出该患者基础能量消耗（BEE）=66.47+13.75×50.5+5×168-6.76×71=1120kcal，则每日能量 =BEE× 活动系数 × 应激系数 × 矫正系数 =1560kcal；②蛋白质按 1.5g/（kg·d）计算，约为 75.8g/d。

（3）口服营养补充（ONS）：患者存在进餐后呼吸困难加重现象，通过常规饮食难以达到能量与蛋白质目标。食物形式宜选择半流质、软食，并联合 ONS，配方选用标准制剂，目标剂量 450kcal/d。为避免餐后呼吸困难，宜在两餐间隔期间添加 ONS。监测患者饮食依从性与实际摄食情况，若进食情况仍无改善，则应进一步进行详细的营养评估，必要时予以管饲营养支持。

（4）一日食谱举例，见表 7-4。

表 7-4　一日食谱举例

餐次	食物内容及数量
早餐	鱼茸蛋花菜碎粥（大米 40g、小米 10g、鸡蛋 50g、鲩鱼肉 25g、胡萝卜 100g）
加餐	全营养素配方膳 200ml（55g）
午餐	肉末菜碎蝴蝶粉（蝴蝶粉 50g、瘦肉 65g、菜心 100g）
加餐	葡萄（100g）
晚餐	南瓜鸡蓉腐皮粥（大米 50g、鸡肉 65g、腐竹 10g、南瓜 100g）
睡前	全营养素配方膳 200ml（55g）

注：①全日用油 20g、盐 5g；②全日能量 6.63MJ（1612kcal），蛋白质 75g（18.6%），脂肪 52g（29.0%），碳水化合物 211g（52.4%）

三、饮食护理

1. **营养风险筛查与评估**　定期筛查与评估,尽早发现营养风险及营养不良,并及时干预。

2. **营养宣教**　COPD 患者可通过以下措施避免进食后气促影响营养摄入:①优化饮食结构,注意种类齐全、比例适宜;②细嚼慢咽,食物切碎煮软;③尽量避免餐前服用胃肠道副作用较大的药物,予餐前氧疗;④少食多餐,小份量多次提供食物;⑤如摄食情况仍无改善,或体重继续丢失,可给予 ONS 支持。

3. **合并胃食管反流**(gastroesophagea reflux, GER)　患者存在胃灼热、反胃伴咳嗽和典型的吸入症状时,应警惕与 GER 有关。应避免降低食管下段括约肌张力的食物,如巧克力、咖啡、浓茶、薄荷、碳酸饮料、含酒精饮品、刺激性调味品等,并予易消化的饮食。避免睡前进食,以防胃内容物反流。

第四节　呼吸衰竭

一、概述

呼吸衰竭(respiratory failure)是由于肺内外各种原因引起的肺通气和(或)换气功能严重障碍,以致不能进行有效的气体交换,导致缺氧伴或不伴二氧化碳潴留,从而引起一系列生理功能和代谢紊乱的临床综合征,分为急性呼吸衰竭和慢性呼吸衰竭。根据是否存在 CO_2 潴留可分为 I 型呼吸衰竭($PaO_2<60mmHg$, $PaCO_2$ 正常或下降)和 II 型呼吸衰竭($PaO_2<60mmHg$, $PaCO_2>50mmHg$)。

低氧血症、高碳酸血症、心功能不全、抗生素、糖皮质激素等引起胃肠道副作用、肠道菌群失调等,严重影响营养物质消化吸收,并损害肠黏膜屏障功能。此外,呼吸衰竭患者常伴进食相关的呼吸困难,从而进一步限制食物摄入。营养状态的受损导致呼吸肌功能障碍、免疫功能低下、肺表面活性物质产生减少等肺防御机制损害,加大机械通气患者的撤机困难。

重症肺炎并机械通气的患者常需营养支持,首选肠内营养。当胃肠道不能使用或肠内营养应用不足,应考虑肠外营养,或联合应用肠内肠外营养。

二、营养治疗

(一) 营养治疗目的

保证患者能量需求,维持液体需要,以减缓肌肉蛋白丢失,维护呼吸肌功能,为机械通气患者的撤机提供保障。

(二) 能量与营养需求

1. **适宜的能量供给**　条件允许情况下,建议使用间接能量测定仪测定患者的实际能量消耗,依据实际能量消耗情况确定每日的能量摄入。

如果无法测定能量需求,可参照中华医学会肠外与肠内营养学分会(CSPEN)推荐,急性应激期,重症患者的营养支持按 20~25kcal/(kg·d) 计算能量的供给量;在应激改善与代谢稳定后,能量供给量增加至 30~35kcal/(kg·d)。

2. 适宜的三大产能营养底物构成 蛋白质可根据 1.2~2.0g/(kg·d) 计算。ICU 呼吸通气患者对蛋白质的需要量更高,可达到 1.5~2.0g/(kg·d),非蛋白质能量与氮比值(NPC∶N)建议 100∶1。为了让患者在住院第一周内从 EN 获益,应努力争取于 48~72 小时提供 >80% 蛋白质与能量目标。目前共识不建议急性呼吸衰竭的 ICU 患者使用高脂／低糖的配方用于降低呼吸熵和 CO_2 的产生。

3. 维持水和电解质平衡 钾、钙、镁、磷等电解质缺乏可以在细胞水平影响呼吸肌的功能,与膈肌收缩力降低相关,应加强监测,必要时予以补充。当需要限制液体摄入量时,可使用高能量密度营养配方(1.5kcal/ml 或 2kcal/ml)。

呼吸衰竭患者的持续高分解代谢常使机体对微量元素的需求量增加,且由于慢性病程,相当一部分患者可能已经处于营养摄入不足或消化、吸收不良的状态。因此,在给予营养支持时应注意维生素、微量元素的补充。

病例分析 7-4

杜先生,男,67 岁,因"反复咳嗽、咳痰、气促 6 年,加重 3 天"入院。体查:身高 168cm,体重 45kg,嗜睡状,桶状胸、呼吸急促,呼吸节律对称,听诊双肺呼吸音粗,可闻及散在干湿啰音。诊断:1.慢性阻塞性肺疾病急性加重期;2.Ⅱ型呼吸衰竭;3.肺性脑病;4.肺炎;5.高血压病(3 级,高危)。入院后予抗感染、化痰与 BIPAP 通气等治疗,症状无改善,夜间出现意识模糊,行气管插管接呼吸机辅助通气治疗。现生命体征平稳,体温 37.5℃,脉搏 100 次／分,血压 110/75mmHg。生化检查:血糖 12.3mmol/L,肌酐 68.8μmol/L,钾 3.58mmol/L,钠 130.8mmol/L,白蛋白 29.1g/L,白细胞 7.00×10⁹/L,中性粒细胞比率 89.6%,血红蛋白 114g/L。如何为该患者实施营养支持?

(1)营养支持时机:该患者 BMI=45kg/(1.68m)²=15.9kg/m²,白蛋白 29.1g/L,呈重度蛋白质 - 能量营养不良。目前在呼吸机辅助通气等治疗措施控制下生命体征稳定,适宜开展营养支持。

(2)能量需要量:如果条件允许,建议使用间接能量测定仪确定能量需要量。无测量条件时,则可依据 CSPEN 推荐,急性应激期,重症患者的营养支持按 20~25kcal/(kg·d) 计算能量的供给量。考虑患者营养状况较差,目前在呼吸机辅助通气等治疗下生命体征稳定,选择 25kcal/(kg·d),则该患者宜供给能量 45×25=1125kcal/d。

(3)蛋白质需要量:ICU 呼吸机辅助通气患者蛋白质的需要量为 1.5~2.0g/(kg·d),该患者的蛋白质目标剂量应大于 67.5g,可达到 90g/d。

(4)营养治疗的途径:患者胃肠道解剖与功能未见特殊禁忌,但不能自主进食,应在 24~48 小时内开始早期 EN 支持,只要能耐受,在开始 EN 支持后 24~48 小时内尽快达到目标量。对于肠道功能存在的危重症患者,经胃管饲与经空肠管饲对改善临床结局无明显差别,并且胃通道更易于建立,故为该患者建立经鼻胃管通路行肠内营养支持治疗,同时为避免误吸风险,床头应抬高 30°~45°。

三、饮食护理

1. 定期随访和管理 慢性呼吸衰竭的患者由于长期缺 O_2、CO_2 潴留、心功能不全或胃肠道淤血等常常导致不同营养问题,应定期进行随访和管理,尽早发现营养不良并及时进行干预。定期饮食辅导,提高呼吸衰竭患者饮食自我管理意识及配膳技巧,必要时联合经口肠内营养补充。

2. 口服营养补充(ONS) ONS 作为临床营养治疗最基础的措施。当饮食调整仍无法达到理想目标的 60%,并持续 3~5 天时,应为患者制定 ONS 方案。

3. 合理应用氧疗 指导患者合理应用氧疗,以减轻进食相关呼吸困难,促进食物的消化和吸收。

4. 兼顾共患病的影响 临床上,呼吸衰竭患者的营养、代谢状况表现复杂且多样,除体重不足外,超重、肥胖患者伴肌肉衰减综合征情况亦十分常见。这部分肥胖患者除营养丢失外,还面临着更高的代谢紊乱、心脑血管疾病的风险,甚至已经共患有糖尿病、高血压和心血管疾病等。因此,对于呼吸衰竭的患者实施营养支持时需要在对基础病全面认识的基础上,充分考虑受损器官的耐受能力,避免不恰当的营养供给加重代谢紊乱与器官负荷。

第五节　肺结核

一、概述

肺结核(pulmonary tuberculosis)是结核分枝杆菌引起的慢性肺部感染性疾病。常见的症状有咳嗽、咳痰、咯血、发热、乏力、盗汗、食欲缺乏以及体重下降等。最重要的传染源是痰中排菌的肺结核患者,主要经飞沫呼吸道传染。营养不良是贫困地区人群结核病高发的原因;婴幼儿、老年人是结核病的易感人群;某些疾病如糖尿病、免疫功能不全或接受免疫抑制剂治疗、艾滋病等患者也是高发人群。

营养不良与肺结核常互为因果。体重减轻是活动性肺结核的常见临床表现,较低的体质指数($BMI<18.5kg/m^2$)不但是肺结核的危险因素,还与结核病死亡和结核病复发风险增加、疗效欠佳及耐多药的发生相关。引起患者体重减轻主要原因有:①细菌毒素引起的全身性症状如食欲缺乏、恶心等致使食物摄入减少;②大多数活动性结核病患者分解代谢增加;③咯血、胸水引流或手术等引起营养素额外丢失。此外,肺结核共患疾病如糖尿病对患者的病情、营养和代谢状态亦存在着不同程度的负面影响。因此,治疗过程中对活动性肺结核患者定期进行营养筛查与评估,及时发现并纠正营养不足,积极治疗糖代谢紊乱等,对提高抗结核治疗疗效及缓解病情有一定的积极意义。

二、营养治疗

（一）肺结核的饮食营养治疗目的

1. 通过各种措施为患者提供全面、充足的营养，满足患者对能量、蛋白质以及微量营养素的需求，增强机体免疫力，促进病灶的纤维化及组织愈合。

2. 针对相应症状或共患疾病进行个性化营养治疗，如咯血伴贫血患者，应加强铁及促红细胞合成相关的营养素补充。肺结核合并糖尿病患者，应在满足优质蛋白质及必需营养素需求的同时，通过合理饮食营养，减轻胰岛 β 细胞负荷，改善糖、脂代谢紊乱。

3. 针对药物的副作用或药物 - 食物、营养素相互作用调整饮食模式与营养素供给，预防与用药相关的营养并发症，如异烟肼治疗引起的周围神经炎等。

（二）肺结核营养治疗

1. **高蛋白饮食** 活动性肺结核和 / 或合并营养不良患者由于高分解代谢和慢性消耗，机体内总蛋白质代谢处于不同程度的净分解状态，此外，组织修复也需要充足的蛋白质为营养底物，因此蛋白质的需要量增加，通常 1.5~2.0g/（kg·d），其中优质蛋白质占 50% 以上。可选用牛奶、鸡蛋，畜禽瘦肉类、鱼类、大豆及其制品等。

2. **能量** 活动性肺结核和 / 或合并营养不良患者能量需要高于健康人。为提高蛋白质利用率、改善负氮平衡，能量的供给应与蛋白质的摄入相匹配，35~40kcal/（kg·d）。合并肥胖、糖尿病的肺结核患者则需要适当控制能量的摄入，以避免加重糖、脂代谢紊乱。同时在实施过程中应根据患者的身高、体重、年龄、性别、活动水平、应激状况等动态调整能量目标，以保证营养的合理摄入，预防营养不良。

3. **碳水化合物、脂肪** 临床上参照 WHO《结核病患者营养管理和营养支持（2013）》中的建议，碳水化合物供能比占总能量的 45%~65%，脂肪占 25%~35%。

4. **维生素与微量元素** 持续高代谢和 / 或已经存在营养不良的患者容易发生维生素、微量元素缺乏。铁是构成血红蛋白、肌红蛋白以及某些呼吸酶的组成成分，长期缺铁使肌肉氧化受损，降低机体耐力及抗感染能力。因此，咯血伴发缺铁性贫血的患者应给予充足且易吸收的铁，另外还应保证优质蛋白质及铁、铜、维生素 B_2、叶酸、维生素 B_{12} 等矿物质、维生素的摄入充足。

维生素 D 参与调节钙磷代谢、机体免疫调节、炎症状态和组织细胞修复等病理生理过程。研究发现维生素 D 能杀伤细胞内结核杆菌，应多鼓励患者进行适当的户外运动以促进维生素 D_3 合成，必要时可予维生素 D 补充剂，使 25-（OH)D 达到理想水平以上。

维生素 A、维生素 C 缺乏，可使得支气管黏膜上皮细胞防御能力降低，导致感染加重。应注意从饮食补充足够的维生素 A 和维生素 C。

日常饮食中还应注意摄入富含 B 族维生素尤其是维生素 B_6 的食物，尤其是在使用大剂量异烟肼抗结核治疗时。但维生素 B_6 亦可影响异烟肼疗效，常规剂量异烟肼抗结核治疗时神经系统不良反应较少，无需大剂量补充维生素 B_6。

李先生,男,63岁,因"咳嗽、发热3周,加重伴气促、胸痛4天"入院。入院查:白蛋白37.6g/L,总胆固醇5.11mmol/L,甘油三酯2.78mmol/L,尿酸380.5μmol/L,糖化血红蛋白5.3%;CT示双肺多发炎症,右侧大量胸腔积液。痰结合菌涂片阴性,血清抗结核抗体阳性。诊断为结核性胸膜炎、双肺多发炎症。胸腔穿刺引流胸腔积液480ml,胸腔积液常规生化检查符合结核性渗出改变。目前予异烟肼、利福平、乙胺丁醇、吡嗪酰胺强化抗结核。起病以来大小便无明显异常,近1周食物摄入量明显减少,不足正常食量的60%。体重下降约5kg。体重67kg,身高172cm,腰围96cm。请为该患者制定营养治疗方案。

(1) 营养风险筛查:NRS2002评分5分,存在营养风险。

(2) 确定能量需要量:①BMI=22.6kg/m^2,腰围96cm。营养评价:腹型肥胖;②考虑患者腹型肥胖,同时综合考虑到患者目前处于结核急性活动期且存在大量胸腔积液,建议能量目标量35kcal/(kg·d),即该患者全日能量需要量为:67×35=2345kcal。

(3) 确定蛋白质需要量:参照肺结核患者蛋白质建议摄入量1.5~2.0g/(kg·d),取1.8g/(kg.d),67×1.8=120.6g。

(4) 一日食谱,见表7-5。

表7-5 一日食谱举例

餐次	食物内容及数量
早餐	牛奶燕麦片(低脂淡奶250ml、燕麦片50g),白菜猪肉饺10个(小麦粉55g、瘦肉50g、小白菜50g),水煮鸡蛋(鸡蛋50g)
午餐	大米饭(粳米100g),冬菇蒸鸡(鸡块90g、冬菇干5g),丝瓜炒肉片(瘦肉50g、丝瓜75g),鱼片芥菜汤(鲩鱼50g、芥菜75g)
加餐	苹果(200g)
晚餐	大米饭(粳米100g),西芹百合炒鸡柳(西芹100g、鲜百合15g、鲜玉米粒50g),腐竹焖鱼(鱼50g、腐竹10g),肉片菜心汤(瘦肉25g、菜心75g)

注:①全日用油30g、盐5g;②全日能量9.831MJ(2352kcal),蛋白质122g(20.8%),脂肪97g(25.9%),碳水化合物325g(55.3%)。

三、饮食护理

1. **开展营养筛查和评估** 定期开展营养筛查与评估,尽早发现营养风险及营养不良,并及时制订有效的营养干预方案。对存在营养风险或已经发生营养不良的患者应遵循营养支持原则选择合理的营养治疗方式,以维持体重,防止因慢性消耗引起消瘦或加重营养不良。

2. **营养健康知识教育** 告知患者通过调整饮食模式以适应疾病状态下营养需要以及代谢改变的重要性,鼓励患者保持积极乐观心态,配合治疗。根据中国居民膳食指南和平衡膳食宝塔,针对患者营养、代谢状态制定个体化的饮食治疗方案,指导患者及家属了解并掌握高营养密度饮食制备的知识与和技巧,包括如何选择富含优质蛋白质、丰富维生素、矿物质的食物;

如何通过合理搭配食物优化能量底物配比等。

3. 注意药物与食物、营养素的相互作用 指导使用异烟肼患者选择富含维生素 B_6 的食物,富含维生素 B_6 的食物有干果、鱼肉、禽肉类,其次为豆类、肝脏等。吡嗪酰胺影响尿酸排泄,引起继发性高尿酸血症,应进行高尿酸血症饮食指导。

4. 加强生活方式管理 保持室内空气流通,适当户外活动和阳光浴,促进维生素 D 合成,并增强心肺功能。实行分餐制,餐具彻底消毒,同桌共餐时使用公筷。建议活动性肺结核患者不宜为他人烹饪制作食物。

（闫　凤）

学习小结

营养不良不仅使呼吸系统疾病患者呼吸肌结构和功能受损,导致通气功能严重障碍,还会造成全身和呼吸系统局部防御功能降低。此外,缺氧、炎症状态以及激素的使用,使慢性呼吸系统疾病患者面临更高的肌肉衰减风险。合理营养是呼吸系统疾病综合治疗的组成部分,特别是在慢性呼吸系统疾病的康复过程中起着重要作用,有助于延缓肌肉丢失与功能减退、维护肺功能和免疫功能,改善临床结局。

复习参考题

1. 试述慢性阻塞性肺病（COPD）营养治疗与饮食护理。

2. 华法林治疗肺血栓栓塞症期间,应注意避免进食哪些食物?

3. 简述口服营养补充（ONS）支持在 COPD 患者中的应用。

第八章　胃肠道疾病的营养治疗与饮食护理

8

08章

第一节　胃食管反流病

一、概述

胃食管反流病（gastroesophageal reflux disease，GERD）系指胃十二指肠内容物反流入食管引起胃灼热等症状。根据是否导致食管黏膜糜烂、溃疡，分为反流性食管炎（reflux esophagitis，RE）及非糜烂性反流病（nonerosive reflux disease，NERD）。胃灼热和反流是本病最常见和典型的症状，也可表现为胸痛、吞咽困难或胸骨后异物感等非典型症状。反流物刺激或损伤食管以外的组织或器官，可引起咽喉炎、慢性咳嗽、哮喘等食管外症状。

GERD 是由多种因素造成的以食管下段括约肌（LES）功能障碍为主的胃食管动力障碍性疾病，直接损伤因素是胃酸、胃蛋白酶及胆汁（非结合胆盐和胰酶）等反流物。长期吸烟、饮酒、刺激性食物或药物将使食管黏膜不能抵御反流物的损害。这些因素互相作用，导致 GERD 的发生。

二、营养治疗

（一）营养治疗目标

缓解胃灼热和反流症状；减少胃酸的刺激和预防并发症；改善患者全身营养状况。

（二）营养治疗原则

1. **供给质地柔软的少渣流质或少渣半流质**　对于食管病变严重及急性发病患者，在药物治疗基础上宜选性状柔和的食物，如脱脂牛奶等流质，这样既能使食物易于通过炎性狭窄的病变食管段，又可以避免食物对食管的刺激作用。对饮食不能耐受者，可以暂时通过静脉营养治疗，待症状缓解后逐步过渡到正常饮食。

2. **少量多餐、细嚼慢咽**　一方面可以避免饱食引起的一过性 LES 松弛，减少胃酸反流；另一方面，不断有食物中和胃酸，避免因胃酸分泌过多而引起反流。肥胖患者需减少进食量，控制体重，以减轻因腹内压过高而导致的食物反流。

3. **减少脂肪和刺激胃酸分泌的食物摄入**　高脂饮食会延缓胃排空速率、刺激小肠分泌胆囊收缩素、降低 LES 收缩力等，这些因素都会加重胃反流及胃酸对食管的损伤。因此应严格限制油煎油炸食物及动物脂肪的摄入量。应避免摄入鱼汤、肉汤等刺激胃酸分泌的食物。

4. **增加蛋白质摄入**　蛋白质能够刺激促胃液素分泌，使 LES 张力增加。增加优质蛋白的比例，如鸡蛋白、鸡肉、嫩牛肉、脱脂牛奶等。

5. **饮食禁忌**　避免摄入降低 LES 的食物和调味品，如咖啡、浓茶、巧克力、可可、柠檬汁、鲜橙汁、番茄汁、辣椒、大蒜、胡椒粉、薄荷、咖喱等。戒酒，尤其是高度酒，酒会刺激胃酸分泌，还能使 LES 松弛，是引起胃食管反流的原因之一。

王女士,37 岁,身高 158cm,体重 48kg,BMI=19.2kg/m²。胸骨后疼痛不适 2 年余,加重 1 月,胸骨后有烧灼感,躯干前屈或晚上卧床时频发疼痛,常有酸性或苦味的胃或肠内容物溢入口腔。咽干,进食后胸骨后疼痛明显,面黄色,形体消瘦。镜检:食管黏膜有不同程度的充血和水肿及黏膜糜烂和溃疡,并伴黏液性或血性渗出。诊断:反流性食管炎。

(1) 确定能量需要量:①患者 BMI=19.2kg/m²,营养评价:体重正常;②理想体重:160-105=55kg;③能量需求:55×30=1650kcal。

(2) 一日食谱,见表 8-1。

表 8-1　反流性食管炎食谱

餐次	食物内容及数量
早餐	大米粥(粳米 25g),鸡蛋(60g),面包(标准粉 75g)
午餐	软米饭(粳米 100g),清蒸鲈鱼(80g),炒萝卜丝(80g),凉拌黑木耳(干木耳 4g)
加餐	苹果(100g)
晚餐	肉丝碎菜龙须面(精粉 75g、猪瘦肉 50g、菠菜 75g),炒丝瓜(丝瓜 100g)
加餐	低脂牛奶(200ml)

注:①全日用油 25g,全日用盐 5g;②全日能量 6.78MJ(1620kcal),蛋白质 75g(18.5%),脂肪 40g(22.2%),碳水化合物 240g(59.3%)

三、饮食护理

1. 饮食指导　教育患者注意少量多餐,选择低脂饮食可减少进餐后反流的频率。相反,高脂饮食可促进小肠黏膜释放胆囊收缩素,易导致胃肠内容物反流。供给充足蛋白质,增加优质蛋白比例。晚餐不宜吃得过饱,睡前 2 小时禁止加餐,避免加重症状。避免摄入辛辣刺激、机械性刺激及能引起胀气的食物。饮食烹调适宜选择蒸、煮、焖、汆、烩、炖等,以保证清淡且易于消化。

2. 生活习惯指导　饭后直立,避免餐后立即进行剧烈的运动。进餐后不要立即卧床或睡觉,以免加重反流,建议餐后 2~3 小时后才躺下。睡觉时采用侧卧位,最好抬高床头约 10~20cm,或者垫高上背部达 30°。

3. 戒烟戒酒　烟草中含尼古丁,可降低食管下段括约肌压力,使其处于松弛状态,加重反流;酒是引起胃食管反流的原因之一。

4. 肥胖者应该通过饮食控制减轻体重　过度肥胖者腹腔压力增高,可促进胃液反流,特别是平卧位更严重,应积极减轻体重以改善反流症状。

5. 积极治疗咳嗽、便秘等可能会增加腹内压的疾病。

6. 劳逸结合　避免过度劳累,适当参加体育活动,都有助于疾病康复。

7. 避免应用降低 LES 压的药物及引起胃排空延迟的药物　如硝酸甘油、钙通道阻滞剂及抗胆碱能药物等。

第二节 胃 炎

一、概述

胃炎(gastritis)是胃黏膜对胃内各种刺激因素的炎症反应,生理性炎症是胃黏膜屏障的组成部分之一,但当炎症使胃黏膜屏障及胃腺结构受损,则可出现中上腹疼痛、消化不良、上消化道出血甚至癌变。根据其常见的病理生理和临床表现,胃炎可大致分为急性、慢性和特殊类型胃炎。

急性胃炎(acute gastritis)也称糜烂性胃炎、出血性胃炎、急性胃黏膜病变,在胃镜下见胃黏膜糜烂和出血,组织学上可见胃黏膜急性炎症。有些急性胃炎以上皮和微血管的异常改变为主,称之为胃病。病因包括手术和创伤等应激、非甾体类和抗肿瘤化疗药物、酒精、放置鼻胃管等多为各种急性刺激,如饮食过量、进食变质食物、过量饮酒及吸烟、药物刺激、急性应激等。

慢性胃炎(chronic gastritis)是指由各种原因引起胃黏膜呈非糜烂的炎性改变,如黏膜色泽不均、颗粒状增殖及黏膜皱襞异常等;组织学以显著炎症细胞浸润、上皮增殖异常、胃腺萎缩时应积极治疗。病因包括幽门螺杆菌(Hp)、十二指肠 - 胃反流、自身免疫、年龄因素和营养缺乏所致的胃黏膜营养因子缺乏等。

二、急性胃炎

(一)营养治疗目标

减轻胃肠负担,缓解临床症状;补充水和电解质,预防失衡;改善营养状况,帮助胃黏膜修复。

(二)营养治疗原则

1. **急性期** 若患者呕吐较为严重,24~28小时内禁食,使胃肠道休息。轻型患者可进食少量米汤、藕粉、米糊、蒸鸡蛋白羹、脱脂牛奶等。忌肉汤、鱼汤、甜食、刺激性汤羹。每天进餐 5~6次,每餐约 200~300ml。流质总量 1200~1800ml,以避免增加胃的负荷和对胃黏膜的刺激。

2. **缓解期** 选择低脂少渣的半流质,如龙须面汤、清蒸嫩茄子、热拌土豆泥、蒸蛋羹、米粥、热拌嫩豆腐、发面馒头等。可以在面条、稠粥等主食中加入肉末、蔬菜末,以提供充足的蛋白质、维生素和矿物质,但要保证易于消化不加重胃肠负担。忌食粗杂粮和高纤维蔬菜、刺激性调味品、未发酵的面食、烟酒、甜食等。

3. **恢复期** 根据患者耐受程度逐步从半流质过渡到普食,但此期仍应保持少量多餐的习惯,减轻胃肠负担,防止摄食过多。补充适量易消化的蛋白质食物,如鱼虾、瘦肉、蛋类等,以增加机体抵抗力。采用蒸、煮、烩等少油的烹调方式,逐渐增加食物品种和量。禁用刺激性调味品、酒类及含纤维较多的各种蔬菜和水果,以减少对胃黏膜的刺激。定时定量进餐,忌暴饮暴食。

(三)饮食护理

1. **合理选择饮食** 根据疾病发展的不同阶段及患者自身特点合理选择饮食,严格遵守相关的饮食禁忌,帮助患者养成定时定量、少量多餐的饮食习惯,避免饥一顿饱一顿和暴饮暴食的不良饮食习惯。呕吐过于频繁的患者,应注意监测体液丢失情况,并及时提醒医生通过饮食和静脉给予补充。

2. **注意饮食卫生** 患者饮食在烹调及运送过程中都要严把卫生关。少食生冷刺激食物,不吃过夜不新鲜的食物,对生吃的水果蔬菜应彻底清洗。如因饮食卫生导致相关病症,应及时给予处理,避免加重胃炎病情。

三、慢性胃炎

(一)营养治疗目标

减少食物对胃黏膜的刺激;恢复胃黏膜正常消化吸收功能;促进患者营养状况的改善;预防贫血等并发症。

(二)营养治疗原则

1. **饮食清淡易于消化** 主食可选米饭、花卷、发糕、馒头、面条、面包、面糊、粥等品种。宜用纤维短、柔软细嫩的鱼、虾、鸡脯肉等。鸡蛋白易于消化吸收,根据患者耐受情况每天进食1~2个。无乳糖不耐受者可摄入200ml/d左右的牛奶,不耐受乳糖的患者可以选择酸奶。不可选用油煎、油炸食物,如油条、油饼、炸糕、锅贴及带馅食物等。

2. **摄入充足的蔬菜水果** 蔬菜水果能够提供人体必需的维生素和矿物质,可促进慢性胃炎的恢复。选择新鲜易于消化的蔬菜,如嫩黄瓜、西红柿、茄子、冬瓜、胡萝卜、蘑菇。避免进食凉拌菜和富含膳食纤维的蔬菜,如芹菜、韭菜等。水果适量,宜选择苹果、葡萄、桂圆、桃子、香蕉、猕猴桃等。病情严重不宜吃蔬菜和水果的患者,可以饮用菜汁、果汁,以补充维生素和矿物质,也可将蔬菜水果煮熟后打成糊状混入藕粉中一起进食,以避免对胃黏膜的直接刺激作用。

3. **供给含铁丰富的食物** 萎缩性胃炎患者由于胃酸缺乏等原因容易出现缺铁性贫血,饮食中应增加富含蛋白质和血红素铁的动物制品,如瘦肉、鱼虾、鸡肉、动物内脏、动物血等。此外,还应注意补充复合维生素以补充胃黏膜营养因子缺乏,改善胃肠营养。含硒食物对癌前病变有一定益处。

4. **根据慢性胃炎的类型选择食物** 萎缩性胃炎患者胃酸分泌不足,应增加荤汤类的供给,如肉汤、鱼汤、鸡汤、骨头汤、菌藻汤以及加糖酸奶等,以刺激胃酸分泌和增加患者食欲。慢性浅表性胃炎患者胃酸分泌过多,应避免上述刺激胃酸分泌的食物。

5. **饮食禁忌** 忌烟酒、辛辣刺激性食物;忌过冷、热、硬食物;忌不洁饮食。勿暴饮暴食;忌含过多硝酸盐和亚硝酸盐、霉变、腌制、熏烤和油炸食品;忌过多摄入食盐。

相关链接　　　　　　　　乙醇能溶解胃黏膜上皮的脂蛋白层,对胃黏膜有较大的损害;人们在吸烟时,烟雾中的有害物质进入胃内,对胃黏膜也有很大损害。因此,各种胃炎患者均应戒烟酒。

田女士,73 岁,身高 164cm,体重 55kg。因间断腹胀、腹痛 4 年余,再发 7 天伴心悸、乏力、头晕入院。入院诊断:慢性浅表性胃炎。患者神志清,精神差,饮食及睡眠差,夜尿 3~4 次 / 日,大便如常,体力明显受限,体重变化不大。

(1) 确定能量需要量:①患者身高 164cm,体重 55kg,BMI=20.4kg/m²,营养评价:体重正常;②理想体重:164-105=59kg;③能量需求:59×30kcal=1770kcal。

(2) 一日食谱,见表 8-2。

表 8-2 慢性胃炎食谱

餐次	食物内容及数量
早餐	牛奶(200ml),小面包(标准粉 75g)
加餐	苹果(150g)
午餐	软米饭(粳米 100g),香干肉丝(猪瘦肉 75g、香干 50g),鲜香菇炒青菜(青菜 100g、鲜香菇 50g)
加餐	猕猴桃(10g),苏打饼干(25g)
晚餐	馄饨(瘦猪肉 50g、面粉 75g),焖嫩西兰花胡萝卜(西兰花 75g、胡萝卜 50g)
加餐	藕粉(25g)

注:①全日用油 25g,全日用盐 5g;②总能量 7.46MJ(1786kcal)。蛋白质 74g(16.6%),脂肪 54g(27.2%),碳水化合物 251g(56.2%)

(三) 饮食护理

1. **合理选择饮食** 告知患者遵循少量多餐的饮食方式;避免摄入对胃有刺激作用的食物,如浓茶、浓咖啡、酒、过酸、过辣等刺激性食物;避免坚硬、粗糙、纤维过多和不易消化的食物;避免过咸和过热的食物;烹调方式尽量清淡。

2. **保持良好的心理状态** 避免急躁、生气、激动等不良情绪。

3. **注意劳逸结合,生活有规律** 生活不规律、劳累、睡眠不足都是慢性胃炎发生的重要原因。鼓励患者经常外出晒太阳和参加适当的体力活动。

第三节 消化性溃疡

一、概述

消化性溃疡(peptic ulcer,PU)指胃肠道黏膜被自身消化而形成的溃疡,可发生于食管、胃、十二指肠、胃 - 空肠吻合口附近以及含有胃黏膜的 Meckel 憩室。胃、十二指肠球部溃疡最为常见,上腹痛或不适为主要症状,常具有慢性、周期性、节律性的特点,腹痛可被抑酸或抗酸剂缓解。活动期消化性溃疡一般为单个,也可多个,呈圆形或卵圆形。大多数活动性溃疡直径

<10mm,边缘光整,底部由肉芽组织构成,覆以灰黄色渗出物,周围黏膜常有炎症水肿。溃疡深者可累及肌层甚至浆膜层,累及血管时可导致出血,侵及浆膜层时引起穿孔。愈合期溃疡,可见疤痕。胃溃疡(gastric ulcer,GU)以胃角和胃窦小弯多发,多见于中老年,十二指肠溃疡(duodenal ulcer,DU)以球部多发,多见于青壮年。

消化性溃疡发病的机制是胃酸、胃蛋白酶的侵袭作用与黏膜的防御能力失去平衡,胃酸对黏膜产生自我消化。病因包括幽门螺杆菌感染、长期服用非甾体类消炎药、糖皮质激素、氯吡格雷等药物,遗传易感性以及胃排空障碍等。应激、吸烟、长期精神紧张、进食无规律等是消化性溃疡发生的常见诱因。

二、营养治疗

(一)营养治疗目标

改善患者营养状况;减轻机械性及化学性的刺激;缓解症状促进溃疡愈合;预防并发症的发生。

(二)营养治疗原则

胃和十二指肠溃疡发生的部位和症状虽然不同,但饮食营养治疗原则基本一致。

1. 产能营养素的供给

(1)碳水化合物:富含碳水化合物的食物既不抑制也不促进胃酸分泌,可作为能量的主要来源,但不宜过多食用精制糖。推荐食物如米粥、软米饭、面条、馒头、花卷、面包等。

(2)蛋白质:保证每天不低于 1g/(kg·d)的供给量。蛋白质来源宜选择易于消化的食品,如豆制品、牛奶、鸡蛋、鱼虾、瘦猪肉、嫩牛肉等。

(3)脂肪:脂肪供能占总能量的20%~25%。选用富含多不饱和脂肪酸的植物油烹调食物。

2. 维生素和矿物质　水果蔬菜含有丰富的维生素和矿物质,可以显著改善肠道内环境,增强胃肠道屏障功能。

3. 饮食禁忌

(1)避免暴饮暴食:吃得过饱使胃过度扩张,增加促胃液素分泌,从而使胃酸分泌增加;吃得过少不能充分中和胃酸,溃疡受到胃酸刺激会引起疼痛。

(2)避免食物的机械性和化学性刺激:含膳食纤维较多的粗糙食物不仅会损伤胃黏膜,还会对溃疡面造成损伤,因此尽量避免进食粗粮、韭菜、芹菜、竹笋、坚果等。引起化学性刺激的食物能够促进胃酸分泌,如含氮浸出物的肉汤、肉汁、咖啡、浓茶、汽水、酒、巧克力等;刺激性调味品如辣椒、料酒、胡椒、芥末等都会刺激胃酸分泌和刺激溃疡表面。过冷过热食物对胃黏膜血管、神经及溃疡也有刺激作用,应避免。戒烟。

4. 烹调原则　溃疡病患者的食物必须清淡易于消化,烹调方式可选用蒸、煮、炖、氽、烩、焖等,不宜用油煎、炸、爆炒、烟熏、腌腊、醋熘、冷拌等加工食物。食品不宜过酸、过甜、过咸、过油。

5. 规律进餐　定时定量,少量多餐,进餐时保持心情愉快,细嚼慢咽。

6. 消化性溃疡合并出血的治疗饮食　当溃疡出血量达到 60ml 以上时,早期应禁食。出血症状得到控制后可以适当进食,如米汤、烂面条、面糊、藕粉、蛋花汤、软馒头、面包等,但食物不宜过热或过于粗糙。每日进餐6~7次,适当补充富含优质蛋白质的食物,如鱼、虾仁、瘦猪肉、嫩牛肉等。对于长期出血导致缺铁性贫血者,应补充富含铁的食物。随着病情的恢复可以逐渐过渡到正常饮食。

7. 早期肠内营养可能对预防应激性溃疡有帮助。

病例分析 8-3

钟某,男,72岁,162cm,54kg,反复上腹痛2年,加重1周入院。2年前无诱因出现上腹痛,呈阵发性,饥饿时明显,有夜间痛,食欲和进食量明显降低。以后上述症状反复发作,1周前上述症状再次加重并出现呕吐。胃镜诊断复合性溃疡,病理检查示慢性炎症,未见肿瘤。诊断:消化性溃疡。

(1) 确定能量需要量:①患者身高162cm,体重54kg,BMI=20.6kg/m²,营养评价:体重正常;②理想体重:162−105=57kg;③能量需求:57×30=1710kcal。

(2) 一日食谱,见表8-3。

表8-3 消化道溃疡食谱

餐次	食物内容及数量
早餐	小米粥(小米25g),馒头(标准粉75g),煮鸡蛋60g)
午餐	软米饭(粳米100g),香菇油菜烧肉(鲜香菇50g、油菜150g、猪瘦肉100g)
晚餐	软米饭(粳米100g),清蒸鲈鱼(150g),炒西葫芦(西葫芦150g)
加餐	猕猴桃(100g)

注:①全日用油25g,全日用盐5g;②能量7.10MJ(1710kcal),蛋白质75g(17.6%),脂肪43g(22.6%),碳水化合物256g(59.8%)。

三、饮食护理

饮食护理在消化性溃疡治疗过程中作用尤为重要。食物在消化道内会直接接触到溃疡表面,饮食不当不但会加重病情、还会导致严重并发症,因此要注意饮食护理的合理性和科学性。

1. 消化性溃疡患者通常会有上腹疼痛的症状,首先要明确病因,若是胃酸分泌过多对溃疡表面刺激所致,可以鼓励患者适当进食少量流质饮食以中和胃酸减少其对溃疡的刺激作用,如米粥、藕粉、烂面条等。

2. 教育患者做到饮食要合理、定时定量进餐、细嚼慢咽、戒烟戒酒、尽量避免和减少进食粗糙不易消化和刺激性强的食物。烹调方式适宜选择蒸、煮、焖、汆、烩炖等,以保证清淡且易于消化。教育患者注意饮食卫生,尤其是幽门螺杆菌感染患者,注意饭前便后洗手,对患者吃剩的食物、用过的餐具、呕吐物等都先消毒后处理,以免成为传染源继续播散。

3. 适当休息,减轻精神压力。

4. 停服不必要的非甾体类药物,或遵医嘱同时加用抑酸和保护胃黏膜的药物。

第四节　炎症性肠病

一、概述

炎症性肠病（inflammatory bowel disease，IBD）是一类多种病因引起的、异常免疫介导的肠道慢性疾病，病程痛苦并极具消耗性，终生呈复发-缓解趋势。克罗恩病（Crohn disease，CD）和溃疡性结肠炎（ulcerative colitis，UC）是其主要疾病类型。环境、遗传、感染和免疫多因素相互作用致疾病发生发展。

食物是引起 IBD 复发的一种环境因素。现代饮食中的食物成分、微生物、营养素都存在大量的潜在抗原。一方面，营养不良削弱黏膜、细胞和免疫屏障；另一方面，饮食影响人体内微生物群落的构成，同时某些营养素改变炎症应答的强度。食物过敏和免疫反应可能是炎症性肠病的原因之一。炎症状态时肠道对食物分子和细胞片段的通透性增加，使抗原和宿主免疫系统之间发生交互作用。

CD 的特征是非干酪样坏死性肉芽肿、脓肿、肠瘘、纤维化、黏膜下层增厚、局部狭窄、肠腔狭窄段和肠管腔部分或完全性梗阻。主要临床症状为腹痛、腹泻、腹块、瘘管形成和肠梗阻等。多数以便秘为主，少数结肠受累有脓血便，部分患者有肛瘘、肠内漏，部分有肠外病变表现，如关节炎、肝损害、口腔及眼部疾患等。

UC 的病变部位一般是连续的，受限于黏膜层。主要病变累及黏膜层和黏膜下层，很少深入肌层，慢性复发有假息肉形成。特征性表现与疾病程度及病程相关，主要包括血性腹泻、直肠出血、里急后重和大便失禁。多有夜间排便和乏力。排便频率增加、腹痛、厌食和发热提示重度结肠炎。和克罗恩病比较，溃疡性结肠炎更容易出血。

IBD 因肠受损面积较广泛，影响吸收，因而对营养有不同程度的影响，表现为体重减轻、贫血、食物不耐受、营养不良、低蛋白血症、维生素缺乏、电解质紊乱等。虽然两种炎症性肠病都可能出现营养不良，但在克罗恩病患者中更常见更严重。

二、营养治疗

（一）营养治疗目标

1. 修复和维持患者的营养状态；减轻肠道炎症。

2. IBD 营养支持治疗不但能够改善患者营养状况，提高生活质量，减少手术并发症，还能够诱导和维持 CD 缓解，促进黏膜愈合，改善自然病程。

（二）营养治疗原则

1. 营养支持治疗适应证

（1）营养不良或有营养风险的患者：重度营养不良；中度营养不良并预计营养摄入不足 >5 天；营养状况正常但有营养风险（NRS2002 评分 ≥3 分）者，推荐给予营养支持治疗。合并营养摄入不足、生长发育迟缓及停滞的儿童和青少年患者，强烈推荐给予营养支持治疗。

（2）围术期患者：有手术指针的患者合并营养不良或有营养风险时，推荐先纠正营养不良，以降低手术风险。还可降低 CD 患者术后复发率。

(3) 营养支持治疗诱导和维持缓解。

1) 儿童和青少年活动期 CD 诱导缓解推荐首选肠内营养治疗(EN)。EN 诱导缓解的有效率与激素相当。

2) 药物治疗无效或禁忌(如激素无效、不耐受或骨质疏松)的成人活动期 CD 可考虑使用 EN 作为诱导缓解的替代治疗。

3) 对生长发育迟缓或停滞的儿童,推荐以 EN 维持缓解。

4) 不推荐使用 EN 诱导或维持 UC 缓解。

(4) 合并肠功能障碍的患者视情况予短期或长期营养支持治疗。

2. 营养供给量　缓解期成人 IBD 的每日总能量需求与普通人群类似,可按照 25~30kcal/(kg·d)给予。活动期约高出缓解期 8%~10%,并受体温、感染等因素影响。儿童和青少年每日提供的能量推荐为正常儿童推荐量的 110%~120%。IBD 患者蛋白质供给量应达到 1.0~1.5g/(kg·d)。

3. 营养支持途径　主要指肠内营养(EN)和肠外营养(PN)。强烈推荐遵循"只要肠道有功能,就应该使用肠道,即使部分肠道有功能,也应该使用这部分肠道"的原则,首选 EN。EN 超过 600kcal/d 时建议管饲。在 EN 存在禁忌或无法达到目标量(< 总能量的 60%)时,推荐使用 PN。

4. EN 制剂的种类与选择

(1) 整蛋白配方、要素配方均可选择:肠功能不全患者建议使用要素配方,IBD 活动期建议减少膳食纤维的摄入。低脂制剂能够提高诱导 CD 缓解的效果,但长期限制脂肪摄入可能导致必需脂肪酸缺乏。

(2) 鱼油能够降低活动期 UC 的内镜和组织学评分,具有激素节省效应,并可提高临床缓解率;也能改善活动期 CD 的炎症指标水平,但未能改善 UC 和 CD 的临床结局。

(3) 补充谷氨酰胺可以改善活动期 CD 的肠道通透性和形态,但不改善临床结局。

(4) 益生菌诱导和维持结肠袋炎(pouchitis)缓解的效果确切,但治疗 IBD 的证据仍不充分。联合应用益生菌和益生元可能对 UC 和 CD 有益。

5. 选择适当饮食　急性发病期给予流质饮食,以免刺激肠黏膜;病情好转后,供给营养充足无刺激性少渣半流质饮食,逐步过渡到使用少渣软食,以少量多餐为宜。从流质到软食过渡阶段可选择一些低脂、低纤维食物,如大米、土豆、鸡肉和鱼,同时补充额外的营养补充剂以保证营养素摄入充分。

6. 高能量高蛋白高维生素饮食　IBD 系慢性过程,故易出现负氮平衡。应供给高能量,每天在 10.88MJ(2600kcal)以上;蛋白质每天供给 100g 左右,50% 应为动物蛋白。食物宜选用含蛋白质丰富的食物,如瘦肉、家禽、鱼类和蛋类等。禁食产气、不易消化或有刺激性的食物。疾病影响脂溶性维生素和维生素 B_{12} 吸收,故应注意充分补充复合维生素 B、维生素 A、维生素 D、维生素 E、维生素 K 和维生素 C 等。

7. 纠正水和电解质失调　腹泻会加重锌、钾和硒的损耗,需要补充钾、锌、镁、铁等矿物质。因脂肪吸收障碍,脂肪在肠内与钙形成钙皂,故还要补充钙。特别是那些间断使用皮质类固醇类药物的患者需要补充钙和维生素 D。

8. 少渣低脂饮食　回肠末端 90cm 处是胆盐吸收的部位,当病变侵及此处时,可影响脂肪吸收,故每天饮食中应限制脂肪在 40g 以下,可采用短、中链脂肪。小肠末端受损时,应给少渣饮食。

患者,男,17岁,175cm,65kg,右下腹部疼痛3月余。患者于3月前无明显诱因出现下腹部持续绞痛,阵发性加重,伴恶心,无呕吐、腹胀。1周前再次出现下腹部疼痛。发病时呈强迫体位,腹平坦,未见胃肠型及蠕动波。实验室检查粪便黄色糊状,隐血(±)。内镜检查见:升结肠至回肠部约10cm处有一管状狭窄性病变,表面有渗出、坏死、糜烂、小结节,有溃疡形成,上覆黄苔,边界清楚,管腔小,诊断为克罗恩病。

(1) 确定能量需要量:①患者身高175cm,体重65kg,BMI=21.2kg/m²,营养评价:体重正常;②理想体重:175-105=70kg;③能量需要量:术后根据患者耐受情况,从基本需求量开始,逐渐增加至足量。稳定后可给予:70×30kcal=2100kcal。

(2) 一日食谱,见表8-4。

表8-4 克罗恩病食谱

餐次	食物内容及数量
早餐	大米粥(粳米25g),嫩蛋羹(鸡蛋60g),小面包(标准粉75g)
午餐	软米饭(粳米100g),炖牛肉(嫩牛肉50g),烩冬瓜(冬瓜100g),清炒菠菜(菠菜100g)
加餐	苹果(150g)
晚餐	西红柿青菜面条(标准粉75g、去皮西红柿50g、嫩青菜心75g),肉丝豆腐羹(瘦猪肉50g、南豆腐150g),烩茄丝(茄子100g)
加餐	低脂牛奶(200ml),苏打饼干(50g)

注:①全日用油25g,全日用盐5g;②全日能量8503.81KJ(2032.46kcal),蛋白质92g(18.0%),脂肪55g(24.3%),碳水化合物294g(57.7%)

三、饮食护理

1. 炎性肠道疾病患者常会对某些食物产生害怕和错误认识,把自己的疾病症状同某些食物联系在一起,因此常自发限制食物种类。患者因为难以耐受富含纤维的蔬菜和水果而倾向于长期低纤维素饮食。尽管UC很少合并乳糖不耐受,但奶制品通常被认为会恶化症状,所以也在禁忌范围。

营养不良是炎性肠道疾病患者重要的危险因素,过度地限制饮食只会增加营养不良和体重减轻的可能。因此教育是营养干预的主要方式。在尊重患者意愿的前提下,和患者讨论钙和维生素D替代品,如能耐受也可包括小剂量的奶制品。对乳糖耐受的炎性肠道疾病患者不需要限制含乳糖的食物,因为它们是优质的高蛋白质、钙和维生素D来源。

2. 急性期肠内营养无法满足营养所需时,辅以肠外营养,以纠正负氮平衡,逐渐过渡至口服进食。当进行肠内营养时,患者及其护理者必须非常耐心,因为起效需要4~8周。

3. 尽量压缩食物体积,提高单位数量中的营养价值。用2种以上的食物合做1份饮食,如肝汤菜汤蒸鸡蛋、肉汤煮面、杏仁露、馄饨、鸡蛋和面粉制成的面条等。

4. 烹调以煮、烩、蒸、汆为主,禁用油炸和浓调味品。少量多餐比大量进食更易耐受。

第五节　腹　泻

一、概述

腹泻(diarrhea)是指排便次数增多(>3 次 / 日)，粪便量增加(>200g/d)，粪质稀薄(含水量>85%)。腹泻可分为急性和慢性两类，病史短于 3 周者为急性腹泻，超过 3 周或长期反复发作者为慢性腹泻，是临床上多种疾病的常见症状。

在病理状态下，进入结肠的液体量超过结肠的吸收能力，或结肠的吸收容量减少时便产生腹泻。根据腹泻的发病机制，分为渗透性腹泻、分泌性腹泻、渗出性腹泻和动力异常性腹泻。不少腹泻并非由单一机制引起。

急性腹泻常见的原因包括食物中毒、肠道感染及药物副作用等。慢性腹泻原因包括胃部疾病、肠道感染和非感染性疾病、肠道肿瘤、肝胆胰疾病、甲状腺功能亢进等全身疾病。

二、营养治疗

(一) 营养治疗目标

改善腹泻症状；恢复肠道吸收功能；纠正电解质紊乱。

(二) 营养治疗原则

1. 急性腹泻的营养治疗

(1) 症状较重者：短期禁食，使肠道得到充分休息，人体所需营养物质可以通过肠外营养提供，同时注意调整体液、电解质平衡。

(2) 症状较轻者：选择清淡流质饮食，如米汤、面汤、果汁等。不宜选择牛奶这类易产气且会加重乳糖不耐受者腹泻的流质饮食，肉汤因不易消化也不作推荐。

(3) 症状缓解后：排便次数减少及症状缓解后改用清淡、低脂、少渣的半流质饮食，如米粥、面条、藕粉等。

(4) 腹泻停止：这一时期可选择半流质饮食或软食，并保持少量多餐的饮食习惯，如面条、馒头、米饭、肉末、肉糜等，也可将不同种食物制成糊状以增加食物品种和营养。同时限制富含膳食纤维的蔬菜水果，逐步过渡到普食。

(5) 补充维生素及矿物质：腹泻导致体液大量流失，造成维生素和矿物质相对或绝对不足。可以选择新鲜果汁及菜汤作为补充剂。

(6) 饮食禁忌：禁食富含纤维、胀气、高糖、高蛋白、高油脂及不易消化的食物，忌酒和辛辣刺激、寒凉食物。

2. 慢性腹泻的营养治疗

(1) 低脂少渣饮食：限制脂肪摄入量，避免因脂肪摄入过多而加重胃肠负担。尽量选择蒸、煮、炖等清淡的饮食烹调方式。注意少渣，避免粗糙食物对肠道的刺激而加重腹泻症状。尽量少吃或不吃水果和蔬菜，但可以通过榨汁的方式摄入这类食物中的营养成分。主食应该选择米粥、烂面条、烂米饭等易消化且能够养护胃肠道的食物。

（2）高蛋白高能量：慢性腹泻因为病程较长且间断发生，严重影响患者消化功能和营养状况，因此应该通过饮食补充能量和蛋白质，以改善患者整体营养状况。补充蛋白质应循序渐进，避免过量补充而加重消化不良和腹泻症状。蛋白质可控制在 100g/d 左右。尽量选择瘦肉、鸡、鱼、虾等细腻易于消化食物作为蛋白质来源，并且选择清淡的烹调方式。能量供给，每天保证 10.46~12.55kJ/d（2500~3000kcal/d）。

（3）补充矿物质和维生素：长期慢性腹泻者应注意补充谷氨酰胺。谷氨酰胺是生长迅速的肠黏膜细胞所特需的氨基酸，与肠黏膜免疫功能、蛋白质合成有关。对弥漫性肠黏膜受损者，谷氨酰胺是黏膜修复的重要营养物质，在补充氨基酸时应补充谷氨酰胺。

（4）益生菌：肠道微生态失衡可能是腹泻的诱发因素，也可以是后果。近年来较多证据表明，由肠道益生菌组成的特殊活性微生物制剂，可以治疗腹泻。免疫功能缺陷及短肠综合征为禁忌证。益生菌的活菌制剂，应尽可能避免与抗菌药物同时使用。

（5）饮食禁忌：忌食富含纤维、生冷寒凉、辛辣刺激、油腻食物，如芹菜、韭菜、凉菜、辣椒、大蒜、烈酒、肥瘦肉、腌肉等。

（6）治疗原发病：乳糖不耐受症和麦胶性肠病需分别剔除食物中的乳糖或麦胶类成分。高渗性腹泻应停食高渗的食物或药物。分泌性腹泻易致严重脱水和电解质丢失，除消除病因，还应积极由口服和静脉补充盐类和葡萄糖溶液，纠正脱水。胆汁酸缺乏导致的脂肪泻，可用中链脂肪酸代替长链脂肪酸，前者可直接经门静脉系统吸收。

病例分析 8-5

李先生，37 岁，身高 172cm，体重 70kg，病人自述症状：腹泻半年，黄色带泡沫，有黏液似脓性，无腹痛，无恶心呕吐。病人发生腹泻后有长时间服用抗生素止泻的历史，考虑为菌群失调，引发真菌感染导致的腹泻。入院诊断：慢性腹泻。

（1）确定能量需要量：①患者身高 170cm，体重 58kg，BMI=20.1kg/m²，营养评价：体重正常；②理想体重：170-105=65kg；③能量需要量：起始阶段以容易消化的流质饮食和半流质饮食为主，病情好转后过渡为正常饮食。稳定后可给予：65×30= 8.15MJ（1950kcal）。

（2）一日食谱，见表 8-5。

表 8-5　慢性腹泻食谱

餐次	食物内容及数量
早餐	白米粥（粳米 75g），煮鸡蛋（60g），豆腐乳（南豆腐 20g）
午餐	软米饭（粳米 125g），香菇炖鸡（鸡肉 100g、鲜香菇 50g），烩冬瓜（冬瓜 50g），西红柿蔬菜汤（西红柿 100g、菜心 80g）
加餐	煮苹果（果 150g）
晚餐	肉丝汤面（标准粉 125g、瘦猪肉 75g），炒西葫芦（西葫芦 150g、胡萝卜丝 25g）
加餐	冲藕粉（藕粉 25g）

注：①全日用油 25g，全日用盐 6g；②全日能量 8.11MJ（1938kcal），蛋白质 77g（15.9%），脂肪 46g（21.4%），碳水化合物 304g（62.7%）

三、饮食护理

告知患者腹泻的营养治疗应配合药物治疗同时进行,发病初期以能支持患者整体营养,不加重肠道病变部位损伤为原则,后期随着症状减轻逐渐增加清淡易于消化的食物,腹泻完全停止时不应暴饮暴食,应以易消化的食物为主,同时应该遵循少量多餐的进食规律直到肠道功能完全恢复。

第六节　便　秘

一、概述

便秘(constipation)是指排便困难或费力、排便不畅、排便次数减少、粪便干硬量少。按病程或起病方式可分为急性和慢性便秘,一般认为便秘时间大于 12 周为慢性便秘。便秘的常见病因分类包括:功能性疾病、器质性疾病、药物因素等。患者排便后常仍有粪便未排尽感,可有下腹胀痛,食欲减退,疲乏无力,头晕、烦躁、焦虑、失眠等症状。部分患者可因用力排坚硬粪块而伴肛门疼痛、肛裂、痔疮和肛乳头炎。常可在左下腹乙状结肠部位触及条索块状物。

根据发病机制,便秘常分为以下三种:

1. 痉挛性便秘　因肠道神经末梢刺激过度,肠道肌肉过度紧张或痉挛收缩。

2. 迟缓性便秘　也称之为无力性或紧张性便秘,是由于缺乏排便动力而引起的便秘。

3. 梗阻性便秘　因肠梗阻、粘连、肿瘤或先天性疾病等阻塞肠道,使得肠内容物运行受阻而导致便秘。

二、营养治疗

(一) 营养治疗目标
恢复正常排便功能;改善营养状况及肠道功能;降低便秘对机体的危害。

(二) 营养治疗原则
对于一般性便秘而言,饮食治疗是最基本治疗方法,建立良好的饮食和排便习惯、多喝水、多运动有助于改善便秘。应根据便秘的不同类型制订合适的饮食治疗方案。

1. 痉挛性便秘

(1) 低渣饮食:由低渣半流质饮食过渡到低渣软饭,并进食水果蔬菜。

(2) 适当增加脂肪摄入:脂肪可润滑肠道、促进肠蠕动,使粪便顺利排出。

(3) 多饮水:以保持肠道内粪便湿润易于排出,如饮用温蜂蜜水或淡盐水。

(4) 禁食刺激性食物:如烈酒、咖啡、浓茶、咖喱及辛辣食物。

2. 迟缓性便秘

(1) 摄入富含膳食纤维食物:膳食纤维本身不被吸收,具有亲水性,能吸收肠腔水分,增加粪便容量,刺激结肠蠕动,增强排便能力。富含膳食纤维的食物有麦麸、新鲜蔬菜、带皮水果等。推荐每日摄入膳食纤维25~35g。益生菌能改善慢性便秘的症状。

(2) 多吃富含 B 族维生素的食物:不仅可以促进消化液分泌,而且有促进肠道蠕动的作用,如粗杂粮、肉类及动物内脏、酵母、新鲜蔬菜、豆类及其制品。

(3) 多饮水:保持肠道水分充足,保持大便湿润有利排出体外。每日至少饮水 1.5~2L。

(4) 高脂肪饮食:适当增加脂肪摄入,具有润肠通便作用,脂肪分解所产脂肪酸还有刺激肠蠕动作用。脂肪来源为植物油及花生、核桃、芝麻、松子等富含脂肪的坚果。

(5) 增加产气食物摄入量:如萝卜、洋葱、蒜苗、土豆、大豆及其制品。

(6) 禁食烈酒及辛辣食物,少吃精细少渣食物。

3. **梗阻性便秘**　若为器质性病变引起,应去除梗阻的病因,如肠道肿瘤等。不完全梗阻时宜减少食物的残渣、以清流食为主。在肠道有炎症溃疡时,应根据病情供给少渣半流质或少渣软饭,以免刺激肠道炎症和病变部位。上述治疗结合肠内营养共同维持患者营养状况。

病例分析 8-6

　　李先生,56 岁,会计师,身高174cm,体重65kg。因便秘就诊。便次为每周1~2次,粪便的颜色为褐色至深褐色,粪便的性质变硬,并结成球块状。排便时绝大部分时间必须很用力,不伴肠绞痛或肛门区疼痛。否认饮食出现改变。诊断:痉挛性便秘。

　　(1) 确定能量需要量:①患者身高174cm,体重65kg,BMI=21.5kg/m²,营养评价:体重正常;②理想体重:174-105=69kg;③能量需要量:69×30=2070kcal。

　　(2) 一日食谱,见表 8-6。

表8-6　便秘食谱

餐次	食物内容及数量
早餐	大米粥(粳米 25g),馒头(富强粉 75g),蒸蛋羹(鸡蛋 60g),豆腐乳(南豆腐 15g)
午餐	菜肉馄饨(猪瘦肉 75g、嫩小白菜 75g、富强粉 100g)
加餐	冲藕粉(藕粉 25g)
晚餐	西红柿鸡肉面(鸡胸脯 75g、西红柿 100g、富强粉 100g、菠菜 100g)
加餐	牛奶(鲜牛奶 250ml),面包(富强粉 50g)

注:①全日用油 30g,全日用盐 6g;②全日能量 8.64MJ(2064kcal),蛋白质 80g(15.5%),脂肪 56g(24.4%),碳水化合物 310g(60.1%)

三、饮食护理

1. **教育患者养成良好的生活习惯**　养成定时排便的习惯;增加富含饮食纤维的粗杂粮、蔬菜及水果的摄入;注意补足水分;选择恰当的体力活动等。

2. 指导和监测饮食 　根据患者自身情况并结合营养治疗原则,帮助患者选择合适的饮食治疗方法,并教会患者怎么选择食物、怎样加工烹调及怎么吃、吃多少才合适。根据病情变化对饮食做出调整,做到合理化、具体化及个体化。纠正患者的饮食误区,如不分病情的增加膳食纤维摄入量;误认为多吃香蕉可通便,没有成熟的香蕉反而会加重便秘;误认为多吃萝卜可以通便;不敢吃油腻食物,其实油性食物有润肠作用等。

（张片红）

学习小结

急性胃炎发病急促,应根据疾病发展选择不同的饮食治疗方式;慢性胃炎分为浅表性和萎缩性胃炎两种,应根据疾病特征选择合适的食物,避免一概而论。消化性溃疡应该以中和胃酸、保护溃疡创面及增加消化道黏膜屏障功能为目的。炎症性肠病应以通过营养治疗改善患者营养状况、提高机体免疫力及预防营养相关并发症为主。腹泻可以分为急、慢性两种,根据腹泻分类选择与疾病发展阶段合适的饮食营养治疗方法。便秘主要分为三类,治疗过程中应根据疾病类型选择不同的营养治疗方法,改正不良生活及饮食习惯有助于便秘治疗。

复习参考题

1. 胃食管反流病的饮食护理原则有哪些?

2. 消化性溃疡饮食治疗应遵循什么原则?

3. 炎症性肠病的营养治疗目标是什么?

第九章	肝胆胰疾病的营养治疗与饮食护理

9

第一节 肝 炎

问题与思考　　　　　　　　1988 年小李上大学期间得了甲型病毒性肝炎,为了早日康复,妈妈给他天天炖黑鱼吃。

　　思考:小李是否一定要吃黑鱼? 除了黑鱼,小李还可以吃哪些富含蛋白质的食物?

一、概述

　　肝脏是人体最大的腺体,是机体代谢的主要器官,有合成、贮存、分解、排泄、解毒和分泌等多种功能。肝炎是指各种原因引起的,以肝实质细胞变性坏死为主要病变的肝功能损害。主要症状及临床表现是乏力、食欲减退、厌油腻、肝区不适、腹胀等。根据病程长短可分为急性肝炎和慢性肝炎;根据发病原因又可分为病毒性肝炎、酒精性肝炎、药物性肝炎、自身免疫性肝炎、代谢障碍引起的肝炎以及原因不明的肝炎等。

　　肝炎可导致一系列营养代谢紊乱的发生:

　　1. 对蛋白质代谢的影响　　炎症导致大量肝细胞坏死或水肿,肝脏合成蛋白质的能力下降,血浆白蛋白合成减少,导致低白蛋白血症;肝脏鸟氨酸循环受影响,尿素合成能力下降,严重时可导致血氨水平增高。

　　2. 对脂肪代谢的影响　　慢性肝病时内源性胆固醇合成减少,其在血浆中半衰期缩短,酯化作用减弱,血浆胆固醇浓度降低,胆固醇酯含量减少。甘油三酯的转化时间延长,而出现甘油三酯增多。

　　3. 对糖代谢的影响　　慢性肝病患者多有糖耐量异常。肝炎时肝糖原合成减少,加上患者食欲减退进食减少,处于饥饿状态,容易出现低血糖;肝脏利用乳酸合成糖原的能力减退,容易引起体内乳酸堆积,患者感到四肢酸痛。

　　4. 对维生素代谢的影响　　多种维生素储存于肝脏,且直接参与肝内生理生化代谢。在病毒性肝炎急性期,可以出现高维生素血症,但在 1~2 周内恢复正常。慢性肝病中,水溶性和脂溶性维生素异常很常见。非酒精性肝硬化的患者由于吸收不良容易出现脂溶性维生素缺乏。

二、急性病毒性肝炎

(一) 概述

　　急性病毒性肝炎(acute viral hepatitis)是一种肝脏的广泛炎症。它是由多种肝炎病毒引起的传染病,传染性强,传播途径复杂,流行面广,我国发病率高。急性肝炎影响患者的营养代谢。

(二) 营养治疗

　　1. 营养治疗目标　　减轻肝脏负担,减少肝细胞损害,促进肝细胞再生,保护肝功能。

2. 急性期营养治疗原则

(1) 早期常有厌食、食欲缺乏,消化、吸收障碍,此时不宜过分强调高蛋白饮食。应给予易消化、低脂饮食。如进食量过少,无法满足机体60%的营养需要,可给予静脉营养。

(2) 蛋白质40~50g/d,脂肪25~30g/d。

(3) 饮食安排:少量多餐,清淡,易消化,干稀搭配。适当增加绿叶蔬菜。禁止食用刺激性食物和调味品。

3. 缓解期营养治疗原则

(1) 高蛋白高维生素软食:

1) 能量:一般卧床患者84~105kJ(20~25kcal)/(kg·d),轻、中度活动者分别需要126~146kJ(30~35kcal)/(kg·d)、146~188kJ(35~45kcal)/(kg·d)。

2) 蛋白质:现认为1.5~2.0g/(kg·d)效果较好。由于患肝病时,肝脏解毒能力下降,过多的蛋白质会加重肝细胞负担。宜选用优质蛋白质,如奶制品、鱼、瘦肉、豆制品等。动植物蛋白混用,可充分发挥其互补作用。如有并发症,蛋白质应作相应的调整。

3) 脂肪:占总能量25%。

4) 碳水化合物:占总能量的60%~65%。

5) 维生素:肝病影响脂溶性、水溶性维生素的吸收和利用,应及时补充。

(2) 饮食安排:

1) 少量多餐,清淡,易消化,干稀搭配。

2) 适当增加绿叶蔬菜、水果摄入。

3) 禁止食用油炸、刺激性食物和调味品、霉变食品。

4) 禁烟酒。

5) 慎用药物:许多药物需要肝内代谢。

6) 腹胀时,少食牛奶、豆浆及其他产气食物,以免影响患者的食欲,导致摄食量减少。

(三) 饮食护理

1. 急性期

(1) 早期:早期患者厌食、食欲缺乏,消化、吸收障碍,此时不宜过分强调高蛋白、进食量。如进食量过少,可以通过静脉补充。

(2) 注意观察血氨及肝性脑病的先兆,以便及时调整蛋白质的摄入量。

2. 缓解期

(1) 进食量:以维持理想体重为宜。

(2) 增加蛋白质摄入:增加优质蛋白质如奶制品、鱼、瘦肉等摄入,动植物蛋白混用,可充分发挥其互补作用。

(3) 减少油脂摄入。

三、慢性肝炎

(一) 概述

慢性肝炎(chronic hepatitis)是指病程在半年以上的肝内弥漫性炎症性疾病。慢性肝炎的肝组织常出现肝细胞变形、坏死和炎症反应、汇管区炎症以及纤维组织增生等基本病变。慢性肝炎可由各种不同原因引起。

慢性肝炎的临床症状通常无特异性、间断发生且较温和。常见症状包括疲劳、睡眠障碍、注意力不集中以及右上腹的轻微疼痛。重者可引起黄疸、肌肉消耗、茶色尿、腹水、水肿、肝性脑病、消化道出血、脾大、肝掌和蜘蛛痣等。

(二) 营养治疗

1. 营养治疗目的 减轻肝脏负担,促进肝脏组织再生,防止肝脏发生永久性、弥漫性病变,促进肝功能恢复。

2. 营养治疗原则 慢性肝炎或肝炎康复期的患者饮食,基本是平衡膳食。具体要求是:

(1) 能量:若无发热等并发症,一般成人每天的能量摄入以 8.37~10.46MJ(2000~2500kcal)为宜,肥胖者应适当限制。

(2) 蛋白质:蛋白质摄入量按 1.5~1.8g/(kg·d) 供给,占总能量的 15%~16% 左右。可选用优质蛋白质如大豆及其制品和牛奶、瘦肉、鸡、鱼、蛋等动物性食物。

(3) 脂肪:每日脂肪的摄入量占总能量的 20% 左右。应选择富含必需脂肪酸的花生油、豆油等植物油,必需脂肪酸有利于肝组织的修复。

(4) 碳水化合物:全日供给碳水化合物 300~400g,最好由主食或者副食中的天然糖类提供。

(5) 维生素供给应充裕:重症和慢性肝炎患者常有不同程度的维生素缺乏,增加维生素的供给量,有利于肝细胞的修复,增强解毒功能,提高机体免疫力。因而在摄入不足的情况下,适量补充还是有益的。应多食绿叶蔬菜、番茄、胡萝卜、豆类、动物肝脏、乳类和水果,以供给机体丰富的各种维生素和矿物质。

(6) 饮食安排:

1) 急性发作期选择清淡、易消化的半流质饮食、软饭,恢复期可用普食。

2) 少量多餐,肝炎患者每日可 4~5 餐,食物供给要做到量少、质精,以减轻肝脏负担。

3) 严禁暴饮暴食及饮酒。酒类为纯能量饮料,不含任何营养素,且主要经肝脏代谢,饮酒可加重肝脏负担。对一些辛辣或有强烈刺激性的调味品不用或慎用。禁用产气、油煎炸食品。

病例分析 9-1

某男,16 岁,身高 165cm,体重 55kg,恶心、呕吐 3 天,伴有低热,门诊查:ALT 1436IU/L,AST 958IU/L,GGT 90IU/L,TBIL 53.8μmol/L,CBIL 24.6μmol/L,ALB 42.7g/L,甲型肝炎抗体 -IgM(+)。诊断:病毒性肝炎甲型急性黄疸型。

(1) 确定能量需要量:①患者身高 165cm,体重 55kg,BMI=20.2kg/m²,营养评价:体重正常;②理想体重:165–105=60kg;③能量需要量:该患者属于轻中度体力活动者,每日可给予能量:60×30=1800kcal。

(2) 一日食谱,见表 9-1。

表9-1 肝炎食谱

餐次	食物内容及数量
早餐	牛奶(脱脂牛奶220ml),全麦面包片(标准粉75g)
加餐	苹果(150g)
午餐	米饭(粳米150g),清蒸鳊鱼(鳊鱼50g),青菜炒香菇(青菜100g、鲜香菇50g)西红柿蛋花汤(西红柿7g、鸡蛋50g)
晚餐	肉丝面(精粉75g、猪瘦肉50g、香菜25g),豆腐烧白菜(白菜100g、南豆腐50g)
加餐	香蕉(150g)

注:①全日用油20g,全日用盐5g;②全日能量7.32MJ(1750kcal),蛋白质75g(17.2%),脂肪38g(19.5%),碳水化合物277g(63.3%)

(三)饮食护理

1. 教育患者正确认识疾病 慢性肝炎急性发作时,患者常感倦怠、厌食、食欲缺乏、脂肪吸收障碍,此时不可强迫进食,饮食供应需量少、质稀、易消化,尽可能照顾患者口味,并考虑其吸收利用情况,如患者恶心、拒食或进食量太少,无法满足其生理需要,可由静脉输入葡萄糖、维生素和电解质,以维持基本营养和保持水和电解质平衡。

2. 饮食指导 足量优质蛋白质对患者是有益处的,因此应指导患者适当增加优质蛋白质食物,如鱼、瘦肉、奶制品等,另外可指导患者动植物蛋白质混合食用,充分利用蛋白质的互补作用。

3. 禁止一些有损肝脏的饮食行为 饮酒可以加重肝脏负担,慢性肝炎患者应戒酒。除此之外,还要避免暴饮暴食、油炸食品、霉变食物、变质食物等,禁用辛辣及刺激性食物。

第二节 脂肪性肝病

一、概述

脂肪性肝病(fatty liver disease)是以肝细胞脂肪过度贮积和脂肪变性为特征的临床病理综合征。临床上根据有无长期过量饮酒分为非酒精性脂肪性肝病和酒精性脂肪性肝病。

脂肪性肝病的发病与饮食密切相关,如长期高脂饮食所引起的肥胖和高脂血症;营养不良导致蛋白质缺乏,不能合成足够转运甘油三酯的载脂蛋白;禁食、过分节食或其他快速减肥方法所导致的脂肪短期内大量分解,以至于超过肝脏负荷能力;长期大量饮酒;糖尿病患者存在的胰岛素抵抗和高脂血症等。此外,药物及结核、病毒性肝炎、肝豆状核变性等疾病也是导致脂肪性肝病的常见原因。

二、营养治疗

(一)营养治疗目标

缓解相关症状;控制病情发展;改善营养状况;促进脂肪性肝病转归;促进肝功能恢复。

(二)营养治疗原则

1. **病因治疗** 根据病因给予合理的治疗措施。如对于营养过剩或肥胖导致脂肪性肝病患者应严格控制饮食,并结合运动促进疾病康复;营养不良患者注意补充营养,尤其是增加蛋白质和维生素的供给,增强肝脏对脂代谢的调节能力;糖尿病患者积极治疗胰岛素抵抗、控制血糖,有助于改善高血脂状态;长期大量饮酒者应戒酒。病因治疗有助于从根源上改善和延缓脂肪性肝病进程。

2. **控制能量摄入** 84~105kJ(20~25kcal)/(kg·d)。

3. **控制碳水化合物量** 过量的碳水化合物在体内会转化为脂肪,导致肥胖和加重病情。甜食和精制糖,如甜点、蛋糕、蜂蜜、蔗糖、果汁等,更应限制。应以粗杂粮作为碳水化合物的主要来源,如燕麦、小米、莜麦、玉米、杂豆等。

4. **高蛋白质饮食** 1.2~1.5g/(kg·d)。蛋白质中的蛋氨酸、胱氨酸、色氨酸、苏氨酸及赖氨酸等都有抗脂肪性肝病的作用。

5. **限制脂肪和胆固醇** 严格限制动物脂肪和胆固醇的摄入,如肥肉和动物内脏。脂肪供给量不超过40g/d。

6. **供给充足的维生素、矿物质和膳食纤维。**

7. **烹调方式** 可选用蒸、煮、炖、氽、烩、焖等,不宜用油煎、炸、爆炒、烟熏、腌腊等方法加工食物。食品不宜过甜、过咸、过油,以免加重肝内脂肪沉淀。

8. **饮食禁忌** 避免刺激性食物如辣椒、胡椒、大蒜、姜、洋葱、咖啡因及酒类等。少吃油煎油炸食品及动物脂肪、内脏,少喝富含氮浸出物的鱼汤、肉汤、鸡汤等汤类。避免暴饮暴食和过饥过饱的不良饮食习惯。

病例分析 9-2

　　李先生,男,34岁,身高174cm,体重76kg,平时喜食油腻。体检查出转氨酶增高,胆红素正常;血清总胆固醇9.6mmol/L、甘油三酯2.5mmol/L。B超示特异性脂肪肝波形,肝脏肿大。诊断:非酒精性脂肪性肝炎。

　　(1)确定能量需要量:①患者身高174cm,体重76kg,BMI=25.1kg/m²,营养评价:超重;②理想体重:174-105=69kg;③能量需要量:69×25=1725kcal。

　　(2)一日食谱,见表9-2。

表9-2　非酒精性脂肪性肝炎食谱

餐次	食物内容及数量
早餐	全麦面包片(标准粉50g)、牛奶(脱脂牛奶220ml)

餐次	食物内容及数量
加餐	苏打饼干(标准粉 25g)
午餐	米饭(粳米 100g),清蒸鲈鱼(鲈鱼 75g),青椒土豆丝(青椒 80g、土豆 100g),西红柿蔬菜汤(西红柿 50g、青菜 50g)
晚餐	米饭(粳米 75g),豆腐烧白菜(白菜 100g、南豆腐 100g),蘑菇炖鸡(蘑菇 50g、鸡块 125g)
加餐	苹果(150g)

注:①全日用油 25g,全日用盐 5g;②全日能量 7.12MJ(1702kcal),蛋白质 75g(17.6%),脂肪 42g(22.2%),碳水化合物 256g(60.2%)

三、饮食护理

脂肪性肝病目前尚缺乏有效的治疗药物。因此,饮食护理尤为重要。饮食护理以改善患者营养状况、延缓病情发展、促进病情转归为目的,以健康教育和饮食指导为主要措施。具体应做到以下几点:

1. 饮食指导 脂肪性肝病患者平时应遵循低能量、高蛋白、适当碳水化合物、低脂肪的饮食原则。饮食烹调宜选择蒸、煮、焖、汆、烩、炖等,以保证清淡且易于消化。严格戒酒。

2. 运动教育 有氧运动是预防和治疗脂肪性肝病的有效方法之一,长期坚持有氧运动,可增加能量消耗,促进脂肪代谢,有助于控制血脂和体重,运动还可以增加胰岛素敏感性,最终减少脂肪在肝脏内的堆积。教育患者根据自身病情及耐受程度选择适合自己的运动方式、时间、频率、强度。如慢走、快走、慢跑、骑自行车、爬楼梯、打羽毛球等。注意要在自身可耐受范围内且不引起疲乏感为宜。

第三节 肝硬化

一、概述

肝硬化(cirrhosis)是一种由不同病因引起的肝脏结构的慢性、弥漫性病变,肝细胞广泛变性和坏死,纤维组织弥漫性增生,并有再生小节形成,肝脏逐渐变形、变硬。常见的病因为病毒性肝炎、乙醇和化学性(药物)中毒、营养不良、代谢障碍等,肝硬化晚期肝功能失去代偿,引起许多系统的功能紊乱。肝硬化的临床表现很多,肝硬化及终末期肝脏疾病(ESLD)的主要并发症包括营养不良、腹水、低钠血症、肝性脑病、葡萄糖耐量改变、脂肪吸收不良、肝肾综合征和骨质减少等,都涉及营养问题。为肝脏疾病患者提供合理的营养治疗时,可以纠正营养不良,并可改善临床结局。目前的研究显示,营养不良的肝硬化患者接受口服或肠内营养治疗后可获得积极的效果,包括营养状况的改善和肝硬化临床并发症,如腹水、肝性脑病和感染的减少。

二、营养治疗

1. **能量** 一般 105~126kJ(25~30kcal)/(kg·d)。少量多餐较传统的三餐更易耐受,多次进食还可改善氮平衡,预防低血糖。

2. **蛋白质** 根据病情变化及时调整蛋白质的供给量。无肝性脑病者,蛋白质需要量在0.8~1.0g/(kg·d),为促进氮的积累或正氮平衡,至少需 1.2~1.3g/(kg·d)。应激状态下,如感染、消化道出血或严重腹泻,至少应提供 1.5g/(kg·d)。对于顽固性腹水,食欲减退时,可以采用要素膳或肠外营养。

3. **碳水化合物** 充足的糖原储备有利于肝功能的恢复,所以尽可能摄入复合碳水化合物,300~450g/d。

4. **脂类** 供给量以占总能量的 25% 为宜。若患者发生脂肪泻,应限制脂肪摄入量,改用低脂饮食。研究表明,中链甘油三酯(MCT)能使肝硬化患者肝脏脂肪成分变化,促进肝功能恢复。对于胆汁淤积的肝硬化应予以低脂肪、低胆固醇饮食。

5. **维生素与矿物质** 肝硬化患者应补充维生素与矿物质。

6. **特殊情况处理** 门静脉高压引起侧支循环,其中胃底食道静脉曲张患者应予低渣饮食,少量多餐,细嚼慢咽,切忌硬、粗、干的食品。急性出血时,不能行肠内营养。当患者超过 5天不能经口摄食时,应给予肠外营养治疗。

7. **腹水** 除利尿治疗外,限钠饮食也用于腹水的治疗,通常食盐限制在 2g/d,患者还应补充充足的蛋白质。

病例分析 9-3 •

患者梁某,男性,50 岁,身高 173cm,因乏力、食欲减退 2 年腹胀 3 月加重 3 天入院。有乙型病毒性肝炎病史 10 年,2 年前患者无诱因出现乏力、食欲减退,3 月前患者自觉腹胀,四肢水肿,发病以来,胃食欲缺乏,夜间睡眠差,体重近期少许增加。查体:体温 36.5℃,脉搏 100 次/分,呼吸 20 次/分,血压 140/90mmHg,体重 75kg,腹围110cm,BMI=25.1kg/m²。神志清,无扑翼样震颤,肝病面容,四肢见色素沉着,前胸面颈部见数枚蜘蛛痣,双手见肝掌,全身皮肤黏膜巩膜黄染。腹壁静脉可见曲张,腹水征阳性,肝肋下 3cm 可触及,质硬,表面欠光滑,脾脏轻度肿大。四肢轻度凹陷性水肿。诊断:肝硬化失代偿期。

(1) 确定能量需要量:①理想体重:172-105=67kg,由于该患者存在腹水,故其实际体重并不能反映实际营养状况;②能量需要量:67×30=2010kcal。

(2) 一日食谱,见表 9-3。

表 9-3 肝硬化食谱

餐次	食物内容及数量
早餐	牛奶(220ml),面包片(标准粉 120g)
加餐	猕猴桃(150g)

餐次	食物内容及数量
午餐	米饭(粳米 100g),香菇炖鸡(鸡脯肉 100g、鲜香菇 25g),醋熘西葫芦(西葫芦 125g、胡萝卜 25g)
晚餐	米饭(粳米 100g),清蒸鲈鱼(75g),青椒豆腐丝(青椒 75g、豆腐丝 25g)
加餐	苏打饼干(标准粉 25g)(蘸水泡软吃)

注:①全日用油 25g,全日用盐 2g;②全日能量 7.98MJ(1907kcal),蛋白质 76g(15.9%),脂肪 47g(22.2%),碳水化合物 295g(61.9%)

三、饮食护理

肝硬化是由不同病因引起的,损害多个系统的,临床表现复杂的一种疾病,常涉及多种营养物质代谢障碍。营养护理要注意密切观察病情,宣教一定要在切实了解病情的前提下,有针对性地进行。病情不同的情况下,有时应用的营养治疗原则完全相反。

1. 应选择新鲜食物 肝硬化者肝脏解毒能力下降,对含食物添加剂和农药残留的食物要加以注意。饮食中制作过程中不应加入防腐剂、香料、着色剂等。选择易消化、吸收的食物。摄入脂肪不可过多,给予足够的维生素,多食新鲜蔬菜和水果,患者病情稳定时补充优质蛋白,如鱼、鸡、牛奶,以提高血浆蛋白浓度。对肝硬化的患者来说,低血钾易诱发肝性脑病,宜食含钾丰富的水果和蔬菜。

2. 特殊情况下的饮食注意

1) 如有肝性脑病先兆者应限制蛋白质的摄入量。

2) 对伴有食道静脉曲张的患者,饮食需细软,易于消化,可供应软饭、半流质和流质饮食。

3) 有腹水的患者应限制水、钠的摄入量。

第四节　肝性脑病

一、概述

肝性脑病(hepatic encephalopathy,HE)又称肝昏迷,是肝功能衰竭或门体分流引起的中枢神经系统神经精神综合征。因肝功能严重受损,不能将血中有毒代谢产物降解;或因门静脉分流术后,自然形成的侧支循环使门静脉中有毒物质绕过肝,未经肝解毒而直接进入人体循环而引起的中枢神经系统代谢紊乱。主要临床表现有人格改变、行为异常、扑翼样震颤、出现意识障碍、昏迷等。将肝性脑病分为 0~4 级,见表 9-4。肝性脑病是急、慢性肝病的危重表现,常直接威胁患者生命。发病机制通常认为有氨中毒学说、氨基酸代谢失衡及其他毒素作用等。

表 9-4 肝性脑病 West-Haven 分级标准

肝性脑病分级	临床要点	肝性脑病分级	临床要点
0 级	没有能察觉的人格或行为变化 无扑翼样震颤		行为错乱,语言不清 减法计算能力异常 容易引出扑翼样震颤
1 级	轻度认知障碍 欣快或抑郁 注意时间缩短 加法计算能力下降 可引出扑翼样震颤	3 级	嗜睡到半昏迷,但是对语言刺激有反应 意识模糊 明显的定向障碍 扑翼样震颤可能无法引出
2 级	倦怠或淡漠 轻度定向异常(时间和空间定向) 轻微人格改变	4 级	昏迷(对语言和强刺激无反应)

营养治疗对肝性脑病恢复十分重要,在实施营养治疗过程中,不仅要注意不增加引发肝脏脑病的有毒物质(某些氨基酸与中枢神经递质密切相关),同时还要在不增加肝脏负担的情况下改善肝功能和机体营养状况。此时,营养治疗的实施非常困难,其作用亦具有多种意义。

二、营养治疗

(一) 营养治疗目标

1. 适当限制蛋白质的摄入,减少氨的形成,预防和减轻肝性脑病;

2. 补充充足能量,保证机体代谢需求,维持水、电解质平衡。

(二) 营养治疗原则

一般应给予高碳水化合物、低脂肪、适量能量、充足维生素的少渣半流质或流质饮食。

1. 供给充足能量　肝性脑病患者的非蛋白质能量为 105~146kJ(25~35kcal)/(kg·d)。

2. 适当限制蛋白质　过去强调肝性脑病患者蛋白质的供给量应该严格加以限制,以减少氨的来源。近年对于蛋白质的供给明显放宽。目前关于肝性脑病蛋白质摄入量尚无一致意见。在营养治疗中,应根据临床症状、血氨和血白蛋白水平的监测情况来决定蛋白质供给量。对于肝性脑病 1 级和 2 级的患者蛋白质起始可按照 0.5g/(kg·d)供给,以后视患者病情发展逐渐增加至 1.0~1.5g/(kg·d)。若患者对动物蛋白不耐受,可适当补充支链氨基酸和植物蛋白。对于肝性脑病 3 级和 4 级的患者蛋白质起始可按照 0.5g/(kg·d)供给,以后视患者病情发展逐渐增加至 1.0~1.2g/(kg·d)。

严重肝性脑病患者应选举富含支链氨基酸的蛋白质,如豆制品。以后根据病情,可逐渐由少量开始增加产氨较少的动物性蛋白质,如乳制品等,以免发生负氮平衡。

3. 糖类为主　肝性脑病患者的能量来源主要依靠碳水化合物,可选用精细的粮食及膳食纤维含量较少的水果、果汁等。

4. 低脂肪饮食。

5. 供给充足的维生素。

6. 维持水、电解质及酸碱平衡。

7. 营养支持途径　首选肠内营养治疗。昏迷前期,给予易消化的少渣半流或流质,不能进食的昏迷者,无食管静脉曲张的可用鼻饲。当存在肠内营养禁忌证,如明显的消化道出血、肠梗阻等时应选用肠外营养。

8. 正确掌握液体摄入量　通常参考前1天的排出量而定。

9. 保持大便通畅　便秘可增加氨从胃肠道吸收时间,故应保持大便通畅。

相关链接　　　　微生态制剂包括益生菌、益生元和合生元,可以促进宿主肠道内有益菌群如乳酸杆菌的生长,并抑制有害菌群的生长;可以改善肠上皮细胞的营养状态、降低肠道通透性,从而减少细菌异味和内毒素血症的发生;还可以减轻肝细胞的炎性反应和氧化应激,从而增加肝脏的氨清除。

病例分析 9-4

患者45岁,男,身高166cm,体重65kg,BMI=23.6kg/m²。5年前诊断为肝硬化,间歇性乏力、食欲缺乏2年。1天前进食不洁肉食后,出现高热、频繁呕吐,继之出现说胡话,扑翼样震颤,既而进入昏迷。查体:T38.2℃,P110次/分,BP75/45mmHg,肝病面容,颈部可见蜘蛛痣,四肢湿冷,腹壁静脉可见曲张,脾肋下4cm,肝脏未及,腹水征阳性,血氨140.3μmol/L。诊断:肝硬化、肝性脑病。

1. 患者处于肝性脑病4级,血氨明显升高,并昏迷,可采用肠内营养,待患者病情好转后转为经口进食。

2. 营养需求:①理想体重:166-105=61kg;②能量需求:61×30=7.66MJ(1830kcal);③蛋白质需求:61×0.5=30.5g

3. 一日食谱,见表9-5。

表9-5　肝性脑病食谱举例

餐次	食物内容及数量
早餐	藕粉(25g),点心(淀粉50g),拌胡萝卜丝(胡萝卜75g)
午餐	西红柿面(淀粉100g,西红柿100g)
加餐	苹果泥(10g)
晚餐	大米粥(粳米50g),炒小白菜末
加餐	藕粉25g

注:①全日用油30g,全日用盐4g;②全日能量6.96MJ(1663kcal)蛋白质28g(6.7%),脂肪39g(21.1%),碳水化合物300g(72.2%)

三、饮食护理

1. 向患者及家属讲解饮食与肝性脑病发生之间的关系,并说明饮食蛋白质总量及来源对患者病情的影响。

2. 根据患者病情和自身消化能力控制饮食中的蛋白质量,嘱患者适量选择产氨少的蛋白质,限制产氨量大的蛋白质。豆制品含丰富的亮氨酸、异亮氨酸等支链氨基酸,为肝性脑病患者蛋白质的良好来源。牛乳蛋白质产氨较少,在病情好转时可适量逐渐增加。

3. 对能进食者供给碳水化合物的食物可选葡萄糖、米汤、藕粉、果汁、果酱、果冻等,以及细粮和膳食纤维少的水果。

4. 要注意电解质的变化,纠正电解质紊乱。

5. 观察患者大便情况,预防患者便秘。

第五节　胆囊炎和胆石症

问题与思考　　　　　　　　赵阿姨今年 55 岁,长期发胖。为了减肥常年不吃早餐,每日仅吃两顿饭。一周前无明显诱因出现上腹疼痛,伴有恶心、呕吐,去医院做了 B 超,诊断为胆囊结石、胆囊炎。

思考:赵阿姨患胆囊结石与不吃早餐有关吗?

一、概述

胆囊炎和胆石症是胆道系统中的常见病与多发病,两者常同时存在,互为因果。胆石症(cholelithiasis)是指胆道系统,包括胆囊和胆管内发生结石的疾病。按结石发生部位不同,可分为胆囊结石、肝外胆管(或胆总管)结石和肝内胆管结石。按结石化学成分可分为胆固醇结石、胆红素结石和混合性结石。

胆囊炎(cholecystitis)分为急性胆囊炎和慢性胆囊炎,急性胆囊炎是指胆管梗阻和细菌感染引起的炎症。胆囊结石是最常见的慢性胆囊炎危险因素,慢性结石性胆囊炎占所有慢性胆囊炎的 90%~95%。

饮食因素与胆囊炎和胆石症的发病有直接或间接关系,胆石的形成在某种程度上与营养过度、缺乏或不平衡有一定的关系。高能量、高动物性脂肪、高精制糖及缺乏膳食纤维是诱发胆石症的饮食因素。膳食纤维可与胆酸结合,增加胆汁中胆固醇的溶解度,减少结石形成。维生素 C 缺乏时胆固醇转化为胆汁酸的速率减慢。长期高碳水化合物、低脂、低蛋白饮食与胆红素结石的形成密切相关,高脂肪高蛋白饮食则容易患胆固醇结石。饥饿时胆囊收缩素不分泌,胆汁滞留于胆囊而过于浓缩,可诱发炎症或形成结石。尤其是夜间分泌的胆汁比白天分泌的更富于成石性,因此,不吃早餐或全天只吃一、二餐者患胆石症的概率增多。

二、营养治疗

(一) 营养治疗目标

1. 合理限制饮食中脂肪和胆固醇的摄入,减轻或缓解患者疼痛症状;

2. 预防胆囊炎患者发展成为胆石症;

3. 改善患者营养状况,预防营养不良的发生。

(二) 营养治疗原则

1. 急性期营养治疗原则

急性胆囊炎或慢性胆囊炎急性发作期患者往往恶心呕吐频繁、疼痛严重,应禁食,使胆囊充分休息,以缓解疼痛。调整水、电解质平衡。疼痛缓解后,可口服少量糖盐水或米汤等清流质,逐渐过渡到以碳水化合物为主低脂肪富含蛋白质及维生素的流质、半流质以及软食。

2. 慢性期营养治疗原则

(1) 能量:一般为 7.53~8.37MJ/d(1800~2000kcal/d)。肥胖患者应适当限制能量供给,有助于减轻体重。消瘦者则适当增加能量,有助于改善营养状况。

(2) 低脂肪低胆固醇饮食:限制脂肪摄入能够减少对胆囊的刺激,从而缓解疼痛。手术前后饮食中脂肪应限制在 20~30g/d,病情好转后,视患者耐受情况逐渐增加至 40~50g/d。烹调油以植物油为主。应严格限制胆固醇在 300mg/d 以内,高胆固醇血症患者应严格控制在 200mg/d以内。

(3) 蛋白质:供给 1~1.5g/(kg·d)。宜选用低脂高蛋白的食物,如鸡蛋、脱脂牛奶、豆制品、鱼虾、禽肉等食物。

(4) 碳水化合物应:一般为 250~400g/d,宜选复合碳水化合物,适当限制葡萄糖、蔗糖的摄入。

(5) 供给充足维生素:尤其是脂溶性维生素 A、维生素 D、维生素 E、维生素 K 及 B 族维生素等。维生素 K 对内脏平滑肌具有解痉镇痛的作用,对缓解胆管痉挛和胆石症引起的疼痛具有良好的效果。维生素 A 具有增强机体免疫力的作用。宜选择新鲜水果蔬菜、植物油等以保证维生素 C 的供给,如猕猴桃、草莓、鲜枣、绿叶蔬菜、番茄、胡萝卜、西兰花、大豆油、橄榄油等。

(6) 摄入丰富的膳食纤维:膳食纤维能吸附肠道内的胆汁酸,抑制肠内胆固醇的吸收,又能促进肠蠕动,利于胆固醇和胆汁酸的排泄,同时高膳食纤维饮食有助于预防便秘。宜选择质地软、刺激性小的富含膳食纤维的食物,如苹果、柑橘、香蕉、豆类、香菇、木耳、海带等富含果胶、豆胶、藻胶的食物。

(7) 大量饮水:多喝水和饮料,有助于稀释胆汁和促进胆汁顺利排出,加速炎症的恢复和预防胆石症。建议每日饮水量至少 1200~1500ml。

(8) 少量多餐:有助于减轻消化道负担,多餐能刺激胆汁分泌,保持胆道通畅、有助于胆道内炎性物质引流,促进疾病康复。

(9) 饮食禁忌:避免刺激性食物如辣椒、胡椒、大蒜、姜、洋葱、咖啡及酒类等。少吃油煎炸食品及动物脂肪、内脏、蛋黄、松花蛋等,少吃洋葱、蒜苗、萝卜、大豆等产气食品。避免暴饮暴食和过饥过饱等不良饮食习惯,注意饮食卫生,预防蛔虫感染。

(10) 烹调原则：烹调方式可选用蒸、煮、炖、汆、烩、焖等，不宜用油煎、炸、爆炒、烟熏、腌腊等方法加工食物。食品不宜过甜、过咸、过油，以免加重肝内脂肪沉积。

病例分析 9-5

　　王女士，56 岁，身高 160cm，体重 65kg，右胁部隐痛，恶寒发热一周。患者自诉一周前始出现恶寒，发热，右肋部疼痛，胀痛为主，放射至右上腹，伴恶心呕吐，呕吐胃内容物，体温以午后升高为主，最高达 39.4℃。实验室检查：总胆红素 66.32μmol/l，直接胆红素 34.46μmol/l，间接胆红素 31.86μmol/l，谷草转氨酶 75.00U/l，谷丙转氨酶 120.00U/l。B 超见肝内光点稍粗，分布欠均；胆囊内泛发性结石，胆总管扩张。诊断：胆囊炎，胆石症。

　　(1) 确定能量需要量：①患者身高 160cm，体重 65kg，BMI=25.4kg/m²，营养评价：超重；②理想体重：160-105=55kg；③能量需要量：55×25=1725kcal。

　　(2) 一日食谱，见表 9-6。

表 9-6　胆囊炎胆石症食谱

餐次	食物内容及数量
早餐	紫菜蛋皮虾仁小馄饨（紫菜 2g、鸡蛋 25g、虾仁 50g、猪瘦肉 25g、面粉 50g）
加餐	苏打饼干（14g）
午餐	燕麦饭（燕麦 25g、粳米 75g），粟米香菇胡萝卜丁炒肉（粟米 25g、香菇丁 10g、胡萝卜丁 15g、猪肉丁 50g），芹菜香干（芹菜 150g、香干 30g），丝瓜汤（丝瓜 50g）
加餐	橙子（150g）
晚餐	粳米饭（粳米 75g），芙蓉鸡片（鸡胸脯肉 50g、鸡蛋白 25g），青椒土豆丝（青椒丝 25g、土豆丝 100g），毛菜木耳汤（鸡毛菜 100g、干木耳 5g）
加餐	低脂牛奶（250ml）

　　注：①全日用油 15g，盐 5g；②全日能量 7.26MJ(1734kcal)，蛋白质 88g(20.3%)，脂肪 38g(19.7%)，碳水化合物 260g(60.0%)。

三、饮食护理

　　1. 告知患者营养治疗有辅助作用，尤其是在患者的康复阶段发挥着不容忽视的作用。

　　2. 急性发作期应禁食；缓解期或无症状期采取高蛋白、低脂肪、高维生素、高膳食纤维饮食。日常护理中应严格按照相关饮食治疗原则执行，以达到缓解症状和预防并发症的目的。

　　3. 教育和指导患者多饮水、规律进餐，预防因胆囊内胆汁长期储存所引起的胆石症。

　　4. 感染蛔虫时应及时使用正确的驱虫治疗，以防发生胆囊炎和胆色素结石。

　　5. 避免辛辣刺激性调味品及食物，避免使用油煎炸的烹饪方式。

第六节　胰腺炎

问题与思考　　　　　　　张先生 2 年前曾经患过急性胰腺炎,经治疗后病情稳定。最近与多年未见的大学同学聚会时喝了一点儿白酒,结果胰腺炎再次发作。

思考:为什么饮酒之后张先生的胰腺炎会复发?

一、概述

胰腺炎(pancreatitis)是由多种原因引起的胰腺内酶原群激活,导致胰腺自身消化和坏死,并波及周围组织和器官。胰腺炎有急性胰腺炎和慢性胰腺炎之分。急性胰腺炎又分为轻度和重度急性出血坏死性胰腺炎,轻度急性胰腺炎是一种自限性疾病,除支持治疗外无需其他治疗。而重度急性胰腺炎则伴有危及生命的并发症。

急性胰腺炎反复发作可转变为慢性,慢性胰腺炎患者由于胰酶分泌逐渐减少,病程中可出现脂肪泻和蛋白质泻,脂肪泻可导致机体脂溶性维生素缺乏。急、慢性胰腺炎均可导致营养不良,前者是由于全身炎症反应引起的急性代谢应激导致,后者则主要由于疼痛、营养物质消化和吸收减少所引起。男性酗酒和女性胆石症是引起急性胰腺炎最主要的原因。

二、营养治疗

(一) 营养治疗目标

1. 急性期选择合适的营养治疗方式,为机体提供代谢所需的营养底物,尽可能减少高分解代谢所致的全身消耗。同时使胰腺充分休息,避免过度营养所致代谢负担加重,纠正代谢紊乱。

2. 慢性期通过调整饮食结构和补充胰酶,改善消化和吸收不良的状况、预防和纠正营养不良的发生等。

(二) 营养治疗原则

1. 急性胰腺炎

急性胰腺炎的主要病理过程是炎症、水肿和胰腺组织坏死。80% 的患者是轻度水肿性胰腺炎,20%~25% 的患者是重度坏死性胰腺炎。

(1) 轻中度胰腺炎的营养治疗:第一阶段(发病后第 2~5 天)禁食,治疗胰腺炎的诱因,注意维持水电解质平衡。第二阶段(发病后 3~7 天)。可进食富含碳水化合物、适宜脂肪和蛋白质的半流质及软食。待疼痛缓解,淀粉酶下降进入第三阶段,可正常进食。

(2) 重症胰腺炎的营养治疗:急性坏死性胰腺炎应首先给予肠内营养治疗。近十年,急性胰腺炎的营养治疗策略发生了改变,营养管理已经从主张肠外营养转向主张肠内营养。肠内营养应用安全,耐受性好,有助于降低代谢和减少瘦体组织丢失。但是,患者往往不能实现全肠内营养,不足的部分可由肠外营养补充。

重症胰腺炎的早期肠内营养应慎重实施,原先认为开始阶段应选择对胰液分泌刺激最小的空肠途径,随着消化吸收功能的逐渐恢复,可选择鼻喂管途径。现在的指南推荐鼻喂管和鼻空肠管均可用于重症急性胰腺炎。胃麻痹者要用空肠管。肠内营养制剂初期选用要素型制剂,随时间推移逐渐过渡到整蛋白质为氮源的非要素型制剂。使用方法应从低浓度、小剂量、慢速度开始,根据患者肠道耐受程度逐渐提高浓度、剂量和速度,直至患者能完全适应。

2. 慢性胰腺炎　三大营养素的消化不良是引起慢性胰腺炎患者进行性营养和代谢损害的主要原因。营养干预的目标是通过减少消化和吸收不良预防营养不良。慢性胰腺炎营养治疗的首要原则是禁饮酒,同时补充胰酶。补充足够的能量,以富含碳水化合物和蛋白质、适宜脂肪为原则。若经口摄入不足,可通过口服营养补充的方式增加能量的摄入。

(1) 能量:供给宜充足,一般为 126~146kJ(30~35kcal)/(kg·d)。

(2) 碳水化合物:宜供给 300g/d 以上。对于存在糖尿病或者糖耐量异常的患者,则应限制蔗糖、红糖和蜂蜜的摄入,以谷薯类为主。

(3) 蛋白质:1.0~1.5g/(kg·d)。注意选用含脂肪少、高生物价蛋白食品,如鸡蛋清、鸡肉、虾、鱼、豆腐、瘦牛肉等食品。

(4) 脂肪:视患者耐受程度逐渐增加供给。如果常规饮食治疗后脂肪泻仍不能控制、体重仍下降,则可使用富含中链甘油三酯(MCT)的饮食。MCT 的消化、吸收率高,经小肠黏膜吸收后可直接经门静脉进入血液循环,即使脂肪酶、胆盐缺乏也不影响其吸收。由于 MCT 易引起肠痉挛、恶心、腹泻等症状,使用时应根据机体的耐受情况逐渐增加。

(5) 维生素:应供给充足,多选用富含 B 族维生素、维生素 A、维生素 C 的食物。建议通过合理搭配饮食获取丰富的维生素,但是对于摄入不足者,则应通过膳食补充剂弥补。

(6) 定时定量,养成少量多餐,不暴饮暴食的良好饮食习惯:每天以 4~5 餐为宜。烹调加工应使菜肴清淡、细碎、柔软,可采取蒸、煮、烩、熬、烧、炖等法。应多换花样以促进患者食欲。

(7) 食物选择:选食原则是富于营养、易于消化、少刺激性。宜用高蛋白高碳水化合物低脂饮食,如豆制品、脱脂奶、鱼类、鸡肉、猪瘦肉、牛瘦肉、蛋清等食品。蔬菜类可选用土豆、菠菜、胡萝卜、豇豆、莴苣、茼蒿、苦菜等;橘汁及其他果汁也宜服用。禁用含脂肪多的食物,肥瘦肉、干果、油料果仁、黄豆、油炸食品及油酥点心等均在禁食之列。严格禁酒和辛辣等刺激性食品及调料。

相关链接　　　　　胰腺炎患者为什么要禁酒?

过量饮酒导致急性胰腺炎的发作,可能与以下因素有关:①乙醇刺激胰腺细胞分泌,增加胰腺对缩胆囊素刺激的敏感性,激活胰酶,启动蛋白质的分解代谢,使胰液中胰酶和蛋白质含量增加,小胰管内蛋白栓形成引起胰管阻塞,胰液排出受阻。②乙醇使胰腺腺泡细胞膜脆性增加,使其流动性和完整性发生改变,线粒体肿胀,细胞代谢障碍,细胞变性、坏死。③乙醇改变体内的脂质代谢,研究表明急性胰腺炎患者中多存在高脂血症。④乙醇刺激可引起胆胰壶腹括约肌痉挛,导致胰液引流不畅,胰管内压力升高,最终发生急性胰腺炎。

张先生,身高165cm,体重60kg。因急性腹部疼痛而住院,诊断为胰腺炎急性发作。早期给予禁食及肠外营养治疗,后经过清流质饮食→流质饮食→低脂半流质饮食→低脂软食过渡,现病情稳定,计划近日出院。

(1) 确定能量需要量:①从少量开始,逐渐增加至足量;②能量需要量:60×30=1800kcal。

(2) 一日食谱,见表9-7。

表9-7 胰腺炎食谱举例

餐次	食物内容及数量
早餐	大米粥(粳米25g),馒头(标准粉50g),拌豆干(豆干50g)
加餐	煮苹果块(150g)
午餐	西红柿鸡蛋面(标准粉100g、西红柿150g、鸡蛋60g、青菜80g)
晚餐	馒头(标准粉100g),肉丝炒小白菜(猪瘦肉50g、小白菜100g),豆腐羹(南豆腐75g、胡萝卜25g、香菜10g)
加餐	藕粉(25g)

注:①全日用油25g,全日用盐5g;②全日能量7.32MJ(1749kcal),蛋白质76g(17.4%),脂肪35g(23.2%),碳水化合物260g(59.4%)。

三、饮食护理

1. 讲解疾病知识 使患者了解胰腺炎的发病原因、影响病情和预后的因素、控制病情的方法。

2. 指导患者如何正确选择食物,搭配一日饮食。

3. 讲解各类低脂饮食烹调方法,包括无脂流质、低脂流质、低脂半流食、低脂软食、低脂普食等制作。

(葛 声)

学习小结

肝、胆、胰疾病营养治疗的首要原则是控制脂肪的摄入;肝性脑病患者应选用低蛋白饮食;脂肪性肝病患者减重谨记"少吃、多动、坚持";肝硬化患者蛋白质摄入量要充足,同时注意少渣、细软饮食。

复习参考题

1. 简述肝炎对营养代谢的影响。

2. 哪些饮食因素与胆石症的发病相关?

3. 胰腺炎患者为什么要禁酒?

第十章　泌尿系统疾病的营养治疗与饮食护理

10

学习目标	
掌握	急慢性肾衰竭、肾病综合征的营养治疗原则与饮食护理。
熟悉	急性肾小球肾炎的营养治疗;慢性肾功能不全食谱的制定。
了解	透析的营养治疗原则与饮食护理。

第一节　肾小球肾炎

一、急性肾小球肾炎

问题与思考

李女士日常喜欢吃肉，每天大约进食200~250g。3天前因晨起眼睑水肿，诊断为急性肾小球肾炎。

思考：

1. 得了急性肾小球肾炎后还能像原来一样进食大量的蛋白类食物吗？

2. 如果李女士不幸转变成慢性肾炎，其饮食如何注意蛋白质及盐的摄入？

（一）概述

急性肾小球肾炎（acute glomerulonephritis，AGN）简称为急性肾炎，是以急性肾炎综合征为主要临床表现的一组疾病。由感染后的变态反应所引起的以双侧肾脏弥漫性损害为主，多数患者在发病前有溶血性链球菌感染史，如发病前曾患上呼吸道感染、扁桃体炎、猩红热、鼻窦炎和中耳炎等。也可由其他细菌、病毒及寄生虫感染引起。此病可发生在任何年龄，以儿童多见，男性多于女性。本病大多预后良好，常可在数月内临床自愈。部分患者可遗留慢性肾病。

临床特点为急性起病，病情轻重不一。多数患者为晨起时发现面部，特别是眼睑水肿，少数严重者可波及全身。肾小球疾病时水肿的发生是由于肾小球肿胀，肾小球滤过率下降，而肾小管无严重病变，其重吸收功能正常，使水、钠在体内大量潴留，导致水肿。此外，患者还可出现血尿、蛋白尿、高血压，并可伴有一过性氮质血症。

（二）营养治疗

1. 营养治疗目标

（1）控制蛋白质摄入，减轻肾脏的负担。

（2）限盐限水，减轻水钠潴留。

（3）严格控制钾摄入，避免高钾血症。

（4）保证充足的能量供给，减少肌肉分解。

2. 营养治疗原则　

营养治疗是急性肾炎的基本治疗方法之一，特别是蛋白质及电解质的合理摄入可起到减轻水肿促进疾病康复的作用。

（1）能量：适宜能量是有效保护肾脏功能，减少机体蛋白质分解，减轻肾脏负荷的重要措施之一。能量供给根据病情、年龄及有无并发症确定。由于急性肾炎患者以卧床休息或休息为主，能量摄入不宜过高，如果患者患病前体重为正常体型（$18.5 \leq BMI \leq 23.9kg/m^2$），一般以105~126kJ（25~30kcal）/（kg·d）为宜。

（2）蛋白质：急性肾炎发生后肾脏有效排出蛋白质代谢产物的能力下降，因此，合理的蛋白质摄入是急性肾炎营养治疗的首要问题。蛋白质供给量应根据病情而定：

1) 急性肾炎多有自愈性，对尿中仅有少量蛋白及红细胞，偶有水肿或高血压的轻型病例，不宜过分限制蛋白质的摄入，以免影响受损肾组织的修复，蛋白质供给量以 1.0g/（kg·d）为宜。

2) 肌酐、尿素氮升高时，应限制蛋白质摄入。蛋白质供给量应限制在 0.6g/（kg·d）以下，其中优质蛋白质应占 50% 以上，以减轻肾脏负担，应选用含必需氨基酸丰富的食物，如牛奶、鸡蛋、瘦肉和鱼等；低蛋白饮食实施时需定期进行营养监测，以免出现营养不良。

(3) 限盐限水：根据病情、尿量及水肿情况确定盐和水的摄入量。

1) 低盐饮食：一般水肿时仅需要低盐饮食即可。忌用含钠高的食物如咸菜、泡菜、咸蛋、松花蛋、咸面包和挂面等。

2) 无盐饮食：全身水肿严重，且 100ml< 尿量 <400ml 时，应给予无盐饮食。避免食用含钠高的食物，为增进患者的食欲可使用无盐酱油、糖、醋、芝麻酱、番茄汁等调味。

3) 低钠饮食：患者无尿时（尿量 <100ml）应给予低钠饮食。全日食物烹调不加盐及酱油外，还应严格避免含钠高的食物，如加碱的馒头、挂面、饼干等。全日钠摄入量以不超过 500mg 为宜。

患者每日摄入水量应根据每天出入量确定，一般量出而入，出量可由 24 小时尿量来估计，如有发热、大量出汗、透析等则需调整，故一般入量为前一日尿量 +500ml，根据实际情况再调整。

(4) 限制钾摄入：患者少尿时，钾摄入量在 1000mg/d，患者无尿时，钾摄入量应更严格；入液量限制在 500ml/d 以下时，还应避免食用含钾高的食物，如肉汤、鲜蘑菇、香菇、红枣、贝类、豆类、蔬菜及水果类等。

(5) 碳水化合物：应摄入足够的碳水化合物以防能量摄入不足。但因粮谷类食物中还含有 7%~10% 的蛋白质，因此，当蛋白质需要限量而又需要粮谷类食物提供能量时，可以使用部分纯碳水化合物食物替代部分粮谷类食物，如藕粉、粉皮、凉粉、淀粉等。

(6) 脂肪：患者由于水肿有时会出现食欲下降，因此，脂肪摄入量不宜过多，占总能量的 25% 即可，烹调用油以 20~25g 为宜。

(7) 维生素：急性肾炎时对于维生素的需要量目前还没有确切的研究数据，因此，可参照正常人的维生素摄入标准，但应注意患者在少尿期限制钾时，需限制蔬菜特别是绿叶蔬菜的摄入。恢复期时可恢复新鲜蔬菜的供给。由于患者需要限盐，烹调蔬菜时可选用醋熘、糖拌等方式。

病例分析 10-1

某女，教师，23 岁，身高 160cm，体重 60kg，晨起无明显诱因出现双下肢及颜面水肿，伴尿量逐渐减少。血液学检查结果：尿素氮 13.2mmol/L，肌酐 218μmol/L，尿常规：尿蛋白（++），24 小时尿蛋白定量为 3.0g。诊断为急性肾小球肾炎。

(1) 确定蛋白质供给量：该患者诊断为急性肾小球肾炎，血肌酐为 218μmol/L，说明已出现肾功能损害，因此，其全日蛋白质需要量 =（身高 −105）×0.6=（160−105）×0.6=33g。

(2) 确定能量需要量：①标准体重（kg）=160−105=55kg；②BMI=60kg/（1.6m）^{2}=23.4kg/m^2，营养评价：体型正常；③全天能量需要量（kcal）：55×30=1650kcal。

(3) 一日食谱，见表 10-1。

表 10-1　急性肾小球肾炎食谱

餐次	食物内容及数量
早餐	麦淀粉煮鸡蛋饼(麦淀粉 100g、鸡蛋 60g)、米粥(大米 25g)
加餐	苹果(200g)
午餐	米饭(粳米 75g)、清蒸鱼(50g)、蒜蓉西兰花(200g)
晚餐	麦淀粉馒头(面粉 20g、麦淀粉 60g)、清炒油菜(油菜 250g、胡萝卜 20g)
加餐	牛奶(200ml)、西红柿(150g)

注:①全日用油 30g,盐 3g;②全日能量 6.77MJ(1620kcal),蛋白质 33g(8.2%),脂肪 45.5g(25%),碳水化合物 270g(66.7%)

(三) 饮食护理

营养治疗对于急性肾炎的治疗和恢复都是至关重要的,如果不注意饮食,有可能加重病情,严重时可因高钾血症导致死亡,因此,护理人员在实施营养护理过程中应注意以下几个问题:

1. **加强健康教育**　进行营养治疗知识宣教,让患者充分认识到合理饮食对急性肾炎治疗和康复的重要性,养成自觉遵守饮食医嘱的习惯。根据患者的病情分期予以正确的饮食指导。急性期应卧床休息,给予低盐饮食;肾功能正常者除不宜高蛋白饮食外,亦不需严格限制蛋白质的摄入,以免影响患者的营养状况;肾功能出现不同损害时,应根据肾小球滤过率给予不同的蛋白质供应。若患者出现明显的少尿,则需限制水的摄入量及高钠、高钾、高磷食物的摄入。

2. **指导患者做好饮食记录**　密切关注病情,观察患者的尿量和尿蛋白情况,指导患者做好饮食记录。

(1) 记录内容:用餐时间,食物的种类、数量及食物生熟等。

(2) 记录的食物种类尽量详细,数量尽量准确。

(3) 根据患者所做记录进行随访、反馈,指出饮食存在的缺陷和不足,与患者讨论适合自身饮食习惯的食物选择。

3. **监测**　肾功能、尿量、电解质、血脂等。

4. **心理疏导**　加强与患者沟通,及时准确地了解患者情绪及饮食心理,使其自觉遵守饮食原则。

二、慢性肾小球肾炎

(一) 概述

慢性肾小球肾炎(chronic glomerulonephritis)简称慢性肾炎,是由多种原因引起,可发生不同程度的肾功能减退,最终发展为慢性肾衰竭的一组肾小球疾病。慢性肾炎可发生在不同年龄,以青中年为主,男性多见。其病因、发病机理和临床表现各不相同。慢性肾炎的发病原因以免疫介导的炎症反应为主,但非免疫炎症也占有一定的地位。

临床典型症状为血尿、蛋白尿、水肿、高血压等。轻者可仅有少量蛋白尿或镜下血尿,重者可出现贫血、严重高血压和肾功能损害。大部分患者起病隐匿,病情发展缓慢。有些患者可因蛋白尿逐渐加重而发生肾病综合征,或血压渐渐升高,促使肾功能进一步恶化。少数患者病情进展快,数月后即进入尿毒症期。病情轻者有时可自行痊愈,慢性肾炎可持续 20~30 年,呈相对稳定或缓慢发展状态。

(二) 营养治疗

1. 营养治疗目标 高血压和尿蛋白是加速肾小球硬化、促进肾功能恶化的重要因素,营养治疗应控制高血压,纠正代谢异常,减轻水肿和防止蛋白质进一步分解,减少蛋白质代谢产物的形成,从而达到减轻肾脏负担的目的。通过营养治疗增强患者机体抵抗力,预防感染,减少发作诱因,预防病情恶化。

2. 营养治疗原则

(1) 蛋白质:应根据肾功能损害的程度确定蛋白质的摄入量。

1) 病程较长、病情轻、无肾功能损害者,饮食中蛋白质不必严格限制,以不超过 1.0g/(kg·d) 为宜,其中 50% 以上应为优质蛋白质。

2) 病程长、尿蛋白较多或血浆白蛋白低下、但肾功能正常者,蛋白质摄入量一般为 0.8g/(kg·d)。

3) 对于肾功能减退,出现氮质血症者,根据病情限制蛋白质的摄入,摄入量为 0.6~0.8g/(kg·d),并尽量多选用高生物价蛋白质。

(2) 限制钠盐:

1) 无水肿和高血压患者,食盐限制在 3~4g/d。

2) 有水肿和(或)高血压患者,应限制食盐 2~3g/d。

3) 水肿严重时,控制食盐 1g/d 以下,或给予无盐饮食,同时定期检测血钾、血钠水平。因慢性肾炎长期限钠容易造成机体出现低钠血症,故应定期检测血钠、血钾水平,防止低钠血症和低钾血症的发生。

(3) 能量:慢性肾炎病程长,为防止组织蛋白的分解,满足机体的活动需要,应给予适宜的能量供给。供给标准以 126~146kJ/(kg·d) [30~35kcal/(kg·d)] 为宜。能量主要由碳水化合物和脂肪提供,脂肪应占总能量的 25%,一般不宜超过 30%。

(4) 矿物质及维生素:矿物质的摄入量除钠外还应注意钾的摄入,当出现高钾血症时应慎重选择含钾高的食物,如坚果、菌类、茶、蔬菜、水果等。此外还应注意减少含磷丰富食物的摄入,如动物内脏、坚果类食物等。

维生素补充应充足,特别是注意补充维生素 A、B 族维生素及维生素 C、叶酸含量丰富的食物,如新鲜蔬菜和水果等。有贫血者应适量补充含 B 族维生素、铁及叶酸丰富的食物,如动物的肝脏、动物血、绿叶蔬菜等。

慢性肾炎急性发作时,应按急性肾炎营养治疗原则处理,出现大量蛋白尿时,应按肾病综合征的营养治疗原则处理。因此,应密切注意病情变化,修订饮食配方,以利于病情稳定和恢复。

(三) 饮食护理

1. 加强营养健康教育 应让患者充分认识到合理饮食对慢性肾炎治疗和康复的重要性,养成自觉遵守饮食医嘱的习惯。根据患者的病情分期随时予以正确的饮食指导,肾功能出现不同损害时,应根据肾小球滤过率给予不同的蛋白质供给量。向患者讲解如何进行食物的选择及饮食禁忌等。

2. 食物选择

(1) 宜选用的食物:①蛋白类食物如鸡蛋、牛奶、瘦肉等;②粮谷类食物:面粉、稻米、藕粉、淀粉、糊精、山药等;③蔬菜水果等。

(2) 忌用或少用的食物:依据病情限制富含钾、钠、磷的食物(肾功能有改变时),限制食盐用量及腌制食品;戒烟、禁酒及含酒精性饮料、禁用辛辣刺激性的食物和调味品;限用煎、炸和过于油腻的食物。

第二节　肾病综合征

问题与思考　董先生因全身凹陷性水肿诊断为肾病综合征。

思考:董先生每天的蛋白质应如何补充?

一、概述

肾病综合征(nephrotic syndrome,NS)是由各种原发性和继发性肾小球疾病引起的一组临床综合征。依病因分为:①原发性肾病综合征:是指原因不明,以肾小球毛细血管壁通透性增高为突出表现的一组疾病。②继发性肾病综合征:为多病因,较为复杂化,常继发于糖尿病肾病、系统性红斑狼疮、过敏性紫癜性肾炎等。

其临床特征是大量蛋白尿(24小时尿蛋白排泄 >3.5g)、低血浆白蛋白血症(血浆白蛋白浓度 <30g/L)、高脂血症和严重水肿。

低蛋白血症是由于肾小球基底膜通透性增加导致从尿中排出大量蛋白质,24小时尿蛋白定量常超过3.5g,最高者甚至可达20g以上。丢失的蛋白以白蛋白为主。血清总蛋白降低,以白蛋白降低更为明显,多在30g/L以下,球蛋白正常或稍增高。血浆蛋白降低差别很大,除与尿蛋白有关外,也与患者食欲低下,导致外源性蛋白质摄入不足,或与感染、代谢性酸中毒等所致的高分解代谢状态及蛋白质合成代谢降低有关。尽管肾病综合征患者的白蛋白绝对合成率较正常人高,但仍不能使患者的血浆白蛋白升至正常水平。

水肿是因低蛋白血症引起血浆胶体渗透压降低,水分潴留在组织间隙,血容量减少,通过压力感受器,使肾素活性增高,醛固酮和抗利尿激素分泌增多,肾小管钠和水的重吸收增加,导致水钠潴留而出现水肿。

高脂血症是由于低蛋白血症促进肝脏合成蛋白、脂蛋白和胆固醇,血清胆固醇可达7.77mmol/L以上,未酯化脂肪酸转入肝脏,脂肪和肌肉摄取脂肪酸减少,引起血清甘油三酯和胆固醇增高。

二、营养治疗

(一)营养治疗的目标

纠正患者低蛋白血症、减轻水肿和高脂血症,使患者的营养状况尽可能维持正常。

(二)营养治疗原则:

1. 蛋白质 高蛋白饮食虽可提高血浆蛋白水平并改善氮平衡,但同时会增加肾小球的囊内压,加重蛋白尿,进而加速肾小球硬化的进程;而适宜的低蛋白饮食作用则相反。因此,当肾病综合征患者无肾功能损害时,蛋白质供给标准为 $0.8 \sim 1.0g/(kg \cdot d)$;如伴有肾功能的损害,应根据损害的不同程度补充蛋白质(见慢性肾功能不全部分)。

2. 能量 因患者需卧床休息,食欲较差,所以食物应多样化,注意色、香、味、形的搭配,以增进食欲,满足患者对能量的需求,确保蛋白质的充分利用。供给量为 $126 \sim 146kJ/(kg \cdot d)$ $[30 \sim 35kcal/(kg \cdot d)]$。

3. 限制盐和水分 限钠是纠正水钠潴留的有效治疗措施。应根据患者的水肿和血压升高的程度,分别给予低盐、无盐或少钠饮食。尤其在应用大剂量激素治疗时,更应严格限制钠盐的摄入。注意禁食含盐高的食物,如酱豆腐、咸菜、咸蛋、松花蛋、酱油等,禁食含碱的主食及含钠高的蔬菜,如白萝卜、菠菜、小白菜、油菜等。若用利尿剂,水肿稍退,即可适当放宽钠(食盐)的摄入量。

水的摄入量根据水肿情况而定,一般以前一日尿量 +500ml 为宜。

4. 低脂肪和低胆固醇饮食 持续性的高脂血症和高胆固醇血症会加速肾小球的硬化进程,而肾病综合征患者往往伴有血脂的异常,严重时甚至出现"脂血"。因此,应适当限制脂肪的摄入,脂肪供能应占总能量的 20% 以下,或全天脂肪摄入不超过 40g。有时持续性低脂饮食,并不能有效降低血脂;因血脂过多继发于血浆白蛋白降低,反复输注白蛋白后,血浆白蛋白增加,当水肿消失时,则血浆胆固醇和磷脂的比例下降。

5. 维生素和矿物质 肾病综合征患者铁、钙等二价阳离子,铜、锌等微量元素和维生素 D_3 等代谢也发生改变。铁、铜、锌的改变可能与其相应的转运蛋白从尿中丢失有关,但常无明显的临床表现。低钙血症的发生可能与维生素 D_3 结合蛋白从尿中大量丢失有关。给予外源性的维生素 D_3 可以纠正肾病综合征患者低血钙、低维生素 D_3 血症和防止骨软化的发生。

病例分析 10-2

某男,教师,72 岁,身高 178cm,体重 83kg,无明显诱因出现晨起眼睑水肿半月余,后下肢出现压凹性水肿,尿量逐渐减少,血液学检查结果:尿素氮 8.9mmol/L,肌酐 121μmol/L,尿常规:尿蛋白(++),24 小时尿蛋白定量 4.6g,诊断为肾病综合征,使用激素治疗,请根据患者的情况为其设计一日食谱。

(1)确定蛋白质供给量:①该患者诊断为肾病综合征,血肌酐为 121μmol/L,说明尚无明显肾功能损害。②其蛋白质需要量 =(身高 -105)×1.0 =(178-105)×1=73g。

(2)确定能量需要量:①标准体重(kg)=178-105=73kg;②BMI=26.2kg/m²,营养评价为超重;③全日能量需要量(kcal):73×30=2190kcal。

（3）一日食谱，见表 10-2。

表 10-2 肾病综合征食谱

餐次	食物内容及数量
早餐	包子(面粉 100g、荠菜 100g、瘦肉 25g)，鸡蛋清(50g)，凉拌菜(青菜 100g)
加餐	苹果(200g)
午餐	米饭(粳米 125g)，海带炖排骨(海带 200g、排骨 150g)，清炒芥蓝(芥蓝 100g)
晚餐	米饭(粳米 100g)，洋葱炒肉(洋葱 200g、瘦肉 25g)，蒜蓉菠菜(菠菜 200g)，清炖带鱼(带鱼 100g)
加餐	牛奶(200ml)，西红柿(150g)

注：①全日用油 25g，盐 2g；②全日能量 9.27MJ(2217kcal)，蛋白质 76g(13.8%)，脂肪 60g(24.6%)，碳水化合物 320g(58.2%)

三、饮食护理

1. 加强健康教育　使患者充分认识到合理饮食的重要性，并根据患者的病情予以正确的饮食指导。应充分认识到肾功能正常者蛋白质的摄入量不宜过多，过多反而不利于疾病的治疗；肾功能出现损害时，应给予不同程度的低蛋白质供应。若患者出现明显的少尿，则需限制水的摄入量及高钠、高钾、高磷食物的摄入。

2. 指导患者做好饮食记录　监测肾功能、尿量、电解质、血脂、24 小时尿蛋白定量等指标。

第三节　肾衰竭

问题与思考　　　　林先生患糖尿病 20 余年，由于血糖控制不佳最终发展为肾衰竭，为肾功能 5 期。

　　思考：林先生在未进行透析时其日常饮食应注意哪几种营养素的摄入？

一、急性肾衰竭

（一）概述

急性肾衰竭(acute renal failure，ARF)是由各种原因引起的肾功能在短时间内(几小时至几周内)突然下降而出现的肾功能急剧减退，代谢产物潴留而导致体内水与电解质代谢紊乱，酸碱平衡失调和氮质血症等临床综合征。

主要表现为氮质废物血肌酐和尿素氮升高,水、电解质和酸碱平衡紊乱,及全身各系统并发症。常伴有少尿(<400ml/d)。典型病程分为三期:

1. 起始期 此阶段急性肾衰竭是可预防的。随着肾小管上皮细胞发生明显损伤,GRF突然下降,则进入维持期。

2. 维持期 又称少尿期,一般为7~14天,长可至数周。少尿或无尿期:大多数患者少尿或无尿,但也有部分患者尿量不减少,称非少尿型。此期可出现水、钠潴留所致的急性心衰、肺水肿、脑水肿、高血压、全身水肿、代谢性酸中毒和氮质血症;尿中排出钾减少所致的高钾血症;因肾脏排水功能的丧失,可发生低钠血症、低钙血症和高镁血症。患者还可出现各系统的临床症状,如恶心、呕吐、腹胀、食欲下降、咳嗽、胸闷憋气等。

3. 多尿期 患者水肿好转,肾功能与其代谢紊乱逐渐恢复,少尿型患者可有多尿表现(尿量可达3000~5000ml),因水、钠、钾从尿中大量排出,可出现脱水、低钾血症及低钠血症,应密切观察水、电解质和酸碱平衡情况,并及时补充。

多尿期之后,肾功能逐渐改善,肾小球滤过功能多在3~6个月内恢复或接近正常,部分病例肾小管浓缩功能不全可持续1年以上,少数患者可最终遗留不同程度的肾脏结构和功能缺陷。

(二) 营养治疗

1. 营养治疗目标 以维持机体的营养状况和正常代谢,有助于肾脏受损细胞的修复和再生,提高存活率。急性肾衰竭时,若能量不足,营养素缺乏,会加速机体自身组织分解,加重氮质血症;若蛋白质摄入过高,则会加剧肾功能损害;少尿期水、钠摄入过多,加重心衰等并发症;多尿期水、钠摄入不足又可导致脱水。因此,合理营养治疗至关重要。

2. 营养治疗原则

(1) 少尿期或无尿期:应提供适宜的能量、蛋白质和严格控制水、电解质平衡。

1) 能量:少尿期能量供给充足可提高蛋白质的利用率,否则会加剧负氮平衡。能量供应应根据患者的性别、年龄、体重、原发症和并发症等因素而定。能量一般为30~35kcal/(kg·d)。能量的来源可选用蛋白含量较低的易消化的粮谷类食物,如麦淀粉馒头、藕粉、凉皮、粉条、粉皮等。

2) 限制蛋白质:急性肾衰时蛋白质供给量一般为0.6~0.8g/(kg·d),若出现高分解代谢或营养不良则可适当增加。

3) 严格限制钠、钾盐的摄入:少尿期宜应用低钠甚至无钠饮食。少尿时,应严格按照血液中电解质水平进行钾摄入量的调整,如高钾血症时,钾摄入量<1000mg/d,除选用含钾量低的食物如南瓜、西葫芦、冬瓜、丝瓜、芹菜外,还可采用加水浸泡或弃汤汁等方法,以减少食物中钾的含量。常见食物含钾量表见表10-3。

4) 严格控制水的摄入:正确记录患者每天的出入量。入量包括:食物中的水及医疗用水。严格限制各种液体的摄入,计算每天补液量。一般成人每天不显性失水700~800ml,产能物质代谢产生的内生水(1g蛋白质为0.43ml,1g脂肪为1.07ml,1g糖类为0.55ml)总计为300~400ml。但由于非显性失水和内生水量估计较困难,因此,每天补液量 = 前一日尿量 +500ml。如果患者出现高热、感染时,基础需要量可适当增加;严重心衰、肺水肿或高血压时水分要适当减少。

表 10-3 常用食物含钾量表(mg/100g 可食部)

食物名称	含量	食物名称	含量	食物名称	含量	食物名称	含量
紫菜	1796	瘦猪肉	305	肥瘦牛肉	216	甘薯(红心)	130
银耳(干)	1588	鲫鱼	290	莴笋	212	甘蓝	124
黄豆	1503	小米	284	油菜	210	四季豆	123
冬菇(干)	1155	瘦牛肉	284	豆角	207	苹果	119
葡萄干	995	带鱼	280	芹菜(茎)	206	丝瓜	115
赤小豆	860	鲢鱼	277	肥瘦猪肉	204	菠萝	113
绿豆	787	猪大排	274	菜花	200	牛乳	109
海带(干)	761	黄鳝	263	金针菇	195	葡萄	104
黑木耳(干)	757	玉米(白)	262	胡萝卜	193	稻米	103
花生仁(生)	587	平菇	258	鸭	191	黄瓜	102
腐竹	553	苦瓜	256	标准粉	190	生菜	100
枣(干)	524	香蕉	256	扁豆	178	鸡蛋	98
毛豆	478	鸡	251	小白菜	178	梨	92
瘦羊肉	403	桂圆	248	桃	166	西葫芦	92
枣(鲜)	375	韭菜	247	西红柿	163	西瓜	87
马铃薯	342	土鸡蛋	244	黄豆芽	160	冬瓜	78
鲤鱼	334	空心菜	243	橙	159	绿豆芽	68
芭蕉	330	猪肝	235	柑	154	金丝小枣	65
河虾	329	番石榴	235	南豆腐	154	雪梨	45
鲳鱼	328	肥瘦羊肉	232	柿	151	节瓜	40
青鱼	325	河蟹	232	南瓜	145	藕粉	35
芋头	317	猪小排	230	甜椒	142	肥猪肉	23
芥菜	316	海虾	228	豆腐干	140	粉丝	18
草鱼	312	杏	226	大白菜	137	木瓜	18
鲜蘑菇	312	豌豆苗	222	长茄子(紫)	136	西兰花	17
菠菜	311	发菜(干)	217	草莓	131	玉米淀粉	8

5) 脂肪:急性肾衰时由于患者常有胃肠道症状,如厌食、恶心、呕吐等,因此,脂肪摄入量不宜过高,一般占总能量的 20%~25% 即可。

(2) 多尿期:此期的饮食治疗应以维持水、电解质平衡为目的。补液不足可因缺水而导致高渗状态;补液过多又可致多尿期延长;为避免出现低钾、低钠血症,钾盐的补充应根据血钾水平而定,当尿量在 1500~3000ml/d 时,氯化钾 1 天 3 次,每次 1g 为宜。当尿量 >3000ml/d 时,钾补充还可适当增加。但补液总量要少于尿量,一般以尿量的 1/2~2/3 为宜。

(3) 恢复期:此期尿量逐渐恢复正常,临床症状缓解,病情稳定一段时间后可恢复正常饮食。

(三) 饮食护理

1. **密切关注病情**　了解患者的病情分期,正确指导患者测量每日尿量,及时将患者的病情与主管医师和营养医师沟通,以便及时根据病情调整营养治疗方案。

2. **指导患者做好饮食记录** 了解摄入食物的种类、数量及食物生熟比等。教育患者如何选择适宜的食物,特别是患者出现电解质紊乱时,应将患者饮食情况及时告知营养医师,以获得更专业的指导。

3. **监测** 肾功能、尿量、电解质、血脂、24 小时尿蛋白定量等。

4. **食物的选择**

(1) 宜用食物 藕粉、淀粉、糊精、蔗糖、粉丝、山药等;在限量范围内使用蛋类、奶类和瘦肉等优质蛋白质食物。

(2) 忌用或少用食物 急性肾衰竭患者应禁用或少用葱、蒜、辣椒、芥末、胡椒等辛辣刺激性食物,动物内脏及煎、炸等高脂肪食物;限制钠盐与酱油的使用,限制含钾高的食物的摄入。

二、慢性肾衰竭

(一) 概述

各种原因引起的慢性肾脏结构和功能障碍(肾脏损伤病史≥3 个月),包括肾小球滤过率(GFR)正常和不正常的病理损伤,血液和尿液成分异常,影像学检查异常,或不明原因的 GFR 下降(GFR<60ml/min)超过 3 个月,称为慢性肾脏病(chronic kidney diseases,CKD),具体分期见表 10-4。慢性肾衰竭(chronic renal failure,CRF)是指慢性肾脏病引起的 GFR 下降及与此相关的代谢紊乱和临床症状组成的综合征,简称慢性肾衰。它发生在各种慢性肾脏病的基础上,缓慢地出现肾功能减退而至衰竭。

表 10-4　慢性肾脏病分期及建议

分期	描述	GFR(ml/mim)	防治目标 - 措施
1	GFR 正常或升高	≥90	CKD 诊治;缓解症状;保护肾功能
2	GFR 轻度降低	60~89	评估、减慢 CKD 进展;降低心血管疾病患病风险
3a	GFR 轻到中度降低	45~59	
3b	GFR 中到重度降低	30~44	减慢 CKD 进展;评价和治疗并发症
4	GFR 重度降低	15~29	综合治疗;透析前准备
5	肾衰竭(ESRD)	<15 或透析	如出现尿毒症,需及时替代治疗

(二) 营养代谢的改变

1. **碳水化合物** 肾功能不全患者葡萄糖代谢异常表现为葡萄糖耐量试验异常,但空腹血糖一般正常。可能由于存在胰岛素分泌不足、肝脏糖异生增加、肾脏及肾外的胰岛素清除率下降。随着肾衰竭的进展,肾脏对胰岛素的降解减少,患者可发生低血糖。

2. **脂肪** 患者常出现高甘油三酯血症和高胆固醇血症,可能是由于脂蛋白酯酶和肝脏甘油三酯酯酶活性被抑制所致。

3. **蛋白质** 蛋白质和氨基酸的代谢异常是肾功能不全患者的典型表现,蛋白质代谢过程中产生的含氮废物的大量蓄积导致了尿毒症的临床症状。患者的血浆必需氨基酸与非必需氨基酸比值降低,特别是支链氨基酸(缬氨酸、亮氨酸、异亮氨酸)的浓度降低的更为明显。由于尿毒症患者体内氨基酸水平失调，必需氨基酸(EAA)水平低于正常人的25%~30%，非必需氨基酸(NEAA)水平又高于正常人约15%；"半必需氨基酸"的组氨酸和酪氨酸合成障碍，因此，此两种氨基酸也是尿毒症患者的必需氨基酸。此外，代谢性酸中毒可促进机体蛋白质的降解和氨基酸的氧化，同时，胰岛素对蛋白质合成的促进作用也会受到抑制。

4. 磷酸盐和钙 血磷的浓度由肠道对磷的吸收及肾脏的排泄来调节。肾衰竭时，磷酸盐的滤过和排泄率均降低，导致血磷酸盐浓度升高。血磷浓度高又会与血钙结合成磷酸钙沉积于组织，造成低钙血症；血磷高时会抑制肾脏近曲小管产生骨化三醇，骨化三醇是机体维持血钙的主要因素，其浓度的下降会使血钙浓度降低；低钙可造成甲状旁腺分泌甲状旁腺激素(PTH)增加，继而引发甲状旁腺功能亢进。

5. 钠和水 肾衰早期患者即可出现轻度的水、钠潴留，尿毒症期出现重度的水肿，水肿时出现低钠血症。

慢性肾衰累及肾间质时会有大量失钠，当 GFR>15ml/min 时，肾脏能维持钠平衡，当 GFR<15ml/min 时，肾脏不能迅速调节钠的排出量，常可引起高血压、水肿加重和充血性心力衰竭等严重后果。

6. 钾和镁 当 GFR>15ml/min 时，大多数肾衰患者的血钾浓度正常；当 GFR<15ml/min 时，若24小时尿量 >1000ml 且不伴有严重的便秘或钾负荷，也能维持钾的平衡；当患者出现少尿时，可出现高钾血症。

正常人镁的摄入量有 2/3 以上来自蔬菜和粮食，其余来自肉类和乳类。当 GFR<15ml/min 时，肾脏排泄镁的能力下降，可出现高镁血症。

(三) 营养治疗

慢性肾脏病患者营养治疗的方案目前学界的统一认识是高蛋白质饮食是明显加重肾损害的，而低蛋白饮食是有保护作用的，而且低蛋白饮食不会导致营养不良，但需注意对患者加强饮食营养知识的教育，教会患者正确的饮食方法。

1. 营养治疗目标 通过饮食控制和调整减少氮代谢产物的生成，预防高钾、高磷血症的发生，缓解临床症状；保持或改善患者营养状况；延缓肾衰竭患者进展至透析的过程。

2. 营养治疗原则

(1) 能量：充足的能量供应可使优质蛋白质在体内充分利用，防止因能量供给不足使体内蛋白质分解。目前对肾衰患者能量需要的研究很少，一般认为成人每天需要量为125.5~146.4kJ [(30~35kcal)/(kg·d)]。消瘦和肥胖者酌情予以加减。以麦淀粉(澄粉)、藕粉、马蹄粉、葛根粉、粉皮、粉条、凉皮、淀粉等为最佳能量来源食物，目前市面上也有一些低蛋白食品如低蛋白大米、低蛋白面条等可作为能量补充的来源，普通的粮谷类食物应根据肾功能的情况予以选择。

(2) 适量限制蛋白质摄入：减少蛋白质摄入能使血尿素氮水平下降，尿毒症症状减轻，还有利于降低血磷和减轻酸中毒。蛋白质供给量应根据症状和肾功能损害程度而定，一般按0.6~0.8g/(kg·d)，出现严重肾衰竭时蛋白质可限制在0.5g/(kg·d)以下。高生物效价的蛋白质食物可提供丰富的EAA，达到50%以上时可有效降低血尿素氮水平。高生物价蛋白类食物可选用含必需氨基酸丰富的如鸡蛋、牛奶、瘦肉等。由于肾衰患者蛋白质的摄入量需要在限定范围以内，近年来临床常用麦淀粉以及低蛋白大米作为主食，或部分代替主食以减少非必需氨基酸的摄入。麦淀粉饮食的使用减少了植物蛋白质的摄入，用高生物价蛋白类食物补充，可有利于改善患者血液中 EAA 和 NEAA 的比值,达到使血尿素氮下降的目的。

(3)注意矿物质的摄入:

1)钠:无水肿者可不用严格限制盐的摄入,一般每天食盐摄入 4~5g;明显水肿但尿量 >1000ml 者,应给与低盐饮食,每天食盐摄入为 2~3g;全身水肿严重,且 100ml< 尿量 <400ml 时,应给予无盐饮食;无尿时(尿量 <100ml)应给予低钠饮食,全日钠摄入量以不超过 500mg。应注意无盐和低钠饮食使用时间不宜过长,应检测血钠水平,如出现低钠血症应给与适量补充。

2)钾:肾衰患者无高血钾时不需严格限制钾的摄入。当出现高血钾时首先应去除导致高血钾的原因,如酸中毒、药物等因素,如因摄入钾过多可减少含钾丰富食物的摄入,如香蕉、柠檬、土豆、蘑菇和干果等。

3)磷:对继发性甲状旁腺功能亢进和肾性骨病最好的治疗方法是肾衰早期即防治高磷血症。当 GFR<30ml/min 时,肾脏排磷能力显著降低,限制磷摄入(<800mg/d),限制含磷丰富的食物摄入,增加含钙丰富的食物。

(4)注意维生素 D 的摄入:肾脏合成维生素 D 的能力随肾功能的降低而降低,当 GFR<20ml/min 时,血 $1,25\text{-}(OH)_2D_3$ 水平下降,因此,应补充活性维生素 D 以促进钙的吸收和利用。

(5)水:慢性肾衰患者不能正常排泄和保存水分,一般性的失水可口服补充,终末期前的患者液体摄入约为 1500~2500ml/d 为宜,但下列情况需增加液体摄入:①失盐性肾脏疾病;②肾性尿崩症;③发热;④过度换气;⑤大量出汗。

终末期患者的每日液体入量约为 500ml+ 每日尿量。

(6)α- 酮酸(α-KA)疗法:20 世纪 60 年代末,有学者认为 EAA 的 α- 酮(基)制剂比 EAA 本身能更有效地减少慢性肾衰患者氮的产生,因为 α-KA 与左旋氨基酸可相互转变。在正常人体肝、肾、肌肉、脑等组织中存在着各种酶,能够实现各种左旋氨基酸和相对应的 α-KA 的互相转变,使两者保持动态平衡。通过转氨基作用转变为相应的氨基酸。将酮酸用于 CRF 的营养治疗成为 CRF 营养治疗领域的重大进步。

α- 酮酸疗法优点:

1)改善蛋白质代谢:α- 酮酸本身不含氮,故不会造成氮潴留,患者在低蛋白饮食基础上补充 α-KA,可使体内不足的 α-KA 和 EAA 得到补充,促进体内蛋白质合成,改善营养状况方面优于 EAA,进而可延缓病程进展。

2)减轻氮代谢废物蓄积:α- 酮酸可与氨生成 EAA,增加尿素氮的再利用,为合成组织蛋白提供原料。其"节氮作用"较 EAA 更为显著,甚至达到后者的 3 倍。

3)减轻残余肾单位的高滤过和高代谢:α-KA 疗法采用的低蛋白饮食,摄入减少,减轻了肾小球的高滤过作用和肾小管高代谢。

4)降低血磷,减轻钙、磷沉积对肾脏的损害:低蛋白饮食使磷摄入减少,蛋白质合成增加时,细胞外液中的磷进入细胞内增多,使血磷下降。此外,α- 酮酸制剂含钙,有助于纠正钙磷代谢紊乱,减轻甲状旁腺素亢进症状优于 EAA。可与透析疗法相结合:对血透患者加 α- 酮酸制剂,可减少透析次数,并减轻症状,延缓病程。

α- 酮酸疗法应在低蛋白饮食基础上进行。胰岛素为调节 α-KA 代谢的主要激素。应用 α-KA 时,应有充足的葡萄糖及胰岛素供给。每天能量应达 35~45kcal/(kg·d)。应用 α- 酮酸疗法时,注意防止脱水、电解质紊乱、微量元素缺乏和高钙血症等。一旦发生,应积极纠正。

相关链接

$$GFR=186 \times 血肌酐 -1.154(mg/dl) \times 年龄 -0.203（男）$$

$$GFR=186 \times 血肌酐 -1.154(mg/dl) \times 年龄 -0.203 \times 0.742（女）$$

$$血肌酐换算: 1mg/dL=88.41\mu mol/L$$

病例分析 10-3

毕某,男,58 岁,干部,全身乏力半年余,夜尿增多 5 月余,双下肢轻度压凹性水肿。查体:身高 170cm,体重 70kg,体温 36.5℃,心率 85 次 / 分,呼吸 18 次 / 分,血压 150/95mmHg。实验室检查:血尿素氮 15.68mmol/L,血肌酐 247μmol/L,血钾 4.2mmol/L,血钠 136mmol/L,血磷 1.8mmol/L,白蛋白 38g/L,前白蛋白 212mg/L,血糖 5.8mmol/L,血红蛋白 117g/L。诊断:慢性肾功能不全,CKD3 期。

(1) 确定能量需要量:①标准体重(kg)=170-105=65(kg);②BMI=24(kg/m²),营养评价:由于患者有轻度水肿,该患者体型正常;③该患者为干部,轻体力劳动,能量需要为 30kcal/(kg·d);④全日能量需要量(kcal):65×30=1950kcal。

(2) 确定产能营养素需要量:①该患者为氮质血症期,因此,应给与低蛋白饮食(麦淀粉饮食);②蛋白质 =65×0.7=45.5g;③脂肪 =1950×25%÷9=54g;④碳水化合物 = [1950-(45.5×4)-(54×9)]÷4=320.5g。

(3) 一日食谱,见表 10-5。

表 10-5 慢性肾功能不全(氮质血症期)患者一日食谱

餐次	食物内容及数量
早餐	大米粥(粳米 15g),麦淀粉鸡蛋饼(鸡蛋 60g、麦淀粉 100g)
加餐	牛奶(250ml)
午餐	麦淀粉馒头(麦淀粉 100g、面粉 25g),芹菜炒肉(芹菜 100g、瘦肉 50g),蒜蓉茼蒿(茼蒿 100g)
晚餐	麦淀粉馒头(麦淀粉 100g、面粉 25g),清蒸鱼(鲤鱼 100g)、炒番茄(番茄 150g)

注:①全日用油 30g、盐 2g;②全日能量 8.17MJ(1955kcal),蛋白质 45g(9.2%),脂肪 51g(23.5%),碳水化合物 329g(67.3%)

(四) 饮食护理

1. 密切关注病情　了解患者的病情分期,观察病情变化,正确指导患者。及时将患者的病情与主管医师和营养医师沟通,以便及时根据病情调整营养治疗方案。

2. 帮助患者正确选择食物　了解患者日常饮食,及时纠正不合理摄入,教育患者如何选择适宜的食物,协助营养医师指导患者正确使用低蛋白饮食及科学选用蛋白类食物,注意避免高钾、高磷类食物的摄入;并将患者饮食情况及时与营养医师沟通,以获得更专业的指导。

3. 指导患者做好饮食记录。

第四节 透析治疗

问题与思考 王女士因肾衰竭需进行血液透析。

思考:其日常饮食蛋白质还应该像未透析时一样严格限制吗?如何给予?

临床透析治疗常采用血液透析和腹膜透析两种,这两种透析方法,都可清除体内酸性代谢产物及过量毒素,同时也会造成体内蛋白质、氨基酸、水溶性维生素及其他营养素的丢失。透析治疗使晚期肾脏疾病患者获得新生,几乎所有肾脏移植患者在术前都要接受这一疗法。

一、血液透析

(一) 概述

血液透析(hemodialysis,HD),简称血透,俗称人工肾、洗肾,是血液净化技术的一种。其利用半透膜原理,通过扩散、将体内各种有害以及多余的代谢废物和过多的电解质移出体外,用弥散现象来分离纯化血液,纠正水电解质及酸碱平衡,达到净化血液的目的。血液透析4小时丢失游离氨基酸4.79g。

(二) 营养治疗

营养治疗的目的是供给适宜的能量,补充营养素,控制钠、钾、磷摄入量。

1. **蛋白质** 若患者每周进行3次血液透析,蛋白质每天最低需要量为1.0g/kg,推荐量为1.2g/(kg·d),其中高生物价蛋白质应占50%。

2. **能量** 充足的能量供应可起到节氮的作用,血液透析治疗时能量应按125.5~146.4kJ(30~35kcal)/(kg·d)供给,消瘦和肥胖者酌情增减。

3. **电解质** 血液透析时钾摄入量应根据血清钾水平、尿量、透析液中钾的排出量及患者病情程度而定,通常为2000mg/d;若糖尿病合并肾病在血液透析治疗时,要慎重控制钾摄入量。血液透析时食物中钠宜限制在1500~2000mg,同时须控制液体量,以防止高血压、肺水肿及充血性心力衰竭;在少尿期更应注意限钠。血透时,磷的清除效果不佳,应减少含磷丰富的食物。

4. **碳水化合物和脂肪** 接受透析治疗的患者均为肾衰竭晚期,常伴有高甘油三酯血症,透析时蛋白质供给量提高,碳水化合物和脂肪的摄入量应相应减少,脂肪应占总能量的25%~30%。此外,应注意单不饱和脂肪酸的比重应适当增加。碳水化合物的来源可以是粮谷类的食物。

5. **维生素** 透析治疗时血中水溶性维生素丢失较多,故需加以补充,但维生素C的补充应慎重,特别是存在代谢性酸中毒时不可大量补充。维生素A一般不需补充,维生素D的补充需在医生的指导下进行。

(三) 饮食护理

1. 了解患者透析情况及饮食 慢性肾衰竭患者开始透析时,常由于胃肠道症状如厌食、恶心、呕吐等影响进食,再加上透析时的营养丢失,营养状况进一步恶化,而营养不良又会影响患者的透析效果和患者的生存质量,因此,护理人员应及时了解患者的饮食情况,及时将患者的病情与主管医师和营养医师沟通,以便及时根据病情调整营养治疗方案。

2. 帮助患者正确选择食物 由于血透时患者饮食相对放开,应及时告知患者,教育患者如何选择适宜的食物,协助营养医师指导患者正确选择食物。

3. 指导患者做好饮食记录 包括摄入食物的种类、数量等,记录应尽量翔实。及时监测患者肾功、尿量、电解质、血脂的变化。

4. 加强与患者沟通 主动关心患者,加强沟通,及时调整营养治疗方案。

二、腹膜透析

(一) 概述

腹膜透析(peritoneal dialysis,PD)是利用腹膜作为半透膜,利用重力作用将配制好的透析液经导管灌入患者的腹膜腔,利用腹膜两侧存在的溶质浓度梯度差,高浓度一侧的溶质向低浓度一侧移动(弥散作用);水分则从低渗一侧向高渗一侧移动(渗透作用)。通过腹腔透析液不断地更换,以达到清除体内代谢产物、纠正水、电解质平衡紊乱的目的。

持续性不卧床腹膜透析(continuous ambulatory peritoneal dialysis,CAPD)每周透析 5~7 日,每日透析 4~5 次,每次用透析液 1500~2000ml,输入腹腔,每 3~4 小时更换 1 次,夜间 1 次可留置腹腔内 10~12 小时。

CAPD 平均丢失的氨基酸为 1.2~3.4g/d,腹透液中丢失的氨基酸 30% 为必需氨基酸,持续性蛋白质丢失是腹透不同于血透的主要缺点,平均丢失 5~15g/d。白蛋白占总量的 50%~65%。丢失的蛋白质,多随腹水排出。应根据透析种类、次数、时间及病情变化来制订饮食配方。

(二) 营养治疗

1. 蛋白质 对大多数 CAPD 患者行腹膜透析治疗时,蛋白质摄入量应为 1.2~1.3g/(kg·d),其中高生物价蛋白质应占 60%~70%。

2. 能量 腹膜透析治疗时能量的供应可按 146.4~188.1kJ/(kg·d)〔30~35kcal)/(kg·d)〕供给,以粮谷类的食物为主,患者如消化道症状较重时可考虑给予部分肠外营养。

3. 矿物质 腹膜透析治疗的患者,钠、钾摄入量可均稍高于血透。钠每日摄入2000~3000mg;钾摄入每天约为 3000~3500mg,但仍要警惕高钾血症的发生。

病例分析 10-4

　　王某,男,57 岁,身高 164cm,体重 63kg,慢性肾衰竭,采用腹膜透析治疗,每日透析 4 次。

　　(1) 确定能量需要量:①标准体重:164-105=59kg;②BMI=23.4kg/m²,营养评价:

体重正常;③全日能量需要量:59×30kcal=1770kcal。

(2) 确定蛋白质需要量:59×1.2g=70.8g。

(3) 一日食谱,见表10-6。

表10-6 腹膜透析患者一日食谱

餐次	食物内容及数量
早餐	大米粥(粳米 25g)、馒头(富强粉 100g)、煮鸡蛋(鸡蛋 60g)
加餐	牛奶(250ml)
午餐	米饭(粳米 100g),素炒茭白(茭白 100g),洋葱炒牛肉(洋葱 100g,牛肉 75g)
晚餐	米饭(粳米 100g),清蒸鱼(鲳鱼 100g),素炒菜心(菜心 150g)

注:①全日用油20g、盐2g;②全日能量:7.47MJ(1787kcal),蛋白质75g(16.8%),脂肪43g(21.7%),碳水化合物275g(61.5%)

(三) 饮食护理

腹膜透析患者的饮食护理与血液透析患者相同,但由于腹透患者的蛋白质丢失量要高于血透患者,因此,应注意患者的蛋白质摄入量要适量增加。

(韩 磊)

学习小结

急慢性肾功能不全非透析治疗时的首要原则是控制蛋白质的摄入,同时注意电解质和液体的摄入;肾病综合征患者蛋白质的摄入应适量,应注意水摄入的原则;透析患者的饮食接近正常饮食。

复习参考题

1. 简述肾病综合征的营养治疗原则。

2. 简述慢性肾衰竭的营养治疗原则。

第十一章　循环系统疾病的营养治疗与饮食护理

11

11章

学习目标	
掌握	冠心病、血脂异常、原发性高血压的营养治疗原则，食物选择与饮食护理。
熟悉	冠心病、血脂异常、原发性高血压、心力衰竭的营养治疗目标；心力衰竭的营养治疗原则、食物选择与饮食护理。
了解	冠心病、血脂异常、原发性高血压、心力衰竭的食谱制订。

第一节 冠心病

一、概述

冠状动脉粥样硬化性心脏病（coronary atherosclerotic heart disease，CHD）是指由于冠状动脉硬化，即由斑块与脂肪集结所导致的冠状动脉管腔狭窄或阻塞而致心肌缺血、缺氧而引起的心脏病，简称冠心病，亦称缺血性心脏病。可表现为局部缺血性胸痛（如心绞痛）、心肌梗死、冠状动脉猝死等。

在饮食营养与心血管疾病危险因素方面，过去讨论比较集中的是脂肪的数量、种类及脂肪酸的比例，随着对冠心病新的危险因素确定，近年来的研究结果显示，有些饮食模式可以降低低密度脂蛋白、胆固醇和血压，其效果并不亚于药物治疗。

二、营养治疗

（一）营养治疗目标

1. 维持或达到理想体重。

2. 接近或达到正常血脂水平。

3. 降低血总胆固醇和低密度脂蛋白，升高高密度脂蛋白。

4. 控制血压，使其达到或接近正常水平。

5. 预防和治疗其他急、慢性合并症，如糖尿病。

6. 提高机体营养状况，保持身心健康，适当运动，提高生活质量。

（二）营养治疗原则

饮食控制是冠心病预防和治疗的重要措施，患者应长期、严格坚持。

1. 保持能量摄入与消耗的平衡 控制总能量，增加运动，维持理想体重，是预防冠心病营养治疗的目标。肥胖者冠心病发病率显著增高。限制能量，体重下降，血清胆固醇和甘油三酯亦显著下降。运动以身体适宜且不增加心脏负担为宜。

2. 适量限制碳水化合物 碳水化合物占总能量的比例为 50%~65%。碳水化合物摄入以谷类、薯类和全谷物为主，其中添加糖摄入不应超过总能量的 10%（对于肥胖和高 TG 血症者要求比例更低）。

每日饮食应包含 25~40g 膳食纤维（其中 7~13g 为水溶性膳食纤维）。膳食纤维可吸附胆汁酸，减少胆汁酸的吸收，促进胆固醇转化，降低血胆固醇。饮食摄入不足时，可添加水溶性膳食纤维 10~25g/d。

此外，植物性食物所含的植物固醇，可抑制胆固醇吸收，减少胆固醇蓄积。

3. 限制脂肪的摄入量 摄入脂肪不应超过总能量的 20%~30%。减少饱和脂肪酸、反式脂肪酸和饮食胆固醇的摄入量，一般人群摄入饱和脂肪酸应小于总能量 10%，高胆固醇血症者小于 7%，反式脂肪酸摄入量应小于总能量的 1%。高 TG 血症者更应尽可能减少每日摄入脂肪总量。每日烹调油应少于 30g。脂肪摄入应优先选择富含 n-3 多不饱和脂肪酸的食物（如深海鱼、鱼油、植物油)(表 11-1 食物的脂肪含量及其脂肪酸构成)。饮食胆固醇,作为预防饮食时应限制在 300mg/d 以下,治疗饮食时应低于 200mg/d;禁用高胆固醇食物。

4. **蛋白质** 供给动物蛋白质越多,动脉粥样硬化形成所需要的时间越短,且病变越严重。动物蛋白质升高血胆固醇的作用比植物蛋白质明显。植物蛋白,尤其是大豆蛋白有降低血胆固醇和预防动脉粥样硬化作用。建议少吃红肉,多吃鱼类,适量增加大豆蛋白质的摄入。

5. **吃清淡少盐的饮食。**

6. **限制饮酒** 若饮酒应限制饮酒量,每日摄入酒精女性不超过 15g,男性不超 25g。

7. **食物选择**

(1) 可用食物:富含优质植物蛋白的豆类及其制品;粮食类,尤其富含膳食纤维的粗杂粮;富含优质蛋白的奶类、鱼虾类、禽类、畜类如瘦猪牛羊肉;富含维生素、矿物质、膳食纤维的新鲜蔬菜水果;具有降脂降压作用的保护性食物,如洋葱、大蒜、紫花苜蓿、香菇、木耳、海带、紫菜等。

(2) 忌(少)用食物:动物脂肪含量高的食物及油炸食物,如肥肉、炸鸡、全脂乳制品等;胆固醇含量高的食物,如动物内脏、肥肉、鸡皮、猪皮、鱼子、腊肠、蟹黄、蛋黄(每周不超过 3 个)等;限制红肉,黄油、椰子油或棕榈仁油等烹调油;过咸、过甜食物,如咸菜、高糖甜食、果汁、蜂蜜、巧克力等;限制精制面粉制品、辛辣刺激性食物;忌大量饮酒、浓咖啡。

表 11-1　食物的脂肪含量及其脂肪酸构成

食物名称	脂肪含量 (g/100g 食部)	脂肪酸构成(占脂肪总量 %)			
		SFA	MFA	PFA	其他
猪瘦肉	6.2	34.9	48.8	13.8	2.5
猪肥肉	90.4	41.7	49.7	8.7	
猪舌	18.1	37.6	49.3	12.4	0.2
猪肝	3.5	43.2	27.3	26.0	2.1
猪肾	3.2	42.0	33.1	21.6	1.2
猪肚	5.1	51.0	39.9	8.6	0.3
牛瘦肉	2.3	51.8	43.1	5.0	
羊瘦肉	3.9	48.2	38.3	14.3	0.7
兔肉	2.2	40.9	26.2	32.7	0.7
牛奶	3.2	53.8	36.3	7.5	1.5
全脂奶粉	21.2	58.3	29.4	5.9	2.3
羊奶	3.5	66.0	29.3	4.0	
鸡脯肉	5.0	34.6	41.3	24.6	0.8
鸭脯肉	1.5	30.2	50.0	19.5	0.3
鸡蛋黄	28.2	36.8	49.5	11.8	2.1
大黄鱼	2.5	39.2	38.5	16.4	6.3
带鱼	4.9	44.9	37.2	12.8	5.4
草鱼	5.2	27.0	39.4	23.6	4.0
鲤鱼	4.1	27.9	45.7	20.6	1.6
鲫鱼	2.7	29.0	43.1	25.3	1.2
对虾	0.8	35.9	28.2	12.1	18.3

张某,女,67岁,因突发胸痛2小时入院。入院前2小时打牌时突发心前区疼痛,向后背部放射,伴冷汗、头晕、恶心、气短。诊断:冠心病(急性下壁、广泛前壁心肌梗死,心功能Ⅰ级)。身高162cm,体重65kg;体温36.5℃,脉搏78次/分,呼吸16次/分,血压128/77mmHg。实验室检查:血甘油三酯2.15mmol/L,胆固醇5.75 mmol/L,低密度脂蛋白4.84 mmol/L。既往糖尿病病史。

(1)缓解期饮食治疗方案:①理想体重:162-105=57kg;②BMI=24.8kg/m²,营养评价:超重;③能量需要量:57×23=1311kcal;④产能营养素计算:碳水化合物=1311×58%÷4=190g,蛋白质=1311×16%÷4=52.4g,脂肪=1311×26%÷9=38g。

(2)一日食谱,见表11-2。

表 11-2 冠心病缓解期食谱

餐次	食物内容及数量
早餐	低脂牛奶(200ml),二合面馒头(玉米面25g、面粉25g),椒油豆腐丝圆白菜胡萝卜丝(豆腐丝50g、圆白菜100g、胡萝卜25g)
午餐	软米饭(大米100g),鱼丁西葫芦(鱼肉50g、西葫芦150g),香菇油菜(干香菇5g、油菜150g),菠菜汤(菠菜100g)
加餐	苹果(200g)
晚餐	花卷(面粉50g),虾仁豆腐小白菜(虾仁25g、豆腐50g、小白菜100g),蒜爆西兰花(西兰花100g),玉米面粥(玉米面25g)

注:①全日烹调用油20g、盐5g;②全日能量5.66MJ(1353kcal),蛋白质53.5g(15.8%),脂肪39g(26%),碳水化合物197g(58.2%)。

三、饮食护理

1. **教育患者重视饮食治疗**　近年来不断增加的冠心病危险因素,多数可以通过饮食和生活方式得到调控。饮食营养对冠心病的预防和治疗具有重要意义。科学合理的饮食可以帮助患者控制血脂、血胆固醇、血压等指标,改善临床治疗的效果。

2. **指导患者避免饮食误区**　有的患者轻视饮食治疗,认为药物才能治病,血脂、血胆固醇明显增高仍食用炸鸡、炸果仁等脂肪含量高的食物;有的患者顿顿吃素不吃动物性食品;还有的患者干脆不吃主食。护理人员应针对具体情况加强患者宣教,督促患者科学安排饮食。

3. **讲解饮食治疗知识**　内容包括:冠心病饮食治疗的重要性、目的、原则、食物选择宜忌、理想体重的计算,体质指数(BMI)的计算,科学安排一日三餐等。

4. **指导患者做好饮食和运动日志**

(1)记录每餐摄食种类和数量。

(2)记录运动和血生化监测情况:指导患者运动要适宜且不影响心脏功能。

(3)随访、反馈:指出缺点和不足,改进饮食习惯。

(4)监测:血压、血脂、血胆固醇、肝肾功能等。

第二节 原发性高血压

一、概述

原发性高血压(primary hypertension)是以体循环动脉压升高为主要临床表现的心血管综合征,通常简称为高血压。高血压常与其他心血管病危险因素共存,是重要的心脑血管疾病危险因素,可损害重要脏器,如心脏、肾脏、脑的结构和功能,最终导致这些器官的功能衰竭。高血压的定义为收缩压≥140mmHg 和(或)舒张压≥90mmHg(非同日 3 次测量),根据血压升高水平,又进一步分为 1~3 级,见表 11-3。

表 11-3 血压的定义和分类

类别	收缩压(mmHg)	舒张压(mmHg)
正常血压	<120	<80
正常高值	120~139	80~89
高血压		
1 级(轻度)	140~159	90~99
2 级(中度)	160~179	100~109
3 级(重度)	≥180	≥110
单纯收缩期高血压	≥140	<90

饮食营养影响血压,如钠、大豆蛋白等特定饮食成分均与血压有关。此外,长期处于精神紧张状态、肥胖、体力活动过少、嗜烟等对原发性高血压发生和发展不利;而血压管理可以降低死亡率、降低脑卒中和心肌梗死的发生率。

二、营养治疗

(一)营养治疗目标

1. 控制肥胖,维持或达到理想体重。

2. 控制血压,减少因高血压导致的心脑血管和肾病的发病率和死亡率,保证生活质量。

(二)营养治疗原则

1. **控制体重** 体质量下降越多,血压改善越明显,体质量下降 5% 可使收缩压和舒张压分别下降 3.0mmHg 和 2.0mmHg。控制总能量的摄入,适当增加体力活动以增加能量消耗。

2. **合理饮食** 定时定量进食,不过饥过饱,不暴饮暴食,食物种类齐全,营养素比例合理,蛋白质、碳水化合物和脂肪三大营养素供能比应为总能量的 15%~20%、55%~60% 和 25%~30%。

(1)减少钠盐摄入:食盐摄入量 <5g/d,减少钠盐的摄入可使收缩压和舒张压下降。一般全日用盐量,轻度高血压,3~5g;中度高血压,1~2g;重度高血压,无盐。尚需注意隐形盐的摄入,如

咸面包、火腿等。增加钾摄入,通过蔬菜水果摄入钾 >3.5g/d,可适当选择高钾低钠盐。

(2) 减少饮食脂肪和胆固醇:全天脂肪 40~50g 即可。若长期食用高胆固醇食物,如动物内脏、脑髓、蛋黄、肥肉、贝类、乌贼鱼、动物脂肪等,可引起高脂蛋白血症,促使脂质沉积,加重高血压,故饮食胆固醇应在 200~300mg/d。

(3) 适量补充优质蛋白质:动物蛋白选用鱼、鸡、牛肉、鸡蛋白、低脂牛奶、猪瘦肉等。大豆蛋白取代部分动物蛋白可明显降低血浆总胆固醇和低密度脂蛋白胆固醇浓度。

(4) 增加蔬菜水果及全谷食物的摄入量:蔬菜水果和全谷食物富含膳食纤维、B 族维生素、维生素 C,且脂肪含量低。含膳食纤维高的食物,如粗粮、全麦、糙米、玉米、小米等均可促进肠蠕动,加速胆固醇排出,对防治原发性高血压有利。维生素 C 可使胆固醇氧化为胆酸排出体外,改善心脏功能和血液循环。

(5) 戒烟限酒:酒精摄入量不应超过 25g/d(男性)、15g/d(女性)。戒烟。

3. 食物选择

(1) 多吃能保护血管、降血压及降脂的食物:降压食物有芹菜、胡萝卜、番茄、荸荠、黄瓜、木耳、海带、香蕉等。降脂食物有山楂、香菇、大蒜、洋葱、海鱼、绿豆等。此外,草菇、香菇、平菇、蘑菇、黑木耳、银耳等蕈类食物营养丰富,味道鲜美,对防治原发性高血压、脑出血、脑血栓均有较好效果。

(2) 禁忌食物:高钠食物和腌制品,如蛤贝类、虾米、皮蛋、火腿、酱货、咸菜等,烟、酒、浓茶、咖啡及辛辣的刺激性食物也需禁忌。

相关链接　　　　治疗原发性高血压时,常用单胺氧化酶抑制剂如利舍平(优降宁)等治疗,用药期间患者不宜食用高酪胺食物,如扁豆、蘑菇、腌肉、腌鱼、干酪、酸奶、香蕉、葡萄干、啤酒、红葡萄酒等食物。如食用可能产生大量酪胺,可促使去甲肾上腺素大量释放,使血压急剧升高而发生高血压危象。另外降压治疗时,患者不宜服用天然甘草或含甘草的药物,如甘草片;因甘草酸可引起低钾血症和钠潴留,加重高血压。利尿药易引起电解质紊乱,应注意调整食物中钠、钾、镁含量。茶叶易和药物结合沉淀,降低药物效果,故忌用茶水送服降压药。

病例分析 11-2 ······

赵某某,男,40 岁,文员,身高 180cm,体重 93kg,近一周经常头晕、头胀、浑身不适,到医院检查发现,血压 160/100mmHg,服用降压药后症状缓解。平素喜食咸菜、酱制品、口味重,父亲有高血压病史。

(1) 确定营养素需要量:①理想体重:180−105=75kg;②BMI=28.7kg/m²,营养评价:肥胖;③能量需要量:75×20=1500kcal;④产能营养素计算:碳水化合物 = 1500×60% ÷ 4=225g,蛋白质 =1500×16% ÷ 4=60g,脂肪 =1500×24% ÷ 9=40g。

(2) 一日食谱:见表 11-4。

表 11-4　高血压食谱

餐次	食物内容及数量
早餐	小米粥(小米 25g),花卷(白面 50g),椒油荷兰豆丝 100g
加餐	低脂牛奶(200ml)
午餐	米饭(大米 100g),清蒸鱼(鱼肉 100g),清炒生菜(300g)
加餐	苹果(200g)
晚餐	窝头(玉米面 75g),鸡丁西葫芦(鸡丁 50g、西葫芦 150g),西红柿圆白菜(西红柿 50g、圆白菜 150g),绿豆粥(绿豆 10g、大米 25g)

注:①全日烹调用油 20g、盐 3g;②全日能量 6.57MJ(1571kcal),蛋白质 62g(15.8%),脂肪 42.5g(24.3%),碳水化合物 235g(59.9%),钾 2162.1mg、钠 1625.1mg

三、饮食护理

1. 重视高血压的预防宣教,提高知晓率。可以"人类心脏健康的四大基石:合理饮食、适量运动、戒烟限酒、心理健康"为主要内容。

2. 饮食护理宣教可侧重以下几点:

(1) 控制能量摄入,防止或纠正肥胖。

(2) 限盐饮食。

(3) 降低脂肪和胆固醇摄入。

(4) 多吃蔬果、全谷类及低脂奶品。

(5) 戒烟限酒。

(6) 评估饮食治疗效果至少需 4~6 周。

第三节　血脂异常

一、概述

血脂是血清中的胆固醇、甘油三酯(triglyceride,TG)和类脂(如磷脂)等的总称,与临床密切相关的血脂主要是胆固醇和 TG。血脂不溶于水,必须与特殊的蛋白质即载脂蛋白(apolipoprotein,Apo)结合形成脂蛋白才能溶于血液,被运输至组织进行代谢。脂蛋白分为:乳糜微粒(chylomicrons,CM)、极低密度脂蛋白(very-low-density lipoprotein,VLDL)、中间密度脂蛋白(intermediate-density lipoprotein,IDL)、低密度脂蛋白(low-density lipoprotein,LDL)和高密度脂蛋白(high-density lipoprotein,HDL)。

血脂异常(dyslipidemia)指血浆中的脂质量和质的异常。通常指血浆中胆固醇和(或)TG 升高,也包括高密度脂蛋白胆固醇降低。血脂异常实际上表现为脂蛋白异常血症。根据各种脂蛋白升高的程度分为Ⅰ、Ⅱ、Ⅲ、Ⅳ、Ⅴ等 5 型,Ⅱ型又分为Ⅱa、Ⅱb 两个亚型,称为表型分类;临床上也可以简单地将血脂异常分为高胆固醇血症、高甘油三酯血症、混合性高脂血症、低高密度脂蛋白胆固醇血症(表 11-5)。

表 11-5　血脂异常简易分型

分型	TC	TG	HDL-C	相当于 WHO 表型
高胆固醇血症	增高			IIa
高甘油三酯血症		增高		I、IV
混合性高脂血症	增高	增高		IIb、III、IV、V
低 HDL-C 血症			降低	

注:TC,总胆固醇;TG,甘油三酯;HDL-C,高密度脂蛋白胆固醇;WHO,世界卫生组织

血脂异常的一个重要特点是发病后长时间内,患者可能无明显的自觉症状,仅表现为血脂检查异常,依靠化验检查才能确定诊断,这也是很多人不重视早期诊断和治疗的重要原因。以 LDL-C 或 TC 升高为特点的血脂异常是动脉粥样硬化性心血管疾病(atherosclerotic cardiovascular disease,ASCVD)重要的危险因素;降低 LDL-C 水平,可显著减少 ASCVD 的发病及死亡危险。

中国成人血脂异常防治指南(2016 年修订版)指出,定期检查血脂是血脂异常防治和心血管病防治的重要措施。建议 20~40 岁成年人至少每 5 年测量 1 次血脂(包括 TC、LDL-C、HDL-C 和 TG);建议 40 岁以上男性和绝经期后女性每年检测血脂;ASCVD 患者及其高危人群,应每 3~6 个月测定 1 次血脂。因 ASCVD 住院患者,应在入院时或入院 24 小时内检测血脂。

二、营养治疗

调整饮食和改善生活方式是治疗各种血脂异常的基础。不论是否采用药物治疗,首先都必须进行饮食治疗。即使在实施药物治疗的同时,也不应放松合理的饮食措施,因为它常可增强药物治疗的效果。饮食治疗应当长期坚持。

(一)营养治疗目标

1. 控制肥胖,维持或达到理想体重。

2. 控制饮食、改善生活方式,有效控制血脂异常,减少 ASCVD 发病及死亡危险。

(二)营养治疗原则

1. 限制总能量　能量摄入过多,易导致肥胖。因此每餐进食避免过饱,禁食肥肉、油煎炸食品及各类甜食,少饮酒及各类含糖饮料,多选用含膳食纤维高的食物,如粗杂粮、蔬菜、水果等。肥胖者应减少每日食物总能量(每日减少 300~500kcal),改善饮食结构,增加身体活动,可使超重和肥胖者体重减少 10% 以上。

2. 限制脂肪的摄入量　每日摄入脂肪应低于总能量的 20%~30%,一般人群摄入饱和脂肪酸应小于总能量的 10%;而高胆固醇血症者饱和脂肪酸摄入量应小于总能量的 7%,反式脂肪酸摄入量应小于总能量的 1%。高 TG 血症者更应尽可能减少每日摄入脂肪总量,每日烹调油应少于 30g。脂肪摄入应优先选择富含 n-3 多不饱和脂肪酸的食物(如深海鱼、鱼油、植物油)。饱和脂肪酸的主要来源为畜肉类、动物油脂、黄油、奶油、椰子油、棕榈油等。不饱和脂肪酸(PSFA)

的主要来源为各种植物油、坚果、海鱼、鱼油等。

3. 限制胆固醇摄入量　每日摄入胆固醇小于 300mg,禁食动物内脏、鱼子、虾子、蟹黄、鱿鱼、肥肉等含胆固醇高的食物。

4. 碳水化合物占总能量的 50%~65%　高复合碳水化合物可使血清 HDL-C 水平下降,单双糖可使血清 TC、TG、LDL-C 水平升高。碳水化合物摄入以谷类、薯类和全谷物为主,其中添加糖摄入不应超过总能量的 5%(对于肥胖和高 TG 血症者要求比例更低)。选择使用富含膳食纤维和低血糖指数的碳水化合物,每日饮食应包含 25~40g 膳食纤维(其中 7~13g 为可溶性膳食纤维)。可添加膳食补充剂如植物固醇(2~3g/d),可溶性膳食纤维(10~25g/d)有利于血脂控制,但应长期监测其安全性。

5. 蛋白质占总能量的 15%~20%,大豆蛋白有显著降低胆固醇的作用。

6. 酒精可促进内源性胆固醇及甘油三酯的合成,使血脂升高,故提倡限制饮酒。完全戒烟和有效避免吸入二手烟,有利于预防 ASCVD,并升高 HDL-C 水平。

7. 适量进行有氧运动,增加能量消耗,有助减轻体重。建议保持中等强度锻炼,每天至少消耗 200kcal 能量。

8. 食物选择

(1) 宜食食物:各种瘦肉类、鱼虾等水产品、大豆及其制品。各种新鲜蔬菜和水果。各种植物油、坚果、海鱼、鱼油等。

(2) 禁忌食物:蔗糖、果糖、甜点及蜂蜜等含简单糖食物。限制富含胆固醇的食物如鱼子、墨鱼、鱿鱼、动物内脏、肥肉等。限制动物油脂、黄油、奶油、椰子油、棕榈油等。限制饮酒。

病例分析 11-3 ●·····

蒋某,男,42 岁,司机,身高 165cm,体重 70kg,查体时发现脂肪肝,血甘油三酯 5.24mmol/L,血胆固醇 6.13mmol/L,其余指标无异常,无任何不适症状。

(1) 确定营养素需要量:①理想体重:165−105=60kg;②BMI=25.7kg/m²,营养评价:超重;③能量需要量:60×25=1500kcal;④产能营养素计算:碳水化合物 =1500×62%÷4=232g,蛋白质 =1500×16%÷4=60g,脂肪 =1500×22%÷9=37g。

(2) 一日食谱,见表 11-6。

表 11-6　血脂异常食谱

餐次	食物内容及数量
早餐	豆腐脑(豆腐 50g),二合面馒头(面粉、玉米面各 25g)
加餐	低脂牛奶(200ml)
午餐	米饭(大米 100g),鱼片豆腐白菜(鱼肉 50g、豆腐 50g、白菜 100g),百合芹菜(百合 50g、芹菜 150g),虾皮冬瓜汤(虾皮 5g、冬瓜 100g)
加餐	苹果(200g)
晚餐	花卷(面粉 100g),鸡丝鲜蘑油菜(鸡丝 50g、鲜蘑 100g、油菜 100g),醋拌双耳(木耳、银耳各 10g),玉米渣粥(玉米渣 25g)

注:①全日烹调用油 15g、盐 5g;②全日能量 6.36MJ(1522kcal),蛋白质 62.5g(16.4%),脂肪 37g(21.9%),碳水化合物 235g(61.7%),胆固醇 101.4mg

三、饮食护理

1. 重视血脂异常的预防宣教，提高知晓率　以血脂异常的流行病学及疾病造成的危害为主要内容，告知患者限制脂肪的必要性及低脂饮食可能会影响口感。

2. 饮食护理宣教可侧重以下几点：

(1) 血脂异常总体治疗原则：控制总能量、健康减重，控制脂肪、单双糖的摄入，适量蛋白质尤其豆类蛋白摄入，多摄入粗杂粮和新鲜蔬果。帮助患者区分富含饱和脂肪酸、不饱和脂肪酸及胆固醇食物，以选择合适食物。

(2) 根据患者的个体特征进行饮食宣教。

(3) 教育患者注意食品标签。

第四节　心力衰竭

一、概述

心力衰竭(heart failure，HF)是各种心脏结构或功能性疾病导致心室充盈和(或)射血功能受损，心排血量不能满足机体组织代谢需要，以肺循环和(或)体循环淤血，器官组织血液灌注不足为临床表现的一组临床综合征，主要表现为呼吸困难、体力活动受限和体液潴留。随着病程的进展，逐渐出现消瘦、乏力、运动耐量下降，呈现恶病质状态，称之为心力衰竭恶病质综合征。对慢性心衰住院患者的营养调查表明，恶病质的发病率高达 50%~68%。

二、营养治疗

营养在充血性心力衰竭的治疗和康复中占有重要的地位，它同药物治疗相辅相成。

(一) 营养治疗目的

控制体内钠、水潴留，减轻心脏负荷，供给心肌充足的营养，维护心肌的功能，促使患者早日康复。

(二) 营养治疗原则

采取低能量、低钠饮食。饮食宜平衡、清淡、容易消化且富有营养，少量多餐。

1. 急性心力衰竭

(1) 急性期(2~3 天)以流质饮食为主，总能量 2.09~3.35MJ/d(500~800kcal/d)，液体量约 1000ml/d。

(2) 每日 4~6 餐，少量多餐，避免一次摄入量过多。

(3) 宜进食米汤、藕粉、菜汤、易消化吸收的营养液等；不宜进食易引起胀气及刺激性的流质,如:牛奶、豆浆、浓茶、咖啡等。根据病情及化验结果随时调整饮食中的钠、钾供给。

（4）随病情逐渐稳定,可从流质过渡到半流质,然后到软食。

2. 慢性心力衰竭

（1）限制钠盐摄入:这是控制充血性心力衰竭的基本方法。根据病情轻重,选择低盐、无盐、低钠饮食。轻度充血性心力衰竭适用低盐饮食,每日摄入总钠量应限制为 2000mg,饮食中忌用一切含盐食物如咸菜、酱菜等,烹饪时可用食盐 2~3g/d,或酱油 10~15ml;中度充血性心力衰竭适用无盐饮食,烹调时不添加食盐或酱油,全日主副食中含钠量<1000mg;重度充血性心力衰竭适用低钠饮食,烹调时不添加食盐或酱油,全日主副食中含钠量 <500mg。需要注意的是,长期低钠饮食加上利尿剂的应用会导致电解质紊乱,尤其是低钾血症,需根据病情加以调整。对于老年人或已有肾功能损害的患者,低钠饮食尤应谨慎。

（2）适当限制能量摄入:宜采用低能量饮食,维持患者基础代谢消耗,减少机体的氧消耗,减轻心脏的负荷。

（3）钾:钾平衡失调是充血性心力衰竭最常出现的电解质紊乱。缺钾可引起肠麻痹、严重心律失常、呼吸麻痹等,并易诱发洋地黄中毒,应摄食含钾高的食物,如香蕉、橘子、紫菜、红枣、香菜、菠菜、苋菜、番木瓜等,必要时行补钾剂治疗。如因严重心力衰竭,或伴有肾功能减退,以及应用保钾利尿剂出现高钾血症时,应选择含钾低的食物。

（4）水:充血性心力衰竭中水潴留主要继发于钠的潴留。身体内潴留 7g 氯化钠的同时,必然潴留 1000ml 水,方能维持体内渗透压的平衡,故采取低钠饮食时,可不必严格限制进水量。事实上,摄入液体可促进排尿而使皮下水肿减轻。对一般患者的液体摄入量限制为 1000~1500ml（夏季可为 2000~3000ml）,但应根据病情及个体情况调整。对于严重心力衰竭,尤其伴有肾功能减退的患者,由于排水能力减低,低钠饮食同时必须严格限制水分摄入,否则会引起稀释性低钠血症,此为顽固性心力衰竭的重要诱因之一。一旦发生此种情况,宜将液体摄入量限制在 500~1000ml,并采用药物治疗。

（5）适当限制蛋白质:每日摄入量为 0.8g/kg,可由少到多逐渐增加。

（6）碳水化合物:不宜摄入过多甜食,以防胀气;宜摄入含淀粉及多糖类的谷类食物。

（7）限制脂肪:脂肪产能高,不利于消化,在胃中停留时间较长,使胃饱胀不适,并可包绕心脏,压迫心肌。故不宜进食油煎炸及一切油腻食物,烹调食物以少油为宜。

（8）钙、镁:高钙可使心肌收缩性增强,维持钙平衡在治疗中有积极意义;镁能帮助心肌细胞解除心脏的毒性物质,维持心脏正常节律,增加镁摄入对治疗有利。

（9）维生素:充血性心力衰竭患者一般胃食欲缺乏,再加低钠饮食缺乏味道,故饮食应注意富含维生素,必要时应口服补充维生素 B 和维生素 C 等。

（10）餐次:宜少量多餐,每日 4~6 餐,避免过饱引起胃肠道过度充盈,使膈肌抬高,增加心脏负担。

（11）食物选择:表 11-7。

表 11-7　充血性心力衰竭的食物选择

食物类别	宜食食物	忌食或少食食物
谷类及其制品	大米、面粉、小米、玉米、高粱	各种面包或切面、油条、油饼及发酵做的各种点心
豆类及其制品	各种豆类、豆浆、豆腐	豆腐干、腐乳等
禽、肉类	瘦猪牛羊肉、鸭肉、鸡肉	罐头、香肠、咸肉、腊肉、肉松
油脂类	植物油	奶油、动物油
水产类	淡水鱼类	咸鱼、熏鱼、含钠高海鱼
奶蛋类	鸡蛋或鸭蛋等(每日少于 1 个) 牛奶(每日少于 250ml)	咸蛋、皮蛋、乳酪等
蔬菜	多种含钠低蔬菜	咸菜、酱菜、榨菜及部分含钠高蔬菜,如菠菜、芹菜等
水果	各种水果(橙、柑橘、梨、苹果、桃等)	葡萄干、含钠罐头或果汁、水果糖等
调味品	醋、糖、葱、姜	味精、食盐、酱油、番茄酱、豆瓣酱、辣椒、胡椒等
饮料	淡茶	浓茶、咖啡、汽水、酒类、浓肉汁、鱼汤等

病例分析 11-4

　　胡某,男,72 岁,身高 163cm,体重 55kg。入院前 2 小时无明显诱因出现喘憋伴不能平卧、大汗,面色发紫,无胸背部疼痛、恶心、呕吐、意识不清、大小便失禁等,血压 157/101mmHg,心率 143 次 / 分。诊断:冠心病,急性左心衰。

　　(1) 确定能量需要量:①理想体重:163−105=58kg;②BMI=20.7kg/m²,营养评价:正常;③能量需要量:58×20=1160kcal。

　　(2) 一日食谱,见表 11-8。

表 11-8　心力衰竭半流质食谱

餐次	食物内容及数量
早餐	白米粥(米 25g)、蛋羹(鸡蛋 50g)
加餐	牛奶煮麦片(低脂牛奶 200ml、燕麦片 20g),面包(25g)
午餐	馄饨(猪肉 25g、白菜 100g、面粉 50g、紫菜 10g)
加餐	橘子(200g)
晚餐	鸡丝豆腐碎青菜挂面(挂面 50g、鸡丝 25g、豆腐 50g、小白菜 100g、香菜 10g)
加餐	牛奶煮麦片(低脂牛奶 100ml、燕麦片 20g)

注:①全日烹调用油 10g、盐 2g;②全日能量 4.88MJ(1166kcal),蛋白质 53.5g(18.4%),脂肪 35.5g(27.4%),碳水化合物 158g(54.2%),钾 1590.4mg,钠 1224mg

三、饮食护理

　　1. 饮食过渡　急性心力衰竭以流质饮食为主,随病情逐渐稳定,可从流质过渡到半流质,然后到软食。应注意指导患者既不能因饮食过量加重心脏负担,又不能过分限制造成营养不良,甚至恶病质。

2. 少量多餐　患者食欲缺乏,应鼓励患者选择开胃食物,少量多餐,避免一次摄入量过多,增加心脏负担。

3. 低能量、低盐、低脂饮食　根据心力衰竭的程度选择限盐的程度,限制每日水分摄入,了解药物、牙膏、漱口剂中的含钠量。

4. 介绍含钾丰富食物。

5. 情绪稳定,适当活动,充足睡眠。

6. 戒烟酒。

(谭桂军)

学习小结

　　循环系统疾病营养治疗原则:保持能量的摄入与消耗平衡,低脂低胆固醇、少盐饮食,适量优质蛋白质,多摄入蔬果,限制烟酒,适量运动。心衰患者还要注意血钾、钙、镁及水等的摄入平衡。

复习参考题

1. 高血压患者全日食盐量应该控制在多少克为宜?

2. 说出五种以上含胆固醇高的食物。

第十二章 内分泌和代谢性疾病的营养治疗与饮食护理

12

学习目标	
掌握	糖尿病、痛风的营养治疗原则与饮食护理。
熟悉	糖尿病食谱的制定;肥胖症的营养治疗原则与饮食护理。
了解	骨质疏松症的营养治疗。

第一节　糖尿病

问题与思考　　　　　　　王女士自从得了2型糖尿病后,从亲朋好友处得知只要少吃主食,一餐只吃小半碗米饭血糖就能降下来。

　　思考:少吃主食,能量摄入能满足需要吗? 得了糖尿病应该怎样吃?

一、概述

糖尿病(diabetes mellitus,DM)是一组由多病因引起的以慢性高血糖为特征的代谢性疾病,是由于胰岛素分泌和(或)作用缺陷所引起。长期碳水化合物、脂肪、蛋白质代谢紊乱可引起多系统损害,导致眼、肾、神经、心脏、血管等组织器官慢性进行性病变、功能减退及衰竭;病情严重或应激时可发生急性严重代谢紊乱,如糖尿病酮症酸中毒、高渗高血糖综合征。

糖尿病是由遗传和环境因素的复合病因引起的临床综合征,目前其病因和发病机制仍未完全阐明。

糖尿病典型症状为"三多一少",即多尿、多饮、多食和体重减少。

糖尿病分为4型,即1型糖尿病、2型糖尿病、妊娠糖尿病和其他特殊类型糖尿病。

糖尿病诊断标准,见表12-1。

表 12-1　糖尿病、糖耐量减低和空腹血糖受损的诊断标准

糖代谢分类	静脉血浆葡萄糖(mmol/L)	
	空腹血糖(FPG)	糖负荷后 2 小时血糖 (2 小时 PPG)
正常血糖(NGR)	<6.1	<7.8
糖尿病(DM)	≥7.0	≥11.1
糖耐量减低(IGT)	<7.0	7.8~<11.1
空腹血糖受损(IFG)	6.1~<7.0	<7.8

二、营养治疗

(一)营养治疗目标

1. 血糖水平接近或达到正常。

2. 保护胰岛 β 细胞,增加胰岛素敏感性,使体内血糖、胰岛素水平处于良性循环状态。

3. 维持或达到理想体重。

4. 接近或达到血脂正常水平。

5. 治疗、预防或延缓急、慢性并发症。

6. 全面提高体内营养水平,增强机体抵抗力,保持身心健康,从事正常活动,提高生活质量。

(二) 营养治疗原则

营养治疗是各种类型糖尿病的基本治疗措施,糖尿病患者必须终生坚持,持之以恒。

1. **合理控制能量**　合理控制能量是糖尿病营养治疗首要原则。能量供给应根据身高、体重、劳动强度来确定,同时应随病情变化、血糖水平、年龄和性别等差异而及时调整。总能量确定以维持或略低于理想体重为宜,体重是检验长时间(以月计)总能量摄入是否合理的简便且实用的有效指标。肥胖者应逐渐减少能量摄入并注意增加运动,消瘦者应适当增加能量摄入,直至实际体重达到或略低于理想体重。理想体重简易计算公式为:

$$理想体重(kg)= 身高(cm)-105$$

根据不同的体力劳动强度及体重(体型)确定每日每千克理想体重所需能量,见表 12-2。

表 12-2　糖尿病患者能量供给量[kJ(kcal)/(kg·d)]

	消瘦	正常或轻度不良	肥胖
重体力活动	188~209(45~50)	167(40)	146(35)
中体力活动	167(40)	146(35)	125(30)
轻体力活动	146(35)	125(30)	84~105(20~25)
卧床	84~105(20~25)	63~84(15~20)	63(15)

注:①患者实际体重/理想体重(kg)×100%=80%~120% 为正常或轻度不良(体型),小于 80% 或大于 120% 分别为消瘦、肥胖(体型);②体力活动强度分级见第二章第五节。

2. **选用复合碳水化合物**　碳水化合物占总能量 45%~65%。可选用玉米、荞麦、燕麦、莜麦、红薯、米、面等谷薯类食物。在食用含淀粉较多的根茎类、鲜豆类等蔬菜时,如土豆、莲藕、豌豆等要减少部分主食量。限制单糖、双糖的摄入。

不同种类含等量碳水化合物的食物进入体内所致的血糖值不同,这可以用食物血糖生成指数(glycemic index,GI)来反映。GI 是指进食恒量的食物(含 50g 碳水化合物)后,2~3 小时内的血糖曲线下面积相比空腹时的增幅除以进食 50g 葡萄糖后的相应增幅。通常定义 GI≤55 为低GI 食物,55~70 为中 GI 食物,GI≥70 为高 GI 食物。

提倡糖尿病患者甚至普通健康人群应多选低 GI 食物,注意适当增加粗粮和杂粮比例。常见食物的血糖指数,见表 12-3。

表 12-3　食物的血糖指数

食物种类	GI	食物种类	GI
荞麦面条	59.3	香蕉	52.0
荞麦面馒头	66.7	梨	36.0
大米饭	83.2	苹果	36.0
白面包	87.9	柑	43.0
馒头(富强粉)	88.1	葡萄	43.0
扁豆	38.0	猕猴桃	52.0

食物种类	GI	食物种类	GI
绿豆	27.2	芒果	55.0
豆腐(冻)	22.3	菠萝	66.0
豆腐干	23.7	西瓜	72.0
豆腐(炖)	31.9	果糖	23.0
绿豆挂面	33.4	乳糖	46.0
黄豆挂面	66.6	蔗糖	65.0
樱桃	22.0	蜂蜜	73.0
李子	24.0	绵白糖	83.8
柚	25.0	葡萄糖	100.0
桃	28.0	麦芽糖	105.0

GI 值衡量的是食物中碳水化合物的升糖的特性,没有考虑实际吃进去的碳水化合物量,只评估了"质",而没有评估"量"。在实际应用中,我们还要考虑食物血糖负荷(glycemic load,GL)。GL 值指的是每 100 克食物中含有的可利用碳水化合物的百分比乘以该食物的 GI 值。

$$GL/100g 食物 = GI × 可利用碳水化合物\%$$

一般来说 GL≥20 属于高 GL 食物,10~20 为中等 GL 食物,≤10 则为低 GL 食物。

举例,西瓜的 GI 值为 72,属于高 GI 食物,但 100g 西瓜的碳水化合物含量只有约 7%,其 GL 值仅为 5,属于低血糖负荷。

3. 增加可溶性膳食纤维摄入 建议膳食纤维供给量为 25~50g/d。可溶性膳食纤维,如半纤维素、果胶等有降血糖、血脂及改善葡萄糖耐量的功效。含可溶性膳食纤维较多的食物有魔芋、整粒豆、燕麦麸等。玉米和大麦的可溶性膳食纤维含量高于稻米。

4. 控制脂肪和胆固醇摄入 脂肪占总能量的 20%~30%。限制饱和脂肪酸的摄入,如牛油、羊油、猪油、奶油等,饱和脂肪酸应占每日总能量的 7% 以下;增加多不饱和脂肪酸和单不饱和脂肪酸的摄入,如橄榄油、茶籽油、鱼油等;P/S 比值最好能达到 1.5~2.5。控制烹调用油量,植物油用量宜 20g/d 左右。减少胆固醇摄入,每天应低于 300mg;合并高胆固醇血症时应限制在 200mg/d 以内。尽量减少反式脂肪酸的摄入。

5. 选用优质蛋白质 蛋白质占总能量的 15%~20%。成人按 1.0~1.5g/(kg·d)供给;孕妇、乳母、营养不良患者或存在感染时,若肝肾功能良好,可按 1.5~2.0g/(kg·d)供给。儿童糖尿病患者,则按 2.0~3.0g/(kg·d)供给。优质蛋白质至少占蛋白质总量的 1/3。若肾功能不全时,应限制蛋白质摄入,具体根据肾功能损害程度而定,通常按 0.5~0.8g/(kg·d)供给。

6. 提供丰富维生素和矿物质 维生素与糖尿病关系密切,补充 B 族维生素包括维生素 B_1、维生素 PP、维生素 B_{12} 等可改善神经症状,而充足维生素 C 可改善微血管循环。

注意补充铬、锌、钙。三价铬是葡萄糖耐量因子组成部分,锌是胰岛素组成部分,补钙对预防骨质疏松症有益。铬主要来源是酵母、牛肉、肝、蘑菇、啤酒等;锌主要来源是动物性食物;钙主要来源是奶类及奶制品、虾皮、豆类及豆制品等。平时钠盐摄入不宜过高,应每日限制在 6 克以内。若发生糖尿病肾病时,则应根据血电解质情况进行调整。

7. 合理进餐制度 糖尿病患者进餐要定时、定量。成人一般为一日 3 餐,早、午、晚 3 餐能量比例可各占 1/3,也可为 1/5、2/5、2/5。儿童、孕妇、血糖控制不好者可增加餐次至每日 4~6 餐,但全日总能量摄入不变。另外,用餐后的血糖高峰与药物作用相一致,短效药物一般应一日 3

餐,长效药物应增加餐次至每日 5~6 餐。

(三) 食谱编制

食谱编制常用 2 种方法,即食物交换份法和营养素计算法。营养素计算法可采用营养软件,也可用食物成分表手工计算。食物交换份法应用较为普遍,现介绍如下:

1. **食物交换份** 食物交换份是按照食物的来源、性质将食物分为四大组别,每份食物所含能量相仿,约 377kJ(90kcal),同类食物中各种食物可以互相交换。每份同类食物交换份中,蛋白质、脂肪、碳水化合物等营养素含量相近(参见表 12-4)。故在制订食谱时,使用食物交换份可快捷、高效、准确地代替食物成分表,计算出食谱中的各类营养素含量。

表 12-4 食物交换份分类及生热营养素含量表

组别	类别	每份重量		能量 (kcal)	蛋白质 (g)	脂肪 (g)	糖类 (g)
		(g)	(两)				
谷薯组	谷薯类	25	0.5	90	2.0	–	20.0
蔬果组	蔬菜类	500	10	90	5.0	–	17.0
	水果类	200	4	90	1.0	–	21.0
肉蛋组	大豆类	25	0.5	90	9.0	4.0	4.0
	奶类	160	3	90	5.0	5.0	6.0
	肉蛋类	50	1	90	9.0	6.0	–
油脂组	硬果类	15	0.3	90	4.0	7.0	2.0
	油脂类	10	1汤匙	90	–	10.0	–

2. **食谱计算**

病例分析 12-1

王某,女,58 岁,口干,多饮 3 月余,每日饮水 3000~4000ml、多尿,日间排尿 5~6 次,夜间排尿 4~5 次,体重下降约 9kg,伴全身疲乏无力、双下肢麻木,偶有耳鸣。查空腹血糖为 15.8mmol/L,尿葡萄糖(++++)。肝肾功能正常。目前患者精神睡眠良好,食欲良好,大便正常。入院查体:身高 161cm,体重 58kg;体温 36.5℃,脉搏 85 次 / 分,呼吸 18 次 / 分,血压 120/80mmHg。诊断:2 型糖尿病。制订食谱步骤如下:

(1) 确定能量需要量:①理想体重:161–105=56kg;②体型:58/56×100%=103.6%,该患者体型正常;③查表 12-2,该患者为住院患者、非卧床状态,能量需要量为 105kJ(25kcal)/(kg·d);④全日能量需要量为:56×25=1400kcal。

(2) 确定产能营养素所占总能量比例,计算其重量:①碳水化合物 =1400×60%÷4=210g;②蛋白质 =1400×15%÷4=52.5g;③脂肪 =1400×25%÷9=38.9g。

(3) 计算各类食物交换份份数,并换算出食物用量:①总能量 5.88MJ(1400kcal)约为 15.6 个食物交换份,按 16 个食物交换份制订食谱;②根据产能营养素的合理比例,参考表 12-5,各类食物所占比例是谷类主食 9 份,折合米面重量为 225g;③蔬菜 1 份,折合绿叶青菜重量为 500g；④肉类 3 份，折合瘦肉、蛋重量为 150g；⑤豆乳类 1.5 份，折合纯牛奶为 240g；⑥油脂类 1.5 份，折合烹调油为 15g。

表 12-5　不同能量各类食物参考摄入量

| 能
(kcal) | 量
(MJ) | 产能营养素 | | | 谷类 | 蔬菜 | 肉类 | 豆乳类 | 油脂类 |
		蛋白质 (g)	脂肪 (g)	碳水化 合物 (g)	米或面 (g)	叶菜 (g)	瘦肉 (g)	牛奶 (g)	烹调油 (g)
1000	4.18	48	28	140	150	500	100	250	10
1100	4.60	50	31	178	175	500	100	250	10
1200	5.02	54	33	190	200	500	125	250	13
1300	5.44	55	36	190	225	500	125	250	13
1400	5.86	57	39	205	225	500	150	250	15
1500	6.28	60	42	220	250	500	150	250	15
1600	6.69	64	44	237	275	500	150	250	15
1700	7.11	68	47	251	300	500	150	250	15
1800	7.53	70	50	268	325	500	150	250	15
1900	7.95	72	53	284	350	500	150	250	15
2000	9.37	75	58	295	350	500	175	250	18
2100	8.79	80	60	310	375	500	175	250	18
2200	9.20	80	65	324	400	500	200	250	20

（4）制订食谱：根据患者饮食习惯及体力活动情况，将食物按早、中、晚餐1/5、2/5、2/5安排，见表 12-6。

表 12-6　等值互换糖尿病饮食参考食谱

餐次	交换份	食物内容及数量
早餐	3	谷类 1.5 份，豆乳类 1.5 份(杂粮面包 45g、纯牛奶 250ml)
中餐	6.5	谷类 4 份，蔬菜类 0.5 份，瘦肉类 1.5 份，油脂类 0.5 份(大米 100g、瘦肉 25g、生菜 250g、鲫鱼 120g、豆油 5g)
晚餐	6.5	谷类 3.5 份，蔬菜类 0.5 份，瘦肉类 1.5 份，油脂类 1 份(面条 75g、油菜 150g、牛肉 25g、番茄 100g、鸡蛋 1 只、豆油 10g)

相关链接　　　　　等值食物交换份表：是将食物成分表计算简化，将日常食物按营养特点分为四大组别 8 个种类，在每一类食物中按常用食物的习惯用量粗略计算出每一份食物的营养成分(能量、蛋白质、脂肪和碳水化合物含量)，再将每类食物中其他食物计算出"等值"营养成分的使用量，以便在进行食谱内容选择时可以同类食物等值互换，从而达到食物多样化。以等值谷薯杂粮类食物交换份为例，富含碳水化合物的食物，

包括谷类、薯类及杂粮类等，每交换份可提供能量 90kcal。谷类以 25g 为 1 个交换份，1 份大米 25g 既可与 1 份绿豆 30g 交换，也可以与 1 份土豆 120g 交换。例如：患者中餐要摄入谷类为 4 份大米 100g，可以交换为 2 份大米 50g+2 份土豆 240g，也可以交换为 1 份大米 25g+2 份鲜玉米 400g+1 份馒头 40g。

三、饮食护理

1. **纠正患者对待饮食的不正确态度**　对于拒绝改变饮食习惯，认为得了糖尿病无非就是血糖高点，对身体无大碍的患者，护士可告知：营养治疗对任何类型的糖尿病都是行之有效、最基本的治疗措施。糖尿病患者如果放纵饮食，其他一切治疗将失去作用。对于极端地减食、节食的患者，护士应告知：得了糖尿病不需要过分节食，在营养师指导下合理安排饮食，仍然能像正常人一样健康、有质量地生活。

2. **讲解饮食治疗知识**　饮食治疗知识的内容包括：糖尿病膳食治疗的重要性、目的、原则、食物的选择与禁忌。

3. **指导患者做好饮食记录**　饮食记录可以每周记录 1 天，也可以 1 个月内记录几日或是连续记录一周等。记录内容包括何时何地摄入何种食物及其数量，食物的种类尽量详细，数量尽量准确，同时记录相应的运动和血糖监测情况。

第二节　痛　风

问题与思考　　　林先生 1 天前因剧烈运动后出现双侧脚踝部剧烈疼痛入院。诊断：痛风。

思考：得了痛风要控制饮食吗？

一、概述

痛风（gout）是一种单钠尿酸盐（monosodium urate）沉积所致的晶体相关性关节病，与嘌呤代谢紊乱和（或）尿酸排泄减少所致的高尿酸血症直接相关，特指急性特征性关节炎和慢性痛风石疾病，可并发肾脏病变，重者可出现关节破坏、肾功能受损。痛风可分为原发性和继发性两大类。痛风常伴有肥胖、高脂血症、糖尿病、高血压及心脑血管疾病。

痛风的生化标志是高尿酸血症，一部分高尿酸血症患者发展为临床痛风。嘌呤分解代谢紊乱与尿酸的生成过多及排泄障碍是痛风的发病原因。

尿酸主要由细胞代谢分解的核酸和其他嘌呤类化合物以及食物中的嘌呤经酶的作用

分解而来。人体中尿酸80%来源于内源性嘌呤代谢,而来源于富含嘌呤或核蛋白食物仅占20%。

尿酸排泄的主要器官是肾脏。健康成人体内分解代谢产生尿酸量为600~700mg/d,而痛风患者尿酸生成量可高达2000~3000mg/d。尿酸生成不增加而肾排泄障碍时,同样可引起高尿酸血症。当男性血尿酸超过420μmol/L(7mg/dl)、女性超过360μmol/L(6mg/dl)时,为高尿酸血症,此时,血尿酸已达超饱和状态,极易在组织器官中沉积,尤其是关节及其周围皮下组织、耳郭等部位,导致痛风性关节炎发作和痛风结石。

二、营养治疗

痛风的饮食营养治疗目的一是限制食物中的嘌呤摄入量,减少外源性嘌呤导致的血尿酸增高;二是通过饮食改变体内环境促进尿酸排出。

(一)急性痛风性关节炎期营养治疗

1. **限制嘌呤** 急性期应选用低嘌呤饮食,摄入的嘌呤量应限制在150mg/d之内。选择含嘌呤极低的食物(见表11-7第1类食物)。

2. **限制能量** 痛风与肥胖、糖尿病、高血压及高脂血症等关系密切。能量根据病情而定,以达到或维持理想体重为宜。

3. **适量蛋白质** 标准体重时蛋白质可按0.8~1.0g/(kg·d)供给。动物蛋白质可选用牛奶、鸡蛋,因牛奶、鸡蛋蛋白质中核蛋白含量极少,故嘌呤含量极微。

4. **限制脂肪** 脂肪可减少尿酸正常排泄,应控制在50g/d以下为宜。

5. **足量维生素和矿物质** 供给充足B族维生素和维生素C,以促使尿酸盐溶解。碱性环境也能提高尿酸盐溶解度,有利于尿酸排出,因此应多摄入新鲜蔬菜。痛风合并高血压者,应限制钠盐,通常2~5g/d。

6. **多饮水** 2000ml/d以上。应选用白开水和矿泉水,并减少含果糖饮料摄入。果糖在肝脏内代谢可产生大量的尿酸生成前体,导致血尿酸水平增加;它还可以导致胰岛素抵抗,间接增加血尿酸水平。

7. **禁用辛辣刺激性食物和调味品。**

8. **禁酒** 因为乙醇可诱发糖异生障碍,导致体内乳酸和酮体积聚,竞争性抑制尿酸的排出。

(二)痛风发作缓解期和慢性期营养治疗

1. 规律进餐。

2. 适当放宽嘌呤摄入的限制 但仍禁食含嘌呤最多的食物(表12-7第4类食物),限量选用含嘌呤较多的食物(表12-7第2、3类食物),任意选食含嘌呤量少的食物(表12-7第1类食物)。

3. 维持理想体重 切忌减重过快,减重过快会促进脂肪分解,产生的酮体与尿酸竞争排出,易诱发痛风急性发作。

4. 肉类应限制在100g/d以内 利用嘌呤的亲水性,将瘦肉、禽肉煮沸去汤后与鸡蛋、牛奶交换使用。

5. 限制脂肪摄入　50g/d 以下为宜。

6. 平时养成多饮水的习惯　2000ml/d 以上。

7. 多摄入新鲜蔬菜。

8. 禁酒。

表 12-7　100g 食物中嘌呤的含量

分类	嘌呤含量	食物
第 1 类	极微	奶类(牛奶、奶酪)、蛋类(鸡蛋、鸭蛋、鹅蛋、鹌鹑蛋、鸽子蛋等)、浅色叶菜(大白菜、圆白菜、娃娃菜等)、根茎类蔬菜(土豆、芋头、甘薯、萝卜、胡萝卜等)、茄果类蔬菜(番茄、茄子、青椒)、瓜类蔬菜(冬瓜、丝瓜、黄瓜、南瓜等)、水果、粮食(大米、白面等)
第 2 类	<75mg	深绿色嫩茎叶蔬菜(菠菜、芦笋等)、花类蔬菜(白色菜花、西兰花等)、嫩豆类蔬菜(毛豆、嫩豌豆、嫩蚕豆)、鲜蘑菇、部分水产类(三文鱼、金枪鱼、白鱼、龙虾等)
第 3 类	75~150mg	畜肉(猪、牛、羊等)、禽肉(鸡、鸭、鹅、鸽子、鹌鹑、火鸡等)、部分鱼类(鲈鱼、鲤鱼、鲫鱼、鳗鱼、鳝鱼等)、甲壳类(牡蛎肉、贝肉、蚌肉、螃蟹等)、干豆类(黄豆、黑豆、绿豆、红小豆等)
第 4 类	>150mg	动物内脏(肝、肾、脑、脾等)、部分水产品(沙丁鱼、凤尾鱼、鱼子、小虾)、浓肉汤、浓鱼汤、海鲜火锅汤、羊肉火锅汤

相关链接　　痛风患者能吃嘌呤含量表第 2 类中嘌呤含量略高的绿叶菜吗?

既往认为痛风患者应避免食用富含嘌呤的蔬菜,但新近的研究表明富含嘌呤的蔬菜不但不会增加血尿酸水平,且在健康的个体中可降低血尿酸水平及尿路结石的风险,这可能与其碱化尿液促尿酸排泄的作用较升高尿酸的作用更加显著有关。

病例分析 12-2

林某,男,51 岁,身高 170cm,体重 82kg,1 天前因剧烈运动后出现双侧脚踝部剧烈疼痛,以左脚踝部为重,伴红肿,无发热。门诊肾功能四项结果:尿素氮 6.4mmol/L,肌酐 81μmol/L,总二氧化碳 23.2mmol/L,尿酸 511μmol/L。诊断:痛风。请计算其全日能量及蛋白质的需要量并制订一日食谱。

(1) 确定能量需要量:①标准体重:170-105=65kg;②BMI=28.4kg/m^2,营养评价:肥胖;③该患者能量需要量为 20~25kcal/(kg·d);④患者需逐步减重,全日能量需要量为:65×24=1560kcal。

(2) 蛋白质需要量:65×0.9=58.5g

(3) 嘌呤供给量:该患者为痛风急性发作,嘌呤摄入量应 <150mg/d。

(4) 一日食谱,见表 12-8。

表 12-8　痛风食谱

餐次	食物内容及数量
早餐	牛奶(250ml)、苏打饼干(50g)
午餐	米饭(粳米75g)、韭菜炒鸡蛋(鸡蛋50g、韭菜200g)、萝卜丝汤(白萝卜100g)
加餐	酸奶(150g)
晚餐	包子(富强粉75g、鸡蛋白50g、大白菜150g)、西红柿蛋花汤(西红柿150g、鸡蛋白25g)
加餐	牛奶(250ml)

注:①全日用油15g、盐5g;②全日能量6.34MJ(1517kcal),蛋白质60g(15.8%),脂肪45g(26.7%),碳水化合物218g(57.5%),嘌呤105mg

三、饮食护理

1. **端正患者对待疾病的态度**　护理人员要让患者了解痛风发作与饮酒、高嘌呤饮食、剧烈运动和突然受冷等诱因有关,认识所患疾病治疗的长期性,避免对疾病的预后盲目乐观或持消极态度。

2. **消除饮食误区**　告知患者豆类虽嘌呤含量丰富,但其所含促尿酸排泄物质的作用更为显著,且豆制品在加工存储过程中会导致部分嘌呤流失,而其降尿酸作用并未相应减弱。

3. **讲解食物烹调方法**　告知患者无论在急性期还是缓解期均应避免食用高嘌呤食物,合理的烹调方法可以减少食物嘌呤量(如将肉、鱼、禽类煮后弃汤烹调)。

第三节　肥胖症

问题与思考　　　　　林女士,45岁,身高161cm,体重60kg,腰围80cm,找到营养师,说要减肥。

　　　　　　思考:王女士体型属于肥胖吗?

一、概述

肥胖症(obesity)是指由于体内脂肪的体积和(或)脂肪细胞数量的增加导致的体重增加,或体脂占体重的百分比异常增高,并在某些局部过多沉积脂肪,与其他组织失去正常比例的状态。目前,肥胖症正成为全球流行的疾病,严重威胁着人类的生命健康及影响生活质量。肥胖症既是一个独立的疾病,又是糖尿病、心血管疾病及其他代谢性疾病和肿瘤的潜在危险因素。

肥胖症的病因和发病机制目前尚不完全清楚。一般认为,主要由遗传因素和环境因素共同作用促使了肥胖的发生和发展。此外,内分泌、代谢、中枢神经系统等因素也参与了肥胖的发病过程。有研究显示膳食结构变化后肠道菌群结构发生的适应性变化,使得具有遗传易感性者对三大产能营养素(碳水化合物、蛋白质、脂肪)的应答出现显著差异,进而造成肥胖的发生。

临床上衡量肥胖程度最为简易的指标是体重、体质指数(BMI)、腰围和腰臀比。

体脂百分比也是衡量肥胖的一个重要指标,体脂百分比是人体中脂肪含量与体重的百分比,男性 13%~23%,女性 18%~28% 为理想的标准。

中国超重/肥胖的诊断标准:BMI≥24 时为超重,BMI≥28 时为肥胖。男性腰围≥90cm,女性腰围≥85cm 为腹型肥胖(即中心性肥胖)。

二、营养治疗

减重治疗包括生活方式(饮食和体育运动)调整、内科药物及外科手术治疗等多种手段。科学合理的营养治疗(减重饮食)联合运动干预是目前最有效、最安全的基础治疗。

减重饮食主要包括限能量平衡饮食(calorie-restricted diet,CRD)、高蛋白质饮食(high protein diet,HPD)和轻断食模式(intermittent fasting)3 种。

1. **限能量平衡饮食(CRD)** CRD 是一类在限制能量摄入的同时保证基本营养需求的饮食模式,其产能营养素的供能比例应符合平衡膳食的要求。

(1) CRD 种类:CRD 目前主要有三种类型:①在目标摄入量基础上按一定比例递减(减少30%~50%);②在目标摄入量基础上每日减少 500kcal 左右;③每日供能 1000~1500kcal。

(2) CRD 饮食原则:①蛋白质供给量 1.2~1.5g/kg,用大豆蛋白部分替代酪蛋白可增强 CRD 的减重效果;②脂肪的供能比例以 20%~30% 为宜,适当增加富含 n-3PUFA 的食物或补充鱼油制剂;③碳水化合物的供能比例以 40%~55% 为宜,尽量少吃或不吃含有蔗糖、麦芽糖、果糖的蜜饯和甜点心;④增加蔬菜、水果、燕麦等富含膳食纤维的食物;⑤适当补充维生素 D 制剂和钙。

2. **高蛋白质饮食(HPD)** HPD 是一类每日蛋白质摄入量超过每日总能量的 20% 或1.5g/(kg·d),但一般不超过每日总能量的 30%(或 2.0g/(kg·d))的饮食模式。

对于单纯性肥胖以及合并高甘油三酯血症、高胆固醇血症者采用高蛋白饮食较正常蛋白饮食更有利于减轻体重以及改善血脂情况;并有利于控制减重后体重的反弹。合并慢性肾病患者应慎重选择高蛋白饮食。

3. **轻断食模式** 也称间歇式断食,是一类采用 5+2 模式,即 1 周中 5 天相对正常进食,其他 2 天(非连续)则摄取平常的 1/4 能量(女性约 500kcal/d,男性约 600kcal/d)的饮食模式。

相关链接 减重的运动治疗

运动对减重的影响取决于运动方式、强度、时间、频率和总量。减重阶段,需增加有氧运动(如快走、慢跑、游泳)至每周 150 分钟以上(每天 30 分钟以上);维持体重下降及防止减重后的体重反弹(长期,1 年以上)阶段,推荐更高水平的身体活动(每周 200~300 分钟)。

　　患者男性,44岁,身高173cm,体重90kg,BMI=30.1kg/m²,单纯性肥胖,肝肾功能正常,血脂正常。办公室工作,喜静坐,不爱运动。膳食调查发现该患者全日能量摄入约10.46MJ(2500kcal)。请按照限能量平衡饮食计算其全日能量需要量并制订一日减重食谱。

　　(1) 确定能量需要量:①理想体重:173−105=68kg;②BMI=30.1kg/m²,营养评价:肥胖;③全日能量需要量:因每周减重目标为0.8~1.0kg,全日需减少能量约4.18MJ(1000kcal),故能量需要量为6.28MJ(1500kcal)。

　　(2) 全日蛋白质需要量:68×1.2=81.6g。

　　(3) 一日食谱,见表12-9。

表12-9　减重食谱

餐次	食物内容及数量
早餐	牛奶(250ml),煮鸡蛋(鸡蛋50g),煮玉米(玉米200g),拌菠菜(100g)
午餐	米饭(粳米50g),炖牛肉(牛肉75g),炝西兰花(西兰花200g),紫菜汤(紫菜10g)
加餐	西红柿(150g)
晚餐	馒头(富强粉50g),小米粥(小米25g、蛋白粉5g),凉拌豆腐丝(50g),香菇炒油菜(油菜250g、香菇10g)
加餐	苹果(150g)

　　注:①全日用油15g、盐5g;②全日能量6.24MJ(1492kcal),蛋白质81g(21.7%),脂肪41g(24.7%),碳水化合物200g(53.6%)

三、饮食护理

　　1. 帮助肥胖症患者确定减重目标　护理人员在实施营养护理时,要注意肥胖症患者应达到的以下两个目标:

　　(1) 半年内减重5%~10%。

　　(2) 保持减肥后的体重,防止体重反弹。

　　2. 为了维持减重效果,护理人员应协助营养(医)师向患者提供面对面或电话随访的减重维持计划。

第四节　骨质疏松症

问题与思考　王女士,67 岁,腰腿痛 2 年余,近 1 个月痛的比较严重,到医院检查后,诊断为骨质疏松症。

思考:王女士在饮食上要摄入多少钙?

一、概述

骨质疏松症(osteoporosis,OP)是一种全身性疾病,它的主要特征是骨矿物质含量低下、骨结构破坏、骨强度降低、易发生骨折。疼痛、驼背、身高降低和骨折是骨质疏松症的特征性表现。临床表现为腰背和四肢痛、脊柱畸形、易发生骨折等。骨质疏松症受先天因素和后天因素影响。先天因素指种族、性别、年龄及家族史;后天因素包括药物、疾病、营养及生活方式等。年老、女性绝经、男性性功能减退都是导致骨质疏松症的原因。

有以下因素者属于骨质疏松症的高危人群:①老龄;②女性绝经;③母系家族史(尤其髋部骨折家族史);④低体重;⑤性激素低下;⑥吸烟;⑦过度饮酒或咖啡;⑧体力活动少;⑨饮食中钙和 / 或维生素 D 缺乏(光照少或摄入少);⑩有影响骨代谢的疾病,或应用影响骨代谢的药物。

WHO 的诊断标准:①基于双能 X 线吸收法测定,骨质疏松症为骨密度(BMD)低于健康成人 BMD 峰值均数($\bar{x}$)的 2.5 标准差(s),若伴有脆性骨折为严重骨质疏松症;②若 BMD 低于健康成人峰值 1.0~2.5s 为骨量减少;③若 BMD 低于健康成人峰值不足 1s 为正常。

我国的诊断标准为:①>$\bar{x}$-1s 为正常;②$\bar{x}$-1s~$\bar{x}$-2s 为骨量减少;③<$\bar{x}$-2s 为骨质疏松症;④<$\bar{x}$-2s 以上伴有一处或多处骨折为严重骨质疏松症;⑤ <$\bar{x}$-3s 以上无骨折,也可诊断为严重骨质疏松症。

二、营养治疗

营养治疗的目的是通过饮食补充钙和维生素 D 等营养素,以预防或治疗骨质疏松症。

1. 钙的摄入应充足　成人饮食钙的推荐摄入量为 800mg/d,更年期妇女和老年人应保证摄入 1000mg/d。补钙以食补为先,即通过合理食物搭配,保证足够的摄入量。含钙丰富的食物为乳类、大豆及其制品。叶类蔬菜钙含量虽然丰富,但因草酸、植酸含量高而影响其吸收与利用,故不作为补钙食物推荐。若食补仍无法满足要求,建议适当选择钙制剂。营养调查显示,我国老年人平均从饮食中获得钙约 400mg/d,故平均应补充的元素钙量为 500~600mg/d。用于治疗骨质疏松症时,钙应与其他药物联合使用。

2. 保证足够的蛋白质摄入　蛋白质是组成骨基质的原料,充足的蛋白质可增加钙的吸收与贮存,对防止和延缓骨质疏松有利。但长期高蛋白质膳食可促使尿钙排出增多,不利骨质疏松的防治。故蛋白质摄入量以 1.0~1.2g/(kg·d)为宜。

3. 充足的维生素和矿物质　维生素 C 促进胶原合成,应保证维生素 C 的供给。维生素 D

促进小肠黏膜细胞内钙结合蛋白的形成,作为钙的载体促进钙的吸收,维生素 D 的推荐摄入量为 $10\mu g/d$(80 岁以上老人 $15\mu g/d$)。维生素 A 参与骨有机质胶原和黏多糖的合成,对骨骼钙化有利,推荐的视黄醇当量为 $800\mu g/d$。补钙同时补充微量元素锌和铜比单纯补钙效果好。

4. 食物选择 宜选食物:①含钙丰富的食物,如牛奶、虾皮、豆制品等;②含维生素 D 丰富食物,如沙丁鱼、鲑鱼、青鱼、牛奶、鸡蛋等,也可添加含维生素 D_3 的制剂。忌选食物:忌用高磷酸盐添加剂、动物内脏等,因内脏含磷量比钙高 20~50 倍。

病例分析 12-4

王某,女,67 岁,经常性腰腿疼痛,身高 162cm,体重 59kg,骨密度测量偏低。诊断:骨质疏松症。请制订一日食谱。

(1) 确定能量需要量:①理想体重:162−105=57kg;②BMI=22.5kg/m²,营养评价:体重正常;③该患者能量需要量为 25~30kcal/(kg·d);④全日能量需要量为:57×25=1425kcal。

(2) 全日蛋白质需要量:57×1.1=62.7g。

(3) 一日食谱,见表 12-10。

表 12-10 骨质疏松症食谱

餐次	食物内容及数量
早餐	脱脂牛奶(250ml),馒头(富强粉 50g),芝麻酱(10g)
午餐	米饭(粳米 50g),海带炖排骨(猪小排 50g、海带 60g),素炒生菜(生菜 200g),紫菜汤(紫菜 10g)
加餐	苹果(150g)
晚餐	花卷(富强粉 40g),小米粥(小米 25g),凉拌豆腐丝(75g),木耳炒圆白菜(干木耳 10g、圆白菜 200g)
加餐	脱脂牛奶(250ml)

注:①全日用油 15g、盐 5g;②全日能量 6.15MJ(1472kcal),蛋白质 63g(17.1%),脂肪 48g(29.4%),碳水化合物 197g(53.5%),钙 988mg

---

三、饮食护理

1. 告知患者骨质疏松症可防可治 老年人积极改善饮食和生活方式,坚持钙和维生素 D 的补充可预防或减轻骨质疏松。

2. 告知患者不能盲目补钙 60 岁以上的老年人,摄入 1000mg/d 的钙是安全的。过量补钙并不能变成骨骼,如果血液中钙含量过高可导致高钙血症,并会引起并发症,如肾结石、血管钙化等,危害老年人健康。

3. 告知患者平均每天至少有 20 分钟日照 充足的光照有利于维生素 D 的合成及钙质吸收。

(史琳娜)

糖尿病营养治疗的首要原则是控制能量摄入;痛风应选用低嘌呤膳食;肥胖症患者减重谨记"少吃、多动、坚持";骨质疏松症患者钙摄入量要充足,切忌盲目补钙。

1. 痛风患者为什么要禁酒?痛风患者宜长时间剧烈运动吗?为什么?

2. 你能熟练运用本节所学知识为下面这位糖尿病患者计算其一日所需能量和营养素吗?

某男,办公室职员,43岁,身高170cm,体重75kg,2型糖尿病史4年,目前使用口服降糖药控制血糖,空腹血糖波动于6.7~7.8mmol/L之间,病情稳定,临床症状不明显,未发现慢性并发症。(所有计算数字小数点后四舍五入。)

第十三章　肿瘤的营养治疗与饮食护理

13

学习目标	
掌握	肿瘤的营养治疗原则与饮食护理。
熟悉	厌食、营养缺乏的原因。
了解	肿瘤引起的机体代谢变化及其治疗引起的相关营养问题。

肿瘤是在众多内因与外因的长期作用下,某些组织细胞生长的基因调控发生紊乱,表现为细胞过度克隆增殖而形成的新生物。迄今,肿瘤的病因尚未明确。目前,国内外学者一致认为肿瘤是多因素引起的一种慢性疾病。其中,影响较大的因素是环境污染和饮食营养。饮食因素占所有因素的35%。营养素摄入不足、过量以及比例失衡均有可能促进肿瘤的发生。

第一节　营养与肿瘤发生的关系

1. **能量**　能量摄入过多通常会导致超重或肥胖。流行病学资料表明,超重或肥胖人群发生食管癌、胃癌、肝癌、胆囊癌、胰腺癌、肾癌、大肠癌、前列腺癌、乳腺癌、宫颈癌和卵巢癌的危险性明显增加。动物实验提示,能量控制不仅能降低自发性肿瘤的发生率,减慢肿瘤的生长速度,还能延长生存期。保持总能量的平衡(摄入量与消耗量达到平衡)有助于预防肿瘤的发生。

2. **脂肪**　早期的流行病调查发现,在美国生活的亚洲移民,其第二代前列腺癌、乳腺癌、胰腺癌、结肠癌的发病率增高,与美国本土居民的发病率相仿,该现象与"西方饮食"中脂肪含量较高密切相关。研究表明每日饮食中脂肪供能比占40%的绝经后女性,其乳腺癌的发生率比占20%的绝经后女性增高15%。脂肪摄入过多会增加体内雌二醇的水平、抑制性激素结合蛋白的浓度,从而增加激素依赖性肿瘤,如前列腺癌、乳腺癌及卵巢癌的发生。除脂肪摄入总量外,还应考虑脂肪酸类型对肿瘤发生的影响。ω-6多不饱和脂肪酸较易产生活性氧自由基,损伤细胞DNA,诱导癌症的发生。而ω-3多不饱和脂肪酸具有抑制癌细胞增殖、促进细胞分化、促进癌细胞凋亡与抑制新生血管形成的特点。因此,建议饮食脂肪摄入占总能量的25%~30%为宜。其中,ω-3∶ω-6多不饱和脂肪酸以1∶4~6为宜。ω-3多不饱和脂肪酸常见于深海鱼类,如鲑鱼、鲱鱼、鳕鱼等,ω-6多不饱和脂肪酸常见于肉类食物(牛肉、羊肉)及植物油(大豆油、玉米油、葵花籽油、红花籽油)中。

3. **蛋白质**　蛋白质摄入不均衡(过多或过少)均能导致肿瘤的发生。流行病调查显示,蛋白质摄入过少会增加食管癌、胃癌和肝癌的危险性。高蛋白质总量特别是高动物性蛋白质的摄入,增加乳腺癌、大肠癌、胰腺癌及子宫内膜癌的发病率。因此,蛋白质摄入应适量,每日蛋白质供能比占15%为宜。

4. **碳水化合物**　碳水化合物作为机体能量的主要来源,至今未有研究证明它与癌症之间有任何相关性。但是,碳水化合物摄入过多,易导致肥胖或超重,增加癌症的患病风险,因此建议减少摄入单糖含量高的食物,增加复合碳水化合物类食物的比例。

5. **膳食纤维**　膳食纤维作为一大类营养物质,包括纤维素、半纤维素、木质素、果胶等,它们能与致癌物结合,增加肠道的粪便量,加快粪便的转运,降低肠道内的pH值,减少致癌物质在肠道内存留的时间,从而预防消化道肿瘤的发生。有研究表明膳食纤维的摄入量越高,发生结肠癌的危险性越低,每日摄入膳食纤维超过30g的人群,结肠癌的发病风险降低25%。

6. **维生素**　维生素A具有诱导细胞分化及抑制癌细胞生长的作用,可以预防及治疗各部位肿瘤,包括肺癌、肝癌、胰腺癌、卵巢癌等。但是,作为维生素A前体的β-胡萝卜素却被证实会促进吸烟人群肺癌的发生风险。维生素B_6、维生素B_{12}和叶酸能预防乳腺癌、结肠癌的发生。

维生素 C 能与胺竞争结合硝酸盐,阻断致癌物亚硝基类化合物的亚硝基化反应,并促进亚硝胺的分解,最终抑制胃癌的发生。

7. 矿物质　由于钙能与胆汁酸、脂肪酸、血红素相结合,因此,它能直接抑制结肠癌细胞的生长与增殖。血锌在肺癌、食管癌、胃癌、肝癌、膀胱癌、白血病患者中均降低。肿瘤患者血铜、铜 / 锌比值增高可作为肿瘤早期诊断、鉴别诊断、评价治疗效果、监视复发和估计预后的重要指标。支气管癌、白血病、Hodgkin 病、各种肉瘤患者血清铜 / 锌比值常 >2.0。血清铜 / 锌比值可用于评价各种恶性淋巴瘤的疾病活动、复发或好转。体外实验提示,硒具有抑制癌细胞增殖及促进癌细胞凋亡的作用,动物实验还提示硒能增强人体的免疫功能。

8. 酒精　大量饮酒与口咽部癌、食管癌、肝癌、结肠癌、乳腺癌等的发病密切相关。酒精的代谢产物乙醛本身是一种致癌物、突变剂和肿瘤启动子,能促进癌症的发生。而且,酒精的过量摄入会影响叶酸的代谢,并导致叶酸缺乏。叶酸缺乏会引起染色体断裂,最终促进癌症的发生。

第二节　肿瘤引起的代谢改变及其对机体的影响

一、肿瘤引起的代谢改变

肿瘤患者中蛋白质 - 能量营养缺乏的发生率相对较高,这与肿瘤引起的机体代谢改变有关。荷瘤时间长及分期较晚的肿瘤患者由于能量消耗增加的同时伴随能量利用障碍,常处于高分解代谢状态,因此,较易发生营养缺乏。肿瘤患者能量消耗增加主要有以下两个原因:第一,肿瘤细胞在生长、增殖过程中需要大量的能量供应;第二,肿瘤生长过程中所产生的伴随物质,如细胞因子(肿瘤坏死因子、白细胞抑制因子、干扰素等)会影响机体营养物质的代谢,增加能量消耗。而另一方面,肿瘤患者能量利用障碍主要与肿瘤引起的三大营养物质代谢紊乱有关,包括碳水化合物转化增加和外周组织对其利用障碍;蛋白质合成减少、分解增加;脂肪合成减少,氧化增加。

1. 葡萄糖代谢异常　肿瘤细胞即使在有氧环境下依然通过大量摄入葡萄糖产生乳酸,被称为"Warburg 效应"。随后利用癌细胞这一"嗜食糖"的特点,发展了正子摄影技术"PET-CT"用于早期发现恶性病灶。葡萄糖通过无氧酵解仅产生 2 分子 ATP,乳酸被转运至肝脏再合成葡萄糖需要消耗 6 分子 ATP,此过程会损耗 4 分子 ATP。周而复始的恶性循环,导致机体无效代谢。并且,肿瘤分期越晚,恶性程度越高的肿瘤患者体内葡萄糖转化率显著增加。

2. 蛋白质代谢异常　肿瘤患者体内的蛋白质代谢特点是合成减少、分解增加。首先表现为骨骼肌内蛋白质分解增加,伴随合成减少;随后是内脏蛋白质的消耗加速。由于总体蛋白质的合成速度远远低于其分解的速度,最终造成低蛋白血症,负氮平衡的发生。对于存在饥饿状态且伴随营养不足的患者,其蛋白质更新率加速,相比健康人群,增加 35%。

3. 脂肪代谢异常　脂肪是肿瘤组织利用的另一种主要能源物质,肿瘤患者在体重下降之前就已经存在游离脂肪酸代谢增加的现象,而且即使在供给葡萄糖的情况下,也不能阻止机体脂肪的持续氧化分解。而脂肪动员增加,体内脂肪含量持续减少也是恶病质的特征之一,这个现象不仅与摄入减少和利用障碍有关,还与肿瘤释放的脂肪分解因子、胰岛素抵抗、儿茶酚胺分泌增加等因素有关。

上述代谢改变解释了肿瘤患者为何容易出现蛋白质-能量营养缺乏,同时,也为医护人员对肿瘤患者拟定营养治疗计划提供了理论依据。

二、肿瘤及其治疗对机体营养状况的影响

在肿瘤治疗过程中,有的患者能取得较好的治疗效果,有的患者则效果不佳,还有的患者因为某些治疗而引发营养不足,甚至因此而被迫中止治疗。因此,全面了解肿瘤及其治疗对机体营养状况的影响,引起的代谢改变,对肿瘤患者提供合理的营养治疗具有指导意义。

(一) 厌食

厌食是大部分肿瘤患者的常见症状,通常还伴随易饱、腹胀、恶心、呕吐等。动物实验表明,在肿瘤的生长过程中,中枢和外周的因素均参与食欲下降的发生。导致此现象的原因包括:

1. **神经内分泌因素** 肿瘤细胞分泌的恶病质素作用于下丘脑侧部控制食欲的神经内分泌中枢,导致食欲下降。

2. **肿瘤本身的局部作用** 如消化系统肿瘤引起吞咽困难、胃肠道梗阻等使患者畏惧进食。

3. **味觉改变** 对甜、酸、咸味的阈值下降引起的进食量减少。

4. **体内乳酸升高** 葡萄糖经无氧酵解产生的大量乳酸在体内堆积或清除率降低,可诱发恶心与厌食。

5. **肿瘤治疗** 放疗、化疗引起的消化道不良反应导致患者不愿进食。

6. **心理因素** 对肿瘤的恐惧、忧虑、绝望等不良情绪以及癌性疼痛均可影响食欲。

(二) 营养缺乏

肿瘤患者营养缺乏的原因很多,主要有以下几种:

1. 食欲缺乏。

2. 味觉、嗅觉改变。

3. 易饱感。

4. 营养物质代谢异常。

5. 细胞因子作用。

6. 肿瘤引起的肠道梗阻。

7. 各种原因引起的吸收不良。

8. 慢性失血、骨髓抑制引起的贫血。

9. 外科手术。

10. 放疗。

11. 化疗。

12. 心理因素(情绪低落、抑郁、恐惧)。

(三) 肿瘤治疗对机体营养状况的影响

表 13-1。

表 13-1 各种治疗对肿瘤患者营养状况的影响

治疗方法	对饮食和营养的影响
1. 手术治疗	
口、咽部手术	咀嚼,吞咽困难;味觉、嗅觉改变
食管手术	正常吞咽功能缺失,胃潴留,胃酸分泌减少,早期饱腹感,反流
胃部手术	倾倒综合征,消化吸收不良,胃酸、内因子和 R 蛋白缺乏,低血糖
胰腺手术	内分泌、外分泌不足
空肠、回肠手术	脂溶性维生素、矿物质吸收不良(维生素 A、维生素 D、维生素 E、维生素 B_{12}、钙、铁、锌),脂肪吸收不良
结肠手术	水、电解质失衡
2. 放疗	
口、咽部放疗	厌食,味觉改变,口干,吞咽疼痛
颈部下段和纵隔放疗	厌食,吞咽困难,食管炎,胃灼热,早饱
腹部和盆腔放疗	恶心、呕吐,急、慢性肠炎,吸收不良,腹部胀气,腹泻,肠腔狭窄,梗阻
3. 药物治疗	
细胞毒性化学药物	恶心、呕吐、味觉障碍,腹泻,骨髓抑制,免疫功能下降,周围神经病,疲劳
免疫治疗	厌食、恶心、呕吐、腹泻、疲劳、免疫抑制
激素	高血糖,水肿,骨质疏松,恶心、呕吐,骨痛,潮热,高钙血症

第三节 营养治疗

一、营养治疗的目标

1. 预防和治疗营养不良或恶病质。
2. 增强免疫功能。
3. 提高对肿瘤治疗(手术、放疗、化疗、分子靶向药物治疗)的敏感性与耐受性。
4. 减轻手术或药物引起的不良反应。
5. 改善生活质量。

二、营养治疗的对象

1. **早期肿瘤患者** 该阶段,由于肿瘤较小,分期较早,对机体尚未构成严重影响,因此,这类患者的营养状况仍属正常,具备承受手术等抗肿瘤治疗的能力。对他们无需进行额外的营养治疗,只需进行饮食宣教,纠正不良的饮食习惯,维持正常的能量摄入即可。

2. **进展期肿瘤患者** 肿瘤在这个阶段对机体的危害较大,其对局部与全身影响均较明显,包括肿瘤局部压迫、肠道梗阻、局部或全身疼痛、食欲下降、体重减轻、贫血、白细胞减少、低蛋白血症等。除了肿瘤引起的代谢异常易导致患者营养不足外，他们在接受积极的抗肿瘤治疗过程中，同样会出现相关并发症，进一步加重营养缺乏的状况，继而影响抗肿瘤治疗的疗效，有的患者甚至因此而终止抗肿瘤治疗。对于这部分患者，及时与合理的营养支持具有重要意义，不仅能改善患者的营养状况和增强免疫功能，而且能提高患者对治疗的耐受性，使抗肿瘤治疗得以继续。

3. 终末期肿瘤患者 这类患者全身状况较差，可能伴随恶病质，而且已经失去抗肿瘤治疗(手术、放疗、化疗、分子靶向药物治疗)的机会，预计生存期不足 3 个月。这个阶段，即使提供营养支持，也无法纠正营养缺乏与改善预后，因此，营养治疗的主要原则是减轻患者痛苦、调节肠道功能、延缓恶病质的进展及提高患者的生活质量。

三、营养治疗开始的时机

1. 已经存在营养风险或营养不良，或预计患者无法进食超过 7 天。

2. 经口进食无法达到机体基础能量消耗的 60%，且预计超过 10 天。

3. 由于进食不足导致近期(1~3 个月)体重下降超过 5% 的患者，需结合临床情况考虑是否需要进行营养支持。

四、营养治疗的原则

肿瘤的治疗通常根据其生长的部位、病理类型、疾病分期而制订，营养治疗的方式也应根据个体的营养状况、治疗手段而有所不同。

1. 首先对肿瘤患者进行定期营养风险筛查和营养评估。目前的证据一致推荐对肿瘤患者使用营养风险筛查工具 NRS2002；营养评估工具 PG-SGA。

(1) NRS2002 评分≥3 分的患者具有营养风险，根据患者的临床情况拟定营养支持的计划。

(2) NRS2002 评分 <3 分的患者虽然没有营养风险，但应在住院期间每周评估 1 次。

(3) 经过营养风险筛查后，对于有营养风险的恶性肿瘤患者，推荐使用 PG-SGA 进行营养状况的评估。

2. 营养状况良好或早期的肿瘤患者无需特殊的营养治疗，但是，应对这部分患者进行饮食宣教，建议他们多摄入具有防癌作用的食物(详见饮食护理一节)。

3. 非终末期患者营养素的供给量：

(1) 无营养不良的卧床与能自主活动的患者，能量供给建议分别为 84~105kJ［20~25kcal］/(kg·d)、105~126kJ［25~30kcal］/(kg·d)，蛋白质供给量为 1.0~1.2g/(kg·d)。

(2) 存在营养不良的患者：能量供给建议为 146~167kJ［35~40kcal］/(kg·d)，蛋白质供给量为 1.2~1.5g/(kg·d)。

(3) 严重营养消耗的患者：能量供给建议为 209~251kJ［50~60kcal］/(kg·d)，蛋白质供给量为 1.5~2.0g/(kg·d)。

(4) 考虑癌细胞"嗜糖"的特点，脂肪的供给量可以适当增加，占非蛋白能量的 40%~50%。此外，还应注意饱和脂肪酸、单不饱和脂肪酸、多不饱和脂肪酸之间的比例以 1∶1∶1 最为理想。食物中膳食纤维和维生素应供给充足，每天进食新鲜的蔬菜和水果不低于 500g。

（5）水和电解质的供给量：主要依照"量出为入"的原则。水一般按 30~50ml/（kg·d）给予。血清电解质应维持在正常范围内。

（6）适量摄入膳食纤维，每天 25~35g，有助降低结直肠癌、乳腺癌等多种癌症发生的风险。

4. 对于存在食欲下降和（或）味觉改变而导致摄入量减少的患者，应协助营养师找出其喜欢或厌恶的食物种类以编排食谱，维持能量供应。如此举仍不能满足能量需求，则应建议添加肠内营养制剂，预防营养不足的发生。

5. 对于需要进行肠内外营养支持的肿瘤患者，应以"只要肠道功能存在，首选肠内营养"为宗旨。如需要较长时间进行营养支持的患者，可通过空肠造瘘或经皮内镜下胃或空肠置管以实行肠内营养治疗。

6. 对于伴有严重肠道功能障碍、消化道梗阻、高位和高排量肠瘘、消化道大出血、广泛黏膜炎症等不能耐受肠内营养治疗的患者，应考虑给予肠外营养治疗。

7. 手术、放疗、化疗期间的营养治疗问题

（1）对于需要接受手术治疗，并且存在营养不良或营养风险的患者，大手术前应给予 10~14 天的营养治疗，营养治疗途径首选肠内营养。

（2）放、化疗通常会引起一系列不良反应，包括味觉减退、口腔炎症、恶心呕吐、腹泻、消化道黏膜炎症、消化吸收不良等。尽管营养支持并不能降低放、化疗引起的并发症和死亡率，也不能减轻化疗引起的胃肠道副作用，但是对于那些在接受抗肿瘤治疗过程中已经出现明显营养不足，而治疗又不能终止，且对治疗反应较好的患者，应同时给予肠内或肠外营养治疗。目的是为了给患者提供或补充足够的营养底物，纠正营养缺乏的状况，使患者能承受后续的治疗。

8. 终末期患者的营养干预　对于这个阶段的患者，考虑到营养治疗并不能逆转病情，原则上不建议进行积极的营养治疗。但是，可以遵循以下原则：患者预期生存期超过 2~3 个月时，可给予肠内营养延长不能自主进食患者的生存期。对于接近生命终点的患者，可通过静脉少量输液的方式避免脱水以及电解质紊乱。

五、肿瘤患者常见不良反应的营养治疗

肿瘤患者常见不良反应的营养治疗，表 13-2。

表 13-2　肿瘤患者常见不良反应的营养治疗

症状	饮食建议
味觉 / 嗅觉改变，厌食	宣教营养的重要性，鼓励进食； 少量多餐，高能量饮食； 避免低能量易产生饱胀感的食物； 加强食物的香味与外观促进食欲； 利用醋、番茄酱、柠檬汁等调味料；或在食物中添加葱、蒜、香菜、八角、肉桂等佐料； 健脾开胃的药饮食疗； 增加活动量
便秘	补足水分（如水、果汁、菜汤等；每天至少需 8~10 杯水，每杯 240ml）； 增加可溶性纤维的摄入； 避免辛辣食物；避免咖啡因； 适量饮用决明子茶、芦荟汁等具有轻泻作用的饮料； 增加活动量

症状	饮食建议
腹泻	增加液体量的摄入,注意适时补充电解质; 低脂低纤维素饮食,避免进食全谷类、坚果类、豆类、含不溶性纤维的蔬菜; 适当给予益生菌
吞咽困难	给予湿润的、质地柔软的食物; 提供碾磨过的细碎食物
早饱	少量多餐,选择高密度的食物; 液体和固体食物分开摄入
疲劳	少量多餐,高能量食物; 适当进行身体活动; 心理调适
恶心/呕吐	少量多餐,低脂,低纤维饮食;避免辛辣食物和咖啡因; 肿瘤治疗前1~2小时内不进食; 给予姜汤或陈皮粥水缓解症状; 使用止吐药物; 催眠,针灸,音乐治疗
口腔炎症,黏膜炎	选择柔软无刺激食物,避免过咸、含酒精的刺激食物; 高营养流质饮食; 补充B族维生素、锌制剂; 苏打水漱口保持口腔清洁
口腔干燥	尝试酸味食物; 口含冰块,或口含山楂、青梅、无花果 每咬一次食物后饮水; 多进食柔软多汁的食物
体重下降	少量多餐,选择高能量高蛋白食物; 两餐之间添加肠内营养制剂; 用餐前一小时进行轻度活动刺激食欲; 食谱编排宜多样化
体重增加	低脂饮食(去皮瘦肉、低脂奶制品); 全麦谷类,水果和蔬菜
白细胞减少	避免食用生、鲜食物,食物应加热后进食,尽量不吃隔夜食物; 水果应削皮后食用,可选用罐头水果; 多进食具有提高白细胞的食物,如黑木耳、白木耳、大枣、香菇、牛肉等

第四节　饮食护理

　　大部分肿瘤患者在获知自己患病时,都会通过各种途径(如网络、新媒体、书籍等)了解如何进食才能防止癌症的扩散或复发。他们对饮食的认识通常会陷入两个误区,一是盲目忌口,患病后认为鸡、鸭、海鲜、蛋等食物均为"发物",不敢吃或干脆不吃而导致营养不良;二是盲目进补,认为患病后体虚乏力,需要通过进食补品,如人参、燕窝、虫草等名贵药材才能令身体强壮起来。因此,作为医护人员,应纠正患者错误的饮食观念,给予科学的饮食指导,鼓励患者合理进食,预防营养失衡。

一、营养宣教

1. 合理的饮食教育可以纠正肿瘤患者不良的饮食习惯,对疾病的预防复发,改善预后,提高生活质量非常重要。以下为世界癌症研究基金会(WCRF,2007)发布的10条防癌建议:

(1) 以维持理想体重或略低为宜。

(2) 每天至少进行30分钟中等强度的身体活动。

(3) 少吃高能量的食物,避免饮用含糖饮料。

(4) 多吃各种蔬菜、水果,全麦和豆类食物。

(5) 限制红肉的摄入(猪肉、牛肉、羊肉),尽可能少吃加工的肉类制品。

(6) 限制饮酒。如果喝酒,男性每天不要超过2份(1份约含酒精10~15g),女性不超过1份。

(7) 限制盐的摄入量,不吃发霉的谷类或豆类。

(8) 强调通过饮食本身满足营养需求,不推荐使用维生素等饮食补充剂预防癌症。

(9) 母亲应进行哺乳,孩子用母乳喂养。

(10) 癌症幸存者在积极治疗过程中,要遵循关于饮食、健康体重和身体活动的预防建议。

2. 应多进食具有防癌作用的食物

(1) 每天吃5份(最少400g)不同种类的蔬菜有助于预防多种癌症。经常吃十字花科类的蔬菜如花椰菜、西兰花、卷心菜、甘蓝、芥蓝等均能降低结肠癌、胃癌及乳腺癌的发病率。这些蔬菜含有丰富的吲哚类化合物,具有提高谷胱甘肽复合物的含量,从而能降低促癌、致癌物质的合成。但是这类蔬菜烹煮时间不宜过长,否则抗癌的有益成分会被破坏和流失。菌藻类食物,如香菇、金针菇、黑木耳、白木耳等因为含有多糖类物质,具有提高免疫功能,抗癌的功效。番薯中含有脱氢表雄酮,可以阻断并抑制癌细胞的生成。南瓜、莴笋、萝卜等蔬菜能破坏亚硝胺类致癌物质。大蒜由于富含硒元素,同时含有脂溶性挥发油的成分,具有提高机体免疫功能,防癌的作用。葱类富含谷胱甘肽,能与致癌物结合,具有解毒的功效。其他的蔬菜如芦笋、海带、莼菜、苦瓜、四季豆等都具有不同程度的抗癌作用。

(2) 每天吃不同颜色的水果,具有降低癌症的风险。柑橘、橙类水果含丰富的维生素C、类黄酮、β-胡萝卜素、纤维素和果胶。它们不仅是强有力的抗氧化食物,还是很好的天然螯合剂。维生素C、类黄酮能干扰和阻断致癌物二甲基亚硝胺的生成,其所含的果胶及纤维素能与体内毒素和致癌物质结合并排出体外。其他的水果如山楂、猕猴桃、黑加仑、草莓、柠檬、柚子、木瓜、大枣、枸杞子等均有类似的作用。无花果含有佛手柑内脂、β-谷甾醇、香树脂醇及补骨脂素等活性抗癌成分,不仅抑制癌细胞蛋白质的合成,还能提高免疫细胞的活力,是一种很好的防癌水果。

(3) 多选择富含单不饱和脂肪酸及ω-3多不饱和脂肪酸的食物,常食用橄榄油的地中海居民,各种癌症的发病率显著低于其他国家,尤其是消化系统肿瘤、乳腺癌及前列腺癌。橄榄油预防肿瘤的作用与其富含单不饱和脂肪酸、抗氧化剂以及某些微量元素有关。ω-3多不饱和脂肪酸具有抑制癌细胞增殖、促进细胞的分化、促进癌细胞凋亡与抑制新生血管形成的特点。ω-3多不饱和脂肪酸含量丰富的食物主要是深海鱼:鲭鱼、三文鱼、沙丁鱼、剑鱼。含单不饱和脂肪酸较多的食物有:橄榄油、杏仁、榛子、芝麻、南瓜子(白瓜子)、牛油果及橄榄等。

3. 减少食物中致癌物和致癌物前体的摄入,表13-3。

表 13-3　食物中含有的致癌物或致癌物前体

致癌物	来源	诱发肿瘤的部位
丙烯腈	食物包装材料	胃上部、神经系统
黄曲霉素	霉变的谷类、牛奶、花生和玉米等	食管、肝、肾、肺、结肠
丁羟茴、香醚	油脂、饼干、口香糖、非酒精饮料中的保鲜剂	胃上部
丁羟甲苯	油脂、饼干、口香糖、非酒精饮料中的保鲜剂	肺
亚硝基胺	食物中的硝酸盐与亚硝酸盐	胃、食管
多环芳烃	烧烤、烟熏过的食物	胃、皮肤
糖精	甜味剂	膀胱
氯乙烯	食品包装材料	大脑、肝、呼吸系统
镉	食物与饮用水的污染	皮肤
铅	罐装食物、油漆、废气等污染	肾

二、放疗、化疗期间的饮食注意事项

放疗期间患者往往出现口干、咽痛、恶心、厌食。此时应选择细软、清淡、易消化、富含维生素的食物，如蔬菜水果汁、牛奶、稀藕粉、蒸蛋羹、蛋花汤、粳米粥等。针对口干、咽痛，应建议多喝汤水，选择滋阴降火、甘寒生津的食物，如西瓜、无花果、绿豆、银耳、萝卜、罗汉果、山楂、荸荠、梨汁、莲藕汁等。禁忌进食辛燥温热的食物，如茴香、桂枝、辣椒、韭菜、芥末、人参、鹿茸、羊肉、狗肉、桂圆、荔枝等。

化疗期间，患者常出现消化道反应，如恶心、呕吐以及由于骨髓抑制、造血功能受损引起的血象降低。此时，应注意避免在化疗药物的血药浓度高峰期进食。多选择细、软、易消化，含丰富蛋白质的食物。当出现食欲下降、腹胀、便秘、腹泻等胃肠道不适的反应时，可予健脾理气消导的食物，如白扁豆、薏苡仁、山楂、大枣等。腹胀时可在食疗中加入陈皮、佛手等；腹泻时可予山药、白扁豆、芡实等；便秘者可加火麻仁润肠通便。必要时可添加匀浆膳或要素膳。针对骨髓抑制引发的白细胞下降的问题，可选用黄芪、黄精、女贞子、枸杞子、白木耳、红枣等药食同源的食物烹调成汤或粥进食。

> **病例分析 13-1**
>
> 刘某，55 岁，鼻塞、鼻涕中带有血性分泌物 6 月余，伴随食欲缺乏、头痛 3 月。起病以来，无恶心、呕吐，精神睡眠可，大便正常，体重近 2 个月降低 4kg。经鼻咽镜活检诊断为鼻咽癌（$T_2N_0M_0$），病理为鳞癌。治疗计划以放疗为主，总共需要 35 次，每周 5 次，连续 7 周。现患者已接受 15 次放疗，出现口干、口腔溃疡、咽痛、食欲下降等不适症状。入院查体：身高 166cm，目前体重 56kg，近 2 个月体重减轻 4kg，BMI 20.3kg/m^2。小腿围 32cm。体温：36.5℃，脉搏 88 次 / 分，呼吸 16 次 / 分，血压 130/82mmHg。实验室检验：白蛋白 35g/L，前白蛋白 140mg/L，血钾 3.7mmol/L，血磷 0.8mmol/L。肝、肾功能未见异常。膳食调查示：食欲欠佳，进食量较前减少 25%，每日摄入量在 6.28MJ

（1500kcal）左右，蛋白质约 58g/d。

（1）营养筛查：NRS2002 评分 >3 分，存在营养风险，需要进行营养治疗。

（2）确定营养需要量：根据患者目前的情况，每日能量应按 35~40kcal/（kg·d），蛋白质应按 1.2~1.5g/（kg·d）提供。即每日总能量应达到 2135~2440kcal，蛋白质应为 73~91g/d。

（3）饮食护理：

1）每日在原基础上增加不足能量的方法：①每天加餐 2~3 次，每次大约 250kcal 左右；②加餐的内容：可选择进食 1~2 次点心，如放疗前先喝一杯牛奶，进食 1 小块蛋糕；或者下午餐间加一份蒸鸡蛋羹；或是睡前加一餐碎菜肉末面条；③餐间补充 250~300ml 匀浆膳或要素膳；④平时适当进行身体活动帮助肠道蠕动，减少饱胀感。

2）口干、唾液分泌减少、口腔溃疡的改善方法：①口含冰块。或使用果汁、牛奶、匀浆膳等制作成冰块，改善口干的同时增加能量供给；②口含青梅、山楂、无花果以刺激唾液分泌；③使用漱口水保持口腔清洁；④避免进食过热食物，以常温为宜；⑤食物宜选择质地较软的食物，或利用勾芡、剁碎、使用搅拌器将食物打碎的方法减少食物对口腔黏膜的机械性损伤。

3）告知患者若治疗过程中出现的某些不良反应是普遍现象，以减轻患者的忧虑情绪。强调机体的营养状况对治疗的有效性非常重要，因此，必须遵从营养师的建议，配合营养治疗，纠正营养不良。

（区俊文）

学习小结

肿瘤患者的营养治疗方式应根据个体的营养状况、治疗手段差异而有所不同。其营养支持的主要原则有：一、已经出现营养不良，或存在营养风险，并且会影响抗肿瘤治疗的疗效时，才考虑实施营养治疗。二、对于需要进行营养支持的肿瘤患者，应以"只要肠道功能存在，首选肠内营养"为宗旨。

复习思考题

1. 简述肿瘤患者营养支持治疗的主要原则。

2. 简述肿瘤患者出现味觉 / 嗅觉的改变及食欲下降时，应给予何种营养相关建议？

第十四章 外科疾病与烧伤的营养治疗与饮食护理

学习目标	
掌握	围术期营养治疗;胃大部分切术后及其常见并发症的营养治疗及饮食护理;烧伤的营养治疗及饮食护理。
熟悉	常见外科疾病的营养治疗及短肠综合征和肠瘘的营养治疗与饮食护理。
了解	烧伤的营养代谢特点。

第一节 围术期

一、概述

围术期(perioperative period)是指患者从决定需要手术治疗开始至康复出院的全过程,包含术前、术中及术后三个阶段。术前发生营养不良的主要原因有:①摄入不足,如消化道梗阻;②需要量增加,如发热、感染;③消化吸收障碍,如腹泻;④丢失过多,如肠瘘。手术创伤引发机体一系列应激反应,并持续到术后早期,主要通过激素、血液、代谢及免疫反应等相应的变化维持内环境的稳定,这是人类固有的一种生存机制,以维持血容量、调节代谢过程、动员能源储备物质来为代谢过程、组织修复提供能量。此外,手术应激增加肠壁通透性,肠屏障功能受损,容易发生消化吸收不良,通常术后第 5 天才可以恢复正常。患者术后如果摄入能量及蛋白质不足易出现营养不良,影响临床治疗效果,严重时可导致死亡。

二、营养治疗

(一) 营养风险筛查及营养评定

营养不良是增加术后并发症发生率的独立危险因素,因此需要对术前患者进行营养风险筛查和营养评估,鉴别是否存在营养风险,判定营养状况,为患者制订合理营养治疗计划提供依据。

(二) 术前营养治疗

患者营养状况良好者无需营养支持,只需根据实际情况按医院饮食要求进食即可,对中重度营养不良患者应进行肠内肠外营养支持。大多数外科手术患者不需要从手术前夜开始禁食,术前禁食 6 小时、禁水和清流质食物 2 小时,无误吸风险的非糖尿病患者麻醉前 2 小时可以摄入适量碳水化合物(400ml 含 12.5% 碳水化合物饮料),如无法进食或术前禁水的患者可术前静脉输注(5mg/kg·min)葡萄糖。

(三) 术后营养治疗

术后鼓励早期经口进食,并根据耐受逐渐增加量。可根据耐受情况选择流食、半流食、软饭和普食;进食过程中,可采用少量多餐的方式。术后开展肠内肠外营养支持的指征:①术前因中、重度营养不良而接受营养支持的患者;②严重营养不良由于各种原因术前未进行营养支持的患者;③严重创伤应激,估计术后不能进食时间超过 7 天的患者;④术后出现严重并发症需要长时间禁食,或存在代谢明显增加的患者。

(四) 营养治疗原则

1. **能量** 能量的估算通常采用两种方法:一种是采用间接测热法(例如代谢车)确定患者的能量需要量,是当前较为理想的方法。另一种方法是通过体重公式计算或经验公式计算。体重公式计算法估算机体能量需要量为非肥胖患者给予105~125kJ (25~30kcal)/ (kg·d)，BMI≥30kg/m² 的肥胖患者为目标需要量的 70%~80%。采用经验公式计算能量消耗通常先计算基础能量消耗 (BEE)，最常用的公式是 Harris-Benedict 多元回归公式，再计算全天能量消耗。

全天能量消耗 =BEE× 活动系数 × 应激系数 × 体温系数

活动系数：卧床为 1.2，轻度活动为 1.3。

体温系数：38℃为 1.1，39℃为 1.2，40℃为 1.3。

应激系数：外科小手术为 1.0~1.1，外科大手术为 1.1~1.2，骨折为 1.20~1.35，脑外伤 (激素治疗) 为 1.6，复合性损伤为 1.6，轻度感染为 1.0~1.2，中度感染为 1.2~1.4，重度感染为 1.4~1.8；癌症为 1.10~1.45；烧伤为 1.50~2.0。

2. **蛋白质**　以 1.5~2.0g/ (kg·d) 左右为宜。

3. **碳水化合物**　每天的供给量以 300~400g 为宜，占总能量 60%~70%。

4. **脂肪**　占总能量 20%~30% 为宜。

5. **维生素**　与创伤、烧伤及术后愈合有密切关系，通常认为术前缺乏者应立即补充。营养状况良好的患者，术后脂溶性维生素供给无需太多。水溶性维生素则以正常需要量 2~3 倍较为合适。

6. **矿物质**　是维持正常生理功能和代谢不可缺少的物质，排出量随创伤的严重程度而异。术后及康复期应注意适当补充。

(五) 营养供给方式

术后营养支持方式和时间应根据手术部位、创伤大小、麻醉方法、患者营养状况等因素来选择。应提供足够的能量、蛋白质、维生素和矿物质，营养制剂的选择要考虑是否具有良好的胃肠道耐受性，是否有利于缓解应激反应，是否可维持肠道黏膜的完整性等。对手术创伤较小，估计胃肠功能完全恢复时间不超过 1 周的患者，以经口进食为主；对于手术创伤较大的患者，只要胃肠功能允许，应逐步开始肠内营养，不足部分由肠外途经补充；对估计术后需要 1 周以上才能进行肠内营养的患者或有消化道解剖功能障碍的患者，可先行肠外营养，并尽快过渡到肠内营养，最终恢复经口摄食。

(六) 常见外科手术术后营养治疗

1. **口腔手术后**　口腔外科疾病包括唇、腭裂、口腔肿瘤、上下颌骨骨折、口腔及其周围组织的疾病。当口腔发生疾病时，食物的磨碎受到限制，影响正常进食，因此饮食的配制必需细软，无需咀嚼，易吞咽消化，且营养应均衡、充足。口服营养对伤口无影响者可口服，但应注意口腔清洁，预防伤口感染；口内外贯通伤、下颌骨切除行植骨及口内植皮者应选用管饲进行肠内营养治疗。

2. **扁桃体切除术后**　局部麻醉术后 4 小时即可给予冷牛奶、凉藕粉、冰淇淋等。食后应多饮冷开水，以保持口腔和咽部清洁。全麻患者，待完全清醒后方能进食。术后忌食过咸、过酸流质，因易刺激创面，引起疼痛。也不宜用过热的食物，以免使伤口血管扩张不利于止血。术后 1~2 天即可改为半流质或软饭。

3. **全喉切除术后**　全喉切除术多为喉癌，术后正常发音和吞咽功能丧失，影响生活和工作。术后通常鼻饲营养，2 周左右如伤口愈合良好，应鼓励患者进行口服饮食的锻炼。因全喉切除术后易出现误咽及吞咽困难,但通过数月进食锻炼,90%以上患者吞咽功能可恢复。进食锻炼时,宜选用细软易消化食物,避免油煎炸及坚硬的食物。

4. 肝胆术后 肝、胆术后可影响肝功能,造成肝功能下降、胆汁分泌减少,脂肪消化吸收受影响,故应控制脂肪摄入量。术后早期对植物油应限制,否则可引起腹胀、腹泻。因此,开始进食时应给予清流质,如蛋清汤、米汤、藕粉、果汁、菜汁等。肝胆行较复杂手术时可引起胃肠功能紊乱,此时宜先选用肠外营养,待病情好转后,给予低浓度要素膳,可经口服、鼻饲或空肠造瘘途径,并根据情况逐渐增加浓度和剂量。

5. 直肠及肛门术后 直肠和肛门手术前 4~5 天始采用少渣或无渣饮食,可用米、面、瘦肉、鱼虾、鸡肉、鸡蛋、豆腐等;或者使用肠内营养制剂进行替代,减少粪便中的残渣,有利术后伤口愈合。术后开始进食给予无渣流质,可用米汤、藕粉、豆腐脑、蒸蛋羹等,尽量使患者无大便排出,伤口保持清洁,减少感染及疼痛,有利于伤口愈合。逐渐过渡到少渣半流质或软饭,并多饮水,以保持粪便软而通畅,防止粪便干燥引起伤口疼痛或出血。

三、饮食护理

1. 分阶段饮食护理 围术期的护理应围绕着术前、术中、术后三个阶段进行。术前应进行营养风险筛查,采取措施使患者具备耐受手术的良好营养储备;术中确保患者的安全和手术的顺利实施;术后再次评估患者营养风险,及时给予饮食宣教,使其尽快恢复生理功能,减少住院时间,提高生活质量,实现早日全面康复的目标。

2. 营养风险筛查 利用营养筛查工具对患者进行营养风险筛查,一般在患者入院后 24 小时内完成。

3. 肠内及肠外营养护理 按照肠内肠外营养护理常规进行护理。

4. 认真做好营养健康宣教 严格执行医生的饮食医嘱,及时给予患者饮食宣教,并了解食欲情况。需要禁食时要告诉患者和家属禁食的原因和时限;需要进行治疗饮食限制的患者应告诉其限制食物的种类;对于食欲缺乏的患者适当鼓励进食,提高患者对营养治疗重要性的认识。随时征求患者意见,充分沟通,及时和营养科联系,增强患者主动配合医师及营养医师营养治疗方案的积极性。

5. 了解食物选择

(1) 宜用食物:

1) 非消化道手术:富含优质蛋白的食物,如瘦肉、鱼类、蛋类、乳类及其制品、豆类及其制品等;富含膳食纤维、维生素和矿物质的食物,如青菜、水果等。

2) 消化道手术:术前宜选用高蛋白、少渣食物,如蛋类、鱼肉、乳类及其制品等,必要时可选用无纤维肠内营养制剂;术后早期可选用无纤维肠内营养制剂,逐渐增加米汤、菜汁、牛奶、稀粥、烂面条等;肠道功能初步恢复后,宜选用适宜蛋白、少渣食物,如蛋类、鱼肉等。烹调方式宜采用蒸、煮、炖、氽等,使食物易于消化。

(2) 忌用食物:

1) 围术期患者忌食油腻、生冷及辛辣刺激性食物。

2) 胃肠道术后患者早期禁食胀气食物,如牛奶、豆浆及甜食等。

第二节 胃大部切除术后

问题与思考　　张大爷因为胃癌做了胃大部切除手术,现在出院已经 1 个月了还是很消瘦,张大娘想好好的给张大爷补一补。

思考:1. 张大爷消瘦的原因?

2. 应该怎样合理地帮助张大爷恢复体重呢?

一、概述

胃大部切除术(subtotal gastrectomy)常用来治疗消化性溃疡和胃癌等疾病。该类患者常由于进食受限、胃功能缺失及炎症反应等出现营养不良。胃大部切除术后需消化道重建,影响消化吸收功能,具体如下:

1. 由于缺乏胃的研磨功能,大而粗的食糜颗粒直接进入肠道后易刺激肠道,使其蠕动加快,减少小肠内吸收时间。

2. 胃酸分泌缺乏,使得营养素的消化吸收受到影响,特别是维生素及矿物质。

3. 胃肠道重建会减少功能性小肠的长度,减少小肠的吸收面积;某些患者需要做大范围的根治术,切除临近的器官,对消化吸收的影响更加明显。

二、营养治疗

(一) 术前营养治疗

术前营养治疗的目的是逆转营养不良,减少恶病质的发生,纠正负氮平衡,提高手术耐受性,使其能顺利度过围术期。对于存在营养不良的患者,可在术前 7~14 天行营养治疗。首选肠内营养治疗,可采用经口或鼻肠管饲营养,若存在梗阻或肠内营养供给不足,可考虑肠外营养治疗。原则上给予高能量高蛋白质、高维生素的营养治疗。

(二) 术后营养治疗

1. 营养需要量

(1) 能量:通常完全卧床患者所需能量为基础代谢的 1.2 倍,起床活动者增加 25% 以上。

(2) 碳水化合物:供给以 300g/d 左右为宜。应适当控制单糖类食物,避免食用过甜食物,防止发生倾倒综合征。

(3) 脂肪:视病情而定,如无腹泻每天可供 1~2g/kg,且应供给易消化吸收的脂肪,如植物油、蛋黄等。有少数患者胃切除术后,因胆汁和胰液的分泌减少,使脂肪的消化吸收发生障碍,可发生脂肪泻,此时应减少饮食脂肪供给量。

(4) 蛋白质:每天供给 1~2g/kg,选择易消化、必需氨基酸含量高且种类齐全、生物价高的食物,如鸡蛋、鱼、虾、瘦肉、豆制品等。

(5) 维生素和矿物质:胃切除术后可发生不同程度消化吸收障碍,尤其是维生素 A、维生素 C 及 B 族维生素和铁等微量元素。故饮食均应注意补充,以预防贫血及各种维生素的缺乏。

2. 术后不同阶段营养治疗

(1) 流质饮食阶段:术后清醒即可少量饮水,术后第一天开始口服液体或少量清流质食物,此时患者液体平衡不能靠胃肠道维持,应注意静脉补液。流质食物每天 500~1000ml,以后每天逐渐增加量,若口服液体达到 2000~2500ml,可考虑停止静脉输液。

(2) 半流质饮食阶段:患者恢复通气后,可由流质饮食转为半流质饮食。每天 5~6 餐,不宜过饱,逐渐增加食量,切忌过多、过快地增加食量。

(3) 软饭(普食)阶段:半流质饮食两周后,患者如无不适,可进食软饭(普食),每日 6 餐。应注意避免同时进食汤类和饮料。汤类应放在餐前或餐后 30 分钟食用。

患者的病情与身体情况不尽相同,因此,上述的 3 个阶段时间可有差异。如患者胃肠功能恢复情况推迟,对有营养风险,估计 10 天以上无法经口摄食达到 60% 营养需要量的患者应给予肠外营养治疗。

(三) 胃大部切除术后常见并发症营养治疗

1. 倾倒综合征　胃部分切除术后,胃容积缩小,幽门括约肌功能丧失,加上部分患者胃肠吻合口过大,导致胃排空过速所产生的一系列综合征。根据进食后出现症状的时间可分为早期与晚期两种类型。

(1) 早期倾倒综合征:常在术后第 1~3 周正式用餐时发生,常在进食后半小时内发生上腹饱胀不适、恶心、呕吐、心悸、出汗、头晕、乏力、发热感、肠鸣音亢进或腹泻,持续 15~60 分钟,饭后平卧可减轻症状。主要与大量高渗性食物迅速进入小肠内,吸收细胞外液到肠腔内,循环血容量骤然减少有关。另外,大量食物迅速进入肠腔,致肠腔突然膨胀,高渗食物吸收肠壁液体进入肠腔使之更膨大扩张,肠蠕动剧增,刺激腹腔神经丛引起症状。症状预防:手术时避免切胃过多,吻合口过大,开始进食应少量多餐,避免过甜食物、减少液体摄入量并降低渗透浓度。

(2) 晚期倾倒综合征:餐后 2~4 小时发生,表现为乏力、头晕、心慌、出冷汗、颤抖、嗜睡等。因食物快速进入空肠,葡萄糖过快吸收,血糖呈一时性突然升高,刺激胰岛素分泌,当血糖下降后,胰岛素仍继续分泌,于是出现低血糖,故曾称为低血糖综合征。要注意饮食调节,少量多餐,症状发作时,立即饮食,可得以缓解。

2. 贫血　胃大部切除术后由于铁、维生素 B_{12}、维生素 C、维生素 B_2 等吸收障碍,同时能量与蛋白质摄入减少可引起贫血。应采用高蛋白、高维生素饮食,补充适当的铁剂。恶性贫血需要注射维生素 B_{12}。

3. 代谢性骨病　胃大部切除术后出现代谢性骨病的患者,应采用高蛋白、高维生素饮食,选择牛奶、虾皮等含钙量较高的食物。出现症状者可口服维生素 D,每天 125~625μg,同时口服钙剂,通常效果良好。

女性患者,60岁,近半年反复出现反酸,多发生于进食后,未伴有腹痛、腹胀等不适,5天前患者进食后出现腹痛,腹痛为剑突下轻微隐痛,腹痛持续1~2小时,俯卧后减轻,伴有嗳气、反酸、腹胀、乏力,无腹泻、便秘、黄疸,无发热、畏寒等。遂就诊,行胃镜检查见:"胃窦:胃溃疡(A1期)"。病理检查示:"胃窦:腺癌",入院治疗。患者一般情况可,体温:36.5℃,脉搏:73次/分,呼吸:18次/分,血压145/95mmHg,身高160cm,体重60kg。饮食正常。体重较前未有下降。入院后经术前准备,行胃癌根治术。

1. 患者入院后应用NRS2002进行营养风险筛查总分为2分。

2. 该患者术后1天排气,进入流质饮食、半流食及软食过渡。

3. 胃大部切术后软食食谱,见表14-1。

表14-1 胃大部切除术后软食食谱

餐次	食物内容及数量
早餐	水饺(标准粉75g、瘦肉50g)
加餐	蛋糕(50)
午餐	软米饭(粳米75g),清蒸鱼腩(鱼腩肉100g),冬瓜肉片(冬瓜150g、瘦肉50g)
加餐	苹果泥(200g)
晚餐	馒头(标准粉75g),猪肝熘豆腐(猪肝50g、豆腐100g),清蒸南瓜(南瓜150g)
加餐	牛奶(250ml)

注:①全日用油25g、盐5g;②全日能量5.76MJ(1886kcal),蛋白质91g(19.3%),脂肪58g(27.7%),碳水化合物250g(53.0%)

三、饮食护理

1. **营养风险筛查** 通过营养风险筛查了解患者术前营养状况,对存在营养风险的患者给予营养治疗。

2. **营养健康宣教** 医嘱改为全流食时应在进食全流食前进行试餐,确定患者肠道安全后再进食清流质;全流食及半流食时需要指导患者及家属流质饮食的食物内容、用量、餐次及食量添加应循序渐进;软食或普食时注意指导患者避免倾倒综合征的发生。

3. **指导患者出院饮食** 患者出院后应少量多餐,食用少渣易消化的高蛋白、高维生素饮食,忌食辛辣刺激、过冷过热、油炸及粗糙的食物及饮酒。注意指导患者预防倾倒综合征、贫血及代谢性骨病的发生。

第三节　短肠综合征

问题与思考　　　　　　　小刘因突发剧烈腹痛,急诊手术发现急性肠扭转而切除大部分小肠,术后诊断为短肠综合征。现小刘严重腹泻,体重急速下降,每日大便量约 4L。

问题:

1. 小刘为什么会发生腹泻?

2. 小刘要怎么改善他的营养情况?

一、概述

短肠综合征(short bowel syndrome,SBS)是指因各种原因引起广泛小肠切除或旷置后,肠道有效吸收面积显著减少,残存的功能性肠管不能维持患者的营养或儿童生长需求,并出现以腹泻、酸碱/水/电解质紊乱及各种营养物质吸收及代谢障碍为主的综合征。临床上需要行小肠切除的疾病主要有急性肠扭转、肠系膜血管性病变(栓塞或血栓形成)、严重损伤引起的小肠坏死、克罗恩病、恶性肿瘤以及某些先天性疾病等。

SBS 根据病程可分为 3 个阶段,即急性期、代偿期和恢复期。①急性期:术后 2 月左右,剩余肠道还未出现肠适应,每日肠液排泄量可达 5~10L,容易出现水电解质及酸碱紊乱、感染和血糖波动。②代偿期:术后 2 月至术后 2 年,患者已出现肠道适应,腹泻量明显减少,可根据患者具体分型情况制定合理的营养支持方案,根据患者情况积极开展肠康复治疗。③恢复期:术后 2 年以后,患者已完成肠道适应。

相关链接　　　　　　　小肠和结肠的解剖和生理

熟悉胃肠道的解剖和生理有助于更好地理解短肠综合征的营养治疗。小肠始于幽门,止于回盲瓣,长度为 4~6m,包括十二指肠、空肠和回肠。十二指肠始于幽门,止于十二指肠空肠曲,十二指肠空肠曲以下的近段 2/5 小肠称为空肠,远段 3/5 称为回肠。小肠有黏膜皱襞、绒毛和微绒毛,可以扩大小肠的吸收面积。空肠较回肠有更多的环状皱襞,更长的绒毛,更少的淋巴组织。十二指肠结构类似空肠,但其黏膜下含有重碳酸盐分泌腺,有中和胃酸的作用。胃肠道的功能包括:消化、吸收、免疫和内分泌等。消化作用主要依靠胰腺分泌的消化酶,小肠分泌的消化酶可补充胰液消化不足,完成肠内消化;吸收功能主要在十二指肠、空肠近端及回肠远端完成,完整的回盲瓣可提高残留小肠的吸收能力;胃肠道黏膜下存在着数十种内分泌细胞,能分泌多种胃肠道激素。这些激素的分泌与胃肠道食物成分和 pH 刺激相关,主要作用为控制消化道的运动和调节消化腺的分泌、调解其他激素分泌、促进肠道组织代谢和生长。

二、营养治疗

(一) 切除不同小肠部位后对消化吸收的影响

1. 切除小肠上段对吸收功能的影响 碳水化合物、蛋白质、脂肪、矿物质(钙、镁、铁等)、大部分水溶性维生素(维生素 B_{12} 除外)、脂溶性维生素主要在十二指肠、空肠近端吸收。若上段小肠切除,容易出现血浆蛋白低下、缺铁性贫血、低钙血症、低镁血症等。但保留的回肠会在一定的时间内逐渐代偿缺失部分的小肠功能。

2. 切除小肠下段对吸收功能的影响 胆盐、维生素 B_{12} 只在回肠末段吸收,小肠下段切除者,可造成胆盐吸收障碍。对成人来说,回肠切除超过 60cm 往往需要维生素 B_{12} 替代治疗,预防巨红细胞贫血的发生;超过 100cm 的切除将破坏胆盐的肝肠循环,导致胆盐缺乏,从而影响脂肪的吸收。回肠切除后,空肠难以代偿回肠的功能。

结肠在水、电解质的再吸收中起重要作用。结肠可吸收进入结肠内 80% 的水和 90% 的 Na^+ 和 Cl^-。对短肠综合征患者来说,完全失去结肠将导致脱水和电解质紊乱。腹泻使体液大量丢失,引起水和电解质紊乱,酸碱平衡紊乱,甚至出现严重的蛋白质 - 能量营养不良,重者危及生命。近端结肠分泌的多种激素可调节空肠、回肠和结肠的阀门现象,延缓食物的通过利于脂肪吸收。

3. 切除回盲瓣对吸收功能的影响 回盲瓣可延缓小肠内容物排入大肠,增加其在小肠停留时间,使各种营养素得到充分吸收,并阻止结肠内容物包括细菌反流入小肠,但也有人认为回肠的蠕动才是控制盲肠内容物反流和小肠细菌定植的主要因素。切除回肠的患者因胆盐缺乏影响脂肪吸收,有时可发生脂肪泻,如同时切除回盲瓣,大肠内细菌易侵入小肠,使脂肪泻和腹泻加重。

(二) 营养治疗目的

短肠综合征主要的临床表现为早期的腹泻及后期严重的营养不良,因此,营养治疗在短肠综合征治疗中起着举足轻重的作用。短肠综合征在不同的病程阶段,营养支持的侧重点也不同。早期治疗目的为减轻腹泻、纠正水电解质平衡紊乱、抑制胃酸分泌、维持正氮平衡和满足基本能量需要、促进伤口愈合,此时应采用完全肠外营养。待症状改善后,进入代偿期,以促进残存小肠建立功能代偿为目的,应尽早经口或管饲给予肠内营养,同时逐步减少肠外营养。恢复期部分患者可以停用管饲,完全过渡到经口饮食。

(三) 肠外营养治疗

短肠综合征早期的症状是不同程度的水样腹泻,少数患者每天排出的水量可达 5~10L。严重腹泻可以导致脱水、低血容量、电解质紊乱及酸碱失衡。因此在术后最初几天应禁食,稳定患者生命体征及内环境。当血流动力学及代谢状态稳定、电解质和酸碱平衡纠正,则应尽早开始肠外营养治疗。由于多数患者需接受相当长时间的肠外营养治疗,不合理的肠外营养配方可在短时间内诱发肝功能损害,使肠外营养无法实施,因此,在制定肠外营养配方时应避免过度喂养,选择具有保肝作用的氨基酸,采用中 / 长链脂肪乳剂,以免引起高脂血症,加剧肝损害和免疫功能抑制。

1. 能量 肠外营养治疗时能量的补充要恰当,由于患者早期处于高代谢状态,营养需要量相差很大,此时应采用间接测热法(例如代谢车)确定患者的能量需要量,并以测定结果作为营养支持的依据,避免摄入过多,减少代谢性并发症的发生。不能采用间接测热法确定患者的能量需要时,可以按照每日84~105kJ/kg(20~25kcal/kg)供能。

2. **蛋白质** 氮的供给量为每日0.15~0.20g/kg,应用平衡型氨基酸作为氮源。

3. **脂肪** 脂肪乳剂的使用量不宜过大,并采用部分中长链脂肪乳剂代替长链脂肪乳剂,以免造成肝脏损害。

4. **电解质** 注意补充电解质,除常规补充钾、钠、氯之外,还要补充钙、镁、磷等。

5. **维生素及微量元素** 补充每日正常需要量的维生素和微量元素。

6. **其他** 另外要注意补充足够的水分,若有较多的肠液丢失,应予增加液体总量。由于短肠患者液体需求量较大,早期通常需要完全肠外营养,且有些患者肠外营养支持时间长,因此从治疗早期开始即应通过中心静脉或PICC进行营养治疗。

(四)肠内营养治疗

由于长期肠外营养治疗不仅易出现较多的并发症、费用昂贵,且不利于残留肠道功能的代偿。研究表明,越早实施肠内营养,越能促进肠道功能代偿,因此,若有可能应尽早过渡到肠内营养和经口摄入。但是,短肠综合征的患者能否从肠外营养过渡到肠内营养主要取决于残留肠道的长度和代偿程度,过早开始肠内营养会加重腹泻、脱水、电解质和酸碱平衡紊乱,因此,短肠综合征患者从肠外营养过渡到肠内营养时应十分谨慎。

1. **试餐** 当患者腹泻量降至2.5L/d以下且残留肠道≥30cm,可开始试餐。一般以单纯葡萄糖液、单纯盐溶液试餐,以确定患者的肠道是否通畅及其适应能力。随后可用清流质作为过渡,宜选用稀米汤、稀藕粉、淡果汁等,由20~30ml开始,如耐受,可逐步增至每次50~100ml,每日3~6次,主要是刺激肠道功能的恢复,但无法满足患者的营养需要,此时仍需要肠外营养支持。

2. **肠内营养制剂的选择** 早期患者的消化吸收功能差,肠内营养制剂应选择要素型,肠内营养需要量仍以具体测定结果为依据,遵循剂量由少到多、浓度由稀到稠、速度由慢到快的原则,不可操之过急,否则容易加重腹泻,从而造成患者拒绝肠内营养治疗。若患者可以耐受要素型肠内营养制剂,可逐渐添加整蛋白型肠内营养制剂和膳食纤维。在肠内营养的同时逐渐添加碳水化合物与蛋白质混合食物,添加顺序为:先添加少量以淀粉为主的米粥,然后添加少量易消化的含蛋白质较高的脱脂奶类,进一步谨慎添加少量含脂肪的蛋黄等。

3. **肠内营养输注途径** 肠内营养可经口摄入、管饲、输液泵持续缓慢输入。

4. **注意事项** 在肠内营养早期,单纯肠内营养无法满足患者的营养需求,不足部分可从肠外途径进行补充。肠内营养的实施要循序渐进,逐渐增加肠内营养用量,逐渐减少肠外营养制剂的供给量,最终完全采用肠内营养。同时注意肠内营养向经口饮食的过渡。

(五)经口饮食

短肠综合征的患者进入恢复期,有些患者可以完全靠胃肠道满足营养需要,完全脱离肠外营养。这些患者要注意肠内营养向经口饮食的过渡,使其更接近正常饮食。

1. 给予适宜能量、蛋白质、糖类、低脂肪少渣饮食。开始给予流质,随着病情好转逐渐改为半流质及软饭。能量146~167kJ(35~40kcal)/(kg·d),蛋白质占总能量的20%~30%,碳水化合物占40%~60%。限制单糖的摄入。

2. 严格控制脂肪,尤其是切除小肠远段,脂肪吸收障碍更为显著,易出现脂肪泻,应严格控制脂肪供给,尽量选用易吸收的中链脂肪酸。

3. 注意补充维生素和矿物质,短肠综合征患者维生素和矿物质均发生不同程度的吸收障碍,因此,在饮食中要特别注意补充钾、钙、铁、磷、镁、维生素 A、维生素 D、维生素 E、维生素 K、维生素 B_{12} 等营养素,必要时可以通过肠外营养补充。

4. 少量多餐,每天 6~7 餐,开始量要少,以后逐渐增加,使肠道能逐渐耐受。

相关链接　　　　　　　许多物质能促进肠道结构及功能的代偿,充分认识这些物质并及时利用这些物质,对短肠综合征患者肠道的代偿有着重要的意义。

1. 谷氨酰胺和生长激素　谷氨酰胺是肠道上皮细胞的主要能源物质之一,可防止肠黏膜萎缩,预防肠道细菌移位。小肠广泛切除后无论是肠内还是肠外途径补充谷氨酰胺,均可改善肠黏膜营养状态,促进小肠上皮细胞增生,促进残存小肠的代偿性增生。而生长激素的联合应用可以提高肠黏膜对谷胺酰胺的利用,促进黏膜结构和功能的恢复。

2. 膳食纤维　膳食纤维对短肠综合征患者的残留肠道的代偿具有促进作用,可能与纤维素在结肠细菌发酵分解后产生短链脂肪酸有关。

病例分析 14-2

某女,40 岁,因剧烈腹痛 1 小时急诊来院。患者自诉昨晚饭后约 4 小时开始出现脐周疼痛,无放射痛,疼痛较剧烈,呈持续状,无恶心、呕吐。体格检查 体温 37.2℃,脉搏 114 次 / 分,呼吸 24 次 / 分,血压 140/90mmHg,身高 155cm,体重为 50kg。入院后急诊行腹部探查,术中发现大量小肠颜色发暗、坏死,不得不切除坏死的小肠,残留约 40cm 近端空肠和 30cm 末端回肠,行空肠 - 回肠端吻合,手术经过顺利,术后入 ICU 观察。

1. 该患者共保留了 70cm 小肠,并较好地保留了回盲瓣及十二指肠,因此,通过营养治疗该患者远期经口饮食,甚至是正常饮食是可期待的。

2. 该患者现为术后早期,腹泻量超过 2.5L/d,应给予肠外营养治疗。

3. 饮食护理在此时较为重要,一方面要注意肠外营养护理、生命体征观察及出入量记录;另一方面要对患者进行健康宣教,应让患者充分了解术后发生腹泻是必然现象,并在一段时间内长期存在,疏导患者的精神压力。

4. 该患者从肠外营养向肠内营养过渡非常关键,影响远期肠道功能的恢复,应告知患者长期肠外营养对患者肝肾功能的影响,教育患者认识到越早开始并坚持肠内营养治疗,会使其终身受益。

三、饮食护理

1. 认真做好营养健康教育 短肠综合征患者术后即出现腹泻,应向患者耐心解释腹泻发生的原因,让患者理解及早恢复肠道功能、建立小肠代偿机制的意义,提高患者对开展肠内营养支持重要性的认识,使患者主动配合医师的营养治疗方案。

2. 密切注意患者营养状况的变化 患者容易出现体重持续下降、贫血、骨质疏松等营养不良相关症状,应细致观察患者体征,通过询问、甚至测量掌握准确的资料,及时如实地反馈给主管医师,为患者营养支持方案制订提供参考。

3. 认真记录患者体液的丢失量,维持出入水量平衡 认真记录患者的尿量以及呕吐、腹泻的次数和粪便量等。

4. 肠内肠外营养护理 完全肠外营养可持续较长的时间,要严格按照无菌操作规则护理静脉置管及其创口,观察输液后患者的基本体征变化,防止置管并发症发生;肠内营养支持的患者,要注意保持导管通畅,随时注意营养液输注的速度、温度、浓度、总量,并细心观察患者对肠内营养制剂的耐受情况,以便医师及时调整。

第四节 肠 瘘

问题与思考　张某结肠癌术后发生肠瘘。

　　问题:张某还可以正常进食吗?

一、概述

肠瘘(intestinal fistula)是指肠壁与体表、体腔或其他空腔脏器有异常通道,导致肠内容物漏出体外、进入腹腔或其他空腔脏器的一种疾病状态。常由于腹部创伤或肠道手术吻合口感染、炎性肠道疾病、肿瘤或先天疾病、放射性损伤等因素造成。突破腹壁与外界相通,肠内容物流出体表者称为外瘘;与其他空腔器官或本身相通,消化道内容物直接漏入腹腔或其他脏器的空腔者称为内瘘。肠瘘的位置、大小及流量对病情和病程影响较大。

肠瘘患者的临床表现既呈现局部特征,又有全身症状。肠外瘘的局部特征为胃肠内容物的流出,由于流出物含有大量消化酶,特别是十二指肠瘘与空肠上段瘘,小肠液、胆汁、胰液等刺激和腐蚀性内容物的外流,使瘘口周围严重糜烂。体液丢失较多,全身症状可表现为脱水、酸中毒、腹腔感染,甚至出现脓毒血症、多器官功能衰竭等。一般来说,肠瘘位置越高、流量越大,引起的水电解质紊乱、感染和营养不良也越严重。

二、营养治疗

营养治疗为肠瘘患者提供机体需要的能量及各种营养素,维持和改善患者的营养状况,提高免疫力及瘘口愈合能力,增强患者再次手术的耐受力,降低并发症及死亡率。肠瘘患者的营养治疗原则是在进行营养状况评价的基础上,诊断患者营养不良类型及程度,根据患者不同疾病状态和时期、不同组织器官功能及肠瘘的类型、消化道功能及梗阻情况,选择合理的营养支持途径及营养制剂,达到最佳的营养治疗效果。

(一)营养状况评价

营养状况是影响肠瘘患者预后的重要因素,因此营养状况评价在肠瘘营养治疗中意义重大。通过营养评价可以确定患者是否存在营养不良,营养不良的类型、程度,指导营养支持方案的制订,监测营养治疗效果,从而减少因不合理营养治疗方案所导致并发症的发生。肠瘘患者营养状况评价与其他患者的相同,包括膳食调查、体格检查、实验室检查及营养状况的综合评价几个方面。

(二)内环境的稳定

在肠瘘发生的早期,以纠正脱水、电解质紊乱、酸碱失衡,维持内环境稳定为主。由于补液及电解质的量较大,特别是对瘘口大、位置高的肠瘘,超出外周静脉的负荷程度,常需及早行中心静脉置管或 PICC。

(三)营养支持途径的选择

患者内环境基本稳定后就可以开始营养治疗。开始营养治疗首先要考虑其途径,选择的主要依据为患者的胃肠道情况和营养治疗时间的长短。

1. **肠外营养**　最大限度地减少肠液分泌与丢失是促进肠外瘘自愈的关键,因此绝大多数肠瘘患者早期采用肠外营养方式,特别是高流量肠瘘患者只能使用肠外营养。肠外营养一般采用中心静脉营养的方式,一方面在早期内环境稳定阶段已经放置中心静脉插管,可以继续利用,另一方面有些肠瘘患者需要肠外营养支持的时间比较长,中心静脉营养更有利于营养治疗的实施。

2. **肠外瘘流量减少后要尽早恢复肠内营养**

(1) 肠瘘患者肠内营养的适应证:①腹腔感染已经控制,溢出的肠液得到有效引流;②有足够的肠段(>100cm)可供消化吸收;③肠腔内有足量的胆汁、胰液等消化液与营养物质混合。

(2) 肠内营养最佳途径是口服,但是依从性往往比较差,对于不能口服肠内营养制剂的患者可以考虑管饲的方法。喂养管的放置根据肠内营养时间长短、肠瘘口位置高低而定。时间短的选用置管法,时间长的选择造口法。高位瘘可使用瘘口下造口法,或者经口插管至瘘口下方或直接经瘘口向肠远端置管,利用瘘口以下的小肠段消化和吸收营养。低位肠瘘一般采用置管法,如应用鼻胃管、鼻十二指肠管、鼻腔肠管,利用瘘口以上的肠段吸收营养。

(四)营养治疗方案的实施

1. **肠外营养的实施**　能量的供给为低流量瘘 84~105kJ(20~25kcal)/(kg·d)、高流量瘘 105~

126kJ(25~30kcal)/(kg·d)，以糖和脂肪双能源形式供能；脂肪占总能量的20%~30%，以中长链脂肪乳为主；蛋白质供给在低流量瘘为1.0~1.5g/(kg·d)、高流量瘘1.5~2.0g/(kg·d)。同时注意维生素和矿物质及微量元素的补充，特别是高流量瘘，常需补充钾、钠、镁、锌、硒、钙等。

2. 肠内营养的实施 肠内营养制剂的选择应根据患者的病情和肠道功能情况而定。危重患者宜选择要素型肠内营养制剂。由于整蛋白具有刺激肠黏膜更新和修复的作用，有利于肠道功能的维持，因此，患者可以耐受整蛋白型肠内营养制剂时，应选用整蛋白型肠内营养制剂。

肠内营养需要量仍以具体测定结果为依据，遵循剂量由少到多、浓度由稀到稠、速度由慢到快的原则，一般先增加剂量，之后增加浓度，最后增加速度。如果不能测定患者的能量消耗，也可以按照前面计算公式计算能量。在肠内营养支持过程中要密切监测消化道的耐受情况，对于不能耐受的患者要降低肠内营养制剂的剂量、浓度和速度到患者可以耐受的水平，再逐渐增加，每次改变后要有一定的适应时间。

相关链接　　　　　　再喂养综合征是指为消耗状态下的患者提供营养支持后出现的代谢、生理改变现象，表现为磷、钾、镁及糖代谢异常，维生素缺乏，体液潴留等。部分患者在肠瘘早期由于高分解代谢及其后的消化液大量丢失，加之没有得到及时合理的补充，肠黏膜萎缩、脏器功能受损，酶和激素合成受抑制，无法加快合成代谢。之后能量和营养物质补充过多、过快，反而加重循环的负担导致再喂养综合征。在营养支持开始时，应从低剂量开始，循序渐进，并注意水、电解质的监测，注意避免再喂养综合征的发生。

病例分析 14-3

肖某，男性，55岁，因左肾结石并萎缩行左肾切除术，术后第2天突发寒战高热，体温达39℃，腹膜后引流量约30ml，呈咖啡样浓稠液伴恶臭。术后第4天，引流液中见粪渣，诊断为肠瘘。给予禁食水、肠外营养治疗及腹膜后引流。术后第15天，发现手术切口有暗红色恶臭液及粪渣样物渗出。拆除切口中部线，镊子探查发现一空腔及窦道存在。肾切除术后16天在全麻下行横结肠袢式造瘘术+左肋下缘切口清创缝合术。现术后第1天，体温36.7℃，脉搏78次/分，呼吸18次/分，血压142/82mmHg。换药见切口少量淡红色渗液，无粪渣样物，造瘘口排气，对口引流管引流通畅，引流出淡红色液体300ml。化验检查结果：血红蛋白94g/L，白蛋白18.8g/L，总蛋白51.1g/L。患者身高172cm，体重53kg，近17天体重下降15kg。

1. 营养治疗前对患者营养情况进行评价：①体重丢失率：近17天体重下降15kg，现体重为53kg，体重丢失为22%；②实测体重占标准体重百分比为79%；③BMI为18.0kg/m^2；④白蛋白18.8g/L。根据以上情况该患者可以诊断为重度营养不良，需要营养治疗。

　　2. 该患者存在严重营养不良并肠瘘,应给予肠外营养治疗。患者为低位低流量肠瘘,能量供给量为 20~25kcal/(kg·d),蛋白质 1.0~1.5g/(kg·d)。但同时需要注意的是:①患者体温 36.7 ℃,换药见切口少量淡红色渗液,无粪渣样物,说明腹腔感染已经控制;②对口引流管引流通畅,引流出淡红色液体 300ml,说明溢出的肠液得到有效引流;③造瘘口排气。因此可以给予少量肠内营养。综合考虑该患者情况应肠外肠内营养一起应用,逐渐过渡为完全肠内营养。

三、饮食护理

　　1. **心理护理**　使患者保持良好的心境和乐观的心态,正确认识营养治疗对肠瘘治疗的重要性。有些患者需要反复多次尝试应用肠内营养制剂,应向患者说明肠内营养治疗的重要性,增加其对肠内营养治疗的信心。

　　2. **密切注意患者营养状况的变化**　在肠瘘的早期,准确记录肠内容物的流出量,仔细观察溢出肠液的性质,动态监测体温、心率、呼吸、血压等生命体征变化,作好对体重监测,及时评估患者的营养状况,协助医生正确掌握病情及确定营养治疗方案。

　　3. **肠外营养护理**　肠外营养要严格按照无菌操作规则护理静脉置管及其创口,观察输液后患者的基本体征变化,防止置管并发症发生。

　　4. **肠内营养护理**　肠内营养支持的患者,要注意保持导管通畅,随时注意营养液输注的速度、温度、浓度、总量,并细心观察患者对肠内营养制剂的耐受情况,以便医师及时调整。餐后嘱患者左侧卧位,以减少食物由胃流入小肠的时间,以利吸收。

第五节　烧　伤

问题与思考　　　　　　小段是一名电焊工,在工作中不小心被烧伤。

　　　　　　　　　　　　问题:小段在恢复的过程中应该注意哪些营养素的补充?

一、概述

　　烧伤(burn)无论是平时,还是在战时,都是常见的急性损伤,大面积烧伤更是严重的创伤之一。通常损伤后的代谢反应可分为低落期和高涨期,前者是损伤后即刻出现的应激反应,在最初的 1~2 天内表现;后者从第 3 天起,长达几周乃至数月,主要是分解代谢增强,出现产热过高,尿氮增多,体重减轻等症状。以后代谢反应逐步恢复正常,创面愈合,即为合成代谢期。

1. 能量代谢　虽然甲亢、感染、严重创伤时均出现基础代谢率增加,但烧伤后代谢率增加最多,可达 50%~100%。代谢率与烧伤面积呈直线相关。烧伤的代谢率随着伤后而改变,在伤后第 6~10 天升至高峰,然后随着创面的愈合和感染的消失,代谢逐渐回复到正常的基础水平。烧伤患者早期皮肤丢失大量的水分,蒸发热成为丢失能量的主要途径。32℃时,每蒸发 1L 水,消耗能量 2420kJ(579kcal)。另外烧伤患者常伴有高热,体温每升高 1℃,代谢率增加 10%~13%。

2. 蛋白质代谢　烧伤后最主要的表现为负氮平衡,与烧伤的程度大致平行,大面积烧伤后 40~60 天时,仍然为负氮平衡。主要原因为:

(1) 烧伤后蛋白质分解代谢和合成代谢的速度均加快,但分解代谢速度超过合成速度。虽然分解代谢涉及全身各组织,但主要是骨骼肌中的蛋白质被分解,从肌肉内释放氨基酸,供肝脏合成葡萄糖以维持主要器官的功能,或合成其他蛋白质。

(2) 尿氮排出量增加。烧伤早期及第 1 周内,尿内排出氮增多,超过摄入量,通常每天从尿中排出 20~30g 氮。合并败血症时,尿排出氮量可高达 60~70g,可持续数周。

(3) 烧伤创面渗出,丢失大量蛋白质。

3. 脂肪代谢　烧伤后脂肪代谢的变化与激素改变是一致的,表现为脂肪由合成代谢转变为分解代谢。在发生应激后的第 1 天,机体脂库的分解代谢即开始;中等创伤时,仅在 5 天内,脂肪丢失就可达 1.5~2.0kg;严重烧伤时,脂肪分解代谢更加严重,丢失总量超过 600g/d。大面积烧伤患者早期血浆游离脂肪酸明显升高,并与烧伤的程度成正比。血浆甘油三酯没有明显变化。

4. 糖类代谢　主要表现为应激性高血糖。这是因为烧伤后应激反应造成升高血糖的激素分泌增加,外周组织产生胰岛素抵抗,糖原分解加速,肝脏生成葡萄糖的作用增强,同时组织对葡萄糖的利用率相对下降,促使血糖迅速升高,有时能维持很长一段时间,但尿中没有酮体。血糖升高的程度与烧伤的严重程度有密切关系,烧伤面积大于 30% 的患者伤后几小时内即可出现明显的血糖升高。

5. 矿物质和微量元素代谢　烧伤早期细胞破坏可引起血清钾升高,但到分解代谢期尿中排出和创面丢失均增加,则血清钾含量下降。钾、磷代谢常与氮代谢平行,早期常为负平衡。血清钙虽能维持正常低限,但尿中钙排出仍高。血锌下降,主要因为创面渗出丢失,渗出液锌浓度是血浆的 2~3 倍,另外许多酶或蛋白质含锌,故蛋白质丢失同时也丢锌。

6. 维生素代谢　维生素是许多酶的辅酶,烧伤后可从尿液或创面丢失,体内代谢的改变及需要量增加,都可使体内维生素降低。

7. 体重下降　组织分解代谢的结果是体重的丢失,若能使烧伤患者体重丢失控制在 <10% 的范围内较为理想,故营养治疗是极为重要的。

二、营养治疗

通常体表面积小于 30% 的浅度烧伤,伤后的代谢反应较轻,不存在营养问题。而烧伤体表面积超过 30% 的严重烧伤,因体内代谢反应严重,容易发生营养不良。中重度烧伤均应根据病情制定营养治疗方案。

（一）营养需要

烧伤代谢反应提示机体对能量和蛋白质需要量大大增加，需根据烧伤面积和深度，决定补充营养素的量和给予的时间。应结合患者具体情况进行补充，根据氮平衡、体重变化和营养状况来确定每个患者的营养需要量。

1. 能量 烧伤患者基础代谢增高与创伤患者相似，但以烧伤时增高最多，故其能量的需要量最高。可以采用间接测热法确定患者的能量需要量，如果不能采用间接测热法时，可以按照不同的年龄和烧伤面积根据下面的公式计算能量需要。大面积烧伤患者宜供给的总能量为14.6~20.9MJ（3500~5000kcal）/d；蛋白质占总能量15%~20%，或2.0~3.5g/kg；糖类50%~60%，或7~8g/kg；脂肪25%~30%。

Curreri's公式适用于成人，烧伤占体表面积20%以上者。公式如下：

$$能量需要量 =25kcal× 体重（kg）+40kcal× 烧伤面积（\%）$$

Sutherland公式适用于8岁以下的儿童。公式如下：

$$能量需要量 =60kcal× 体重（kg）+35kcal× 烧伤面积（\%）$$

2. 蛋白质 烧伤患者不仅要供给足够能量，还必须供给充足的蛋白，以纠正严重负氮平衡。烧伤后蛋白质需要量：

$$成人为 1.0g× 体重（kg）+3.0g× 烧伤面积（\%）$$

$$儿童为 3.0g× 体重（kg）+1.0g× 烧伤面积（\%）$$

3. 矿物质和微量元素需要量 钾离子存在于细胞内液中，烧伤后钾从细胞内释出，从尿和创面排出较多，导致低血钾。治疗中随着蛋白质合成的增加，钾的需要量也相应增加，氮和钾必须同时补充，以促进氮的有效利用。比较适宜的钾与氮的比值为195~234mg钾∶1g氮。其他元素如锌、镁、磷、铁、铜、钙等均应充足补给。

4. 维生素需要量 烧伤后胃肠功能紊乱，维生素的吸收发生障碍，故应大量补充各种维生素。

5. 水分需要量 治疗措施中，维持体液平衡非常重要，输液减少后，应让患者多喝饮料，食物中含水量必须达到2000~2500ml，同时应添加各种饮料1000~2000ml。

（二）烧伤后不同阶段营养治疗

1. 休克期 烧伤后1~2天内，患者应激反应重，应以纠正休克治疗为主。此时不强调蛋白质和能量，应尽量保护食欲。蛋白质10~15g/d，糖90~100g/d，能量1680~1932kJ/d（400~460kcal/d），可选择米汤、绿豆汤、西瓜汁、鸭梨汁、百合汤、橘子、酸奶等，同时可补充部分肠内营养制剂，以增加各种营养物质的摄入。一般每日6~8餐。

2. 感染期 休克期过后，患者进入代谢旺盛期，应逐渐增加蛋白质及能量，保证供皮区再生及植皮成活率，改善负氮平衡。能量及营养素的需要量参考上面的营养需要量，选择优质蛋白质。从休克期的流质饮食过渡到半流质、软食，以软、易消化的食物为主。饮食增加不饱和脂肪酸如豆油、芝麻油、菜油等，可给予30~50g/d，使脂肪占总能量的30%左右。选择含磷脂丰富的食物，如蛋黄、豆制品等。一般每日5~6餐。

3. 康复期 应给予高蛋白、高能量、高维生素饮食。继续控制感染，提高免疫功能，增强抵抗力，促使迅速康复。一般每日4~6餐。

(三) 营养治疗途径

1. 口服 此法经济、方便,营养素齐全,能增进食欲,保护胃肠的消化吸收功能,最主要的是预防肠源性感染。因此,凡是未做气管切开,肠功能存在,均应鼓励口服进食。饮食配制的原则如上所述。

2. 鼻饲 当口服不能满足营养需要、颜面部烧伤不能口服,或是患者拒食,而消化吸收功能正常者可采用鼻饲。烧伤早期患者如果消化吸收功能差,肠内营养制剂可选择要素型肠内营养制剂,遵循剂量由少到多、浓度由稀到稠、速度由慢到快的原则。如果患者可以耐受,可逐渐添加整蛋白型肠内营养制剂和膳食纤维。

3. 造瘘 上消化道烧伤,如强酸或强碱引起的食管烧伤,可行空肠造瘘进行营养治疗。

4. 中心静脉营养 严重烧伤者体重丢失 >40%,能量需要量 >3000kcal/d,口服和鼻饲通常达不到这样高的能量要求。因胃肠功能紊乱,或并发症不能口服或鼻饲者,严重电解质紊乱时需要大量补充高渗溶液者,均需经静脉补充营养素及液体。因高能量高氨基酸液为高渗性,对周围静脉刺激较大,易发生血栓性静脉炎,需经中心静脉插管补充营养。此法每天可供能量 3000~5000kcal,蛋白质 100~200g。

5. 周围静脉营养 严重烧伤常无完整的皮肤供中心静脉插管,可用周围静脉输注。

病例分析 14-4

患者,男,38 岁,于 4 天前在工作中不慎意外被火焰烧伤面颈部、胸腹部、背部及双上肢,当即感疼痛,在伤处起大小不同水疱。伤后 1 小时入院治疗,给予补液抗休克、抗感染及对症治疗。起病以来,患者精神睡眠良好,食欲食量良好,二便正常,近日体重无明显变化。查体:体温 38.2℃,脉搏 104 次/分,呼吸 20 次/分,身高 170cm,体重 65kg,面颈部、胸腹部、背部及双上肢可见烧伤创面,部分表皮脱落,有大小不等水疱。创面基底红白相间或红润,痛觉敏感。入院诊断:深Ⅱ度烧伤,45%。

(1) 该患者已度过休克期,进入感染期,现在食欲食量好,可以经口摄食。①能量需要量 =25kcal× 体重(kg)+40kcal× 烧伤面积(%)=25×65+40×45=3425kcal;②蛋白质需要量 =1.0g× 体重(kg)+3.0g× 烧伤面积(%)=1×65+3×45=200g。

(2) 一日食谱,见表 14-2。

表 14-2 烧伤食谱

餐次	食物内容及数量
早餐	馒头(标准粉 100g),牛奶(250ml),鸡蛋(60g)
加餐	蛋糕(80g),鸡蛋(60g)
午餐	米饭(粳米 150g),南瓜蒸排骨(猪小排 100g、南瓜 100g),红烧带鱼(带鱼段 100g),素炒油菜(油菜 100g)
加餐	虫草花炖鸡汤(鸡肉 100g)
晚餐	米饭(粳米 150g),熘猪肝(猪肝 100g,青椒 50g、胡萝卜 50g),腐竹烧肉(腐竹 25g,瘦肉 100g),蒜蓉菠菜(菠菜 100g)
加餐	上汤云吞(小麦粉 50g、瘦肉 100g)

注:①全日用油 25g、盐 5g;②全日能量 14.58MJ(3487kcal),蛋白质 195g(22.4%),脂肪 107g(27.6%),碳水化合物 436g(50.0%)

三、饮食护理

1. 心理护理 向患者解释饮食对烧伤治疗的重要性,同时需了解患者的饮食嗜好、习惯,以便科学、合理地向患者进行营养宣教。

2. 除休克期外,尽量鼓励患者经口进食 因为在有食物通过胃肠的情况下,肠内的细菌不能停留过久,难以在局部形成菌落和产生细菌毒素,可以预防肠源性感染,减少烧伤后的菌血症或毒血症的发生;另外这样可以刺激肠蠕动的恢复,保护胃肠的正常功能,有助于预防应激性溃疡。

3. 注意供餐方式 进食应少食多餐,每天6~8餐,甚至10餐,使患者的胃肠能够容纳而不过饱为限,以保证胃肠消化功能。有气管切开者更应注意不能过多,以防反流引起吸入性肺炎。合理安排进食与翻身的时间,减少餐前治疗。

4. 注意饮食习惯 严重烧伤的患者尽可能按其口味及饮食习惯单独配制,北方人多给予面食、南方人以米饭为主,并注意食物的色、香、味、形及烹调方法和品种宜多样化,均有利于增进食欲。饮食要达到高能量、高蛋白质的要求,应尽量选择营养价值高、质量好、体积小易消化吸收的食物。

5. 注意烧伤部位 头面部无烧伤患者应尽量鼓励其自行进食,若头面部烧伤严重,或有呼吸道烧伤、不能张口,或吞咽困难、气管切开不能口服者,可给予管饲饮食。

6. 肠外营养护理 肠外营养要严格按照无菌操作规则护理静脉置管及其创口,观察输液后患者的基本体征变化,防止置管并发症发生。

7. 肠内营养护理 肠内营养支持的患者,要注意保持导管通畅,随时注意营养液输注的速度、温度、浓度、总量,并细心观察患者对肠内营养制剂的耐受情况,以便医师及时调整。

(关 阳)

学习小结

外科疾病与烧伤常与营养不良的发生关系密切,特别是短肠综合征和肠瘘的患者,因此进行营养风险筛查及营养评价十分重要。对存在营养风险及营养不良的患者选择适宜的营养治疗方案及全面到位的饮食护理将会对该类疾病患者的治疗起着举足轻重的作用。

复习参考题

1. 简述患者术前、术后营养治疗原则。

2. 简述肠瘘的饮食护理。

3. 简述胃大部切除术后的营养治疗原则。

第十五章 儿科疾病的营养治疗与饮食护理

15

学习目标	
掌握	儿童糖尿病、肾病综合征的营养治疗原则与饮食护理。
熟悉	儿童糖尿病食谱的制订;腹泻病、食物过敏的营养治疗原则与饮食护理。
了解	急性肾小球肾炎、遗传性代谢病的营养治疗。

第一节 腹泻病

一、概述

腹泻病(diarrhea)是一组由多病原、多因素引起的,以大便次数增多和大便性状改变为主要表现的消化道综合征。是婴幼儿最常见的疾病之一。病程在 2 周以内为急性腹泻,病程 2 周~2 个月为迁延性腹泻,病程在 2 个月以上为慢性腹泻。

腹泻病的病因分为感染和非感染因素两类。轮状病毒感染引起的秋冬季腹泻最为常见。非感染性腹泻主要与婴幼儿消化系统发育不成熟、喂养不当、食物过敏、气候等因素有关。临床表现以胃肠道症状为主,轻型大便次数略增多,呈黄色或黄绿色稀便,常见白色奶瓣和泡沫。重型大便每日 10 余次甚至更多,为稀水样或蛋花汤样便,常伴发热、呕吐、脱水等症状。婴幼儿长期腹泻可导致营养不良、生长发育迟缓等,是我国重点防治的儿童疾病之一。

二、营养治疗

营养治疗目的是减轻胃肠负担,缓解症状,纠正水和电解质紊乱,促进疾病恢复,改善营养状况。

1. **能量与蛋白质** 补液治疗后应尽早恢复进食,尽可能保证能量与蛋白质的摄入,达到同年龄的供给需要量,适当限制脂肪。腹泻患儿食欲下降,胃肠吸收功能下降,饮食摄入量并不充足,需要增加餐次。慢性腹泻、肠黏膜损伤、吸收不良综合征的患儿可选择要素饮食。牛奶蛋白过敏的患儿,需要回避牛奶,大多数可选择深度水解的配方,如仍不耐受,给予氨基酸配方奶。

2. **碳水化合物** 病毒性腹泻多有继发性双糖酶缺乏,特别是乳糖酶的下降最为显著。母乳喂养儿可继续母乳喂养,配方奶喂养者可暂时改为低(去)乳糖配方奶,时间 1~2 周,不推荐含高浓度单、双糖的食物,如碳酸饮料、果冻、罐装果汁、甜点心和其他含糖饮料,腹泻好转后逐渐恢复营养丰富的饮食。少用含粗纤维较高的蔬菜、粗粮,对年龄较大儿童饮食中的纤维素可不加以过分限制。

3. **维生素和矿物质** 由于急性腹泻时大便丢失锌增加,补锌治疗有助于促进肠黏膜的修复,缩短病程,减少腹泻病的复发。世界卫生组织建议,年龄大于 6 个月,每天补充元素锌 20mg;年龄小于 6 个月,每天补充元素锌 10mg,连续 10~14 天。迁延性和慢性腹泻伴有营养不良的患儿容易存在锌、铁和维生素 A、维生素 C 和 B 族维生素的缺乏,应注意补充。

4. **水** 预防脱水很重要,从腹泻开始,就给予足够的液体预防脱水。在母乳或配方奶粉喂养的基础上给予口服补液、盐或流质食物如汤汁、米汤水、胡萝卜水或清洁饮用水,不建议使用果汁治疗脱水或腹泻。建议在每次稀便后补充一定量的液体直到腹泻停止。

5. **微生态疗法和肠黏膜保护剂** 腹泻患儿可应用微生态制剂及肠黏膜保护剂。益生菌有助于恢复肠道菌群的微生态平衡,控制腹泻。肠黏膜保护剂能吸附病原体和毒素,增强肠黏膜屏障功能。

相关链接

益生菌:是对人和动物有益的细菌,摄入后可改善人体肠道菌群状态而发挥有益作用。益生菌对病毒感染导致的水样腹泻具有显著疗效,如布拉氏酵母菌、双歧杆菌等。

深度水解配方粉:即对牛奶中的蛋白质进行预消化处理后,水解为二肽、三肽及少量氨基酸后的奶粉,显著降低了抗原性,适用于大多数牛奶蛋白过敏的人群。

完全水解配方粉:即对牛奶中的蛋白质进行预消化处理后,水解为氨基酸的奶粉,不具有免疫原性,适用于症状严重的牛奶蛋白过敏人群。

要素饮食:由氨基酸、葡萄糖、中链甘油三酯、多种维生素和微量元素组合而成,适用于肠黏膜损伤、吸收不良综合征的患儿。

病例分析 15-1

某患儿,男,8个月,体重8.3kg,混合喂养,无发热,已腹泻1周,蛋花样便,大便4~5次/天。食欲正常,现辅食只添加米粉、蛋黄,生长发育正常。诊断:腹泻病。请计算其全日能量需要量并制订一日食谱。

(1)对于腹泻超过7天的患儿,继续母乳喂养,可添加乳糖酶制剂,应用无乳糖奶粉,同时减少辅食品种。①能量需要量为90kcal/(kg·d);②全天能量需要量为:90×8.3=747kcal。

(2)食谱举例,见表15-1。

表15-1 婴儿腹泻食谱

餐次	食物内容及数量
6:00	母乳(150ml)
9:00	无乳糖奶粉(150ml)
12:00	米粉(35g),鸡蛋白(蛋清30g)
15:00	无乳糖奶粉(150ml)
18:00	米粉(35g),熟胡萝卜泥(胡萝卜25g)
20:00	母乳(150ml)

注:全日能量3.15MJ(749kcal),蛋白质18g(9.6%),脂肪25g(30.0%),碳水化合物113g(60.4%)

三、饮食护理

1. **疾病知识的教育**　使患儿家属了解腹泻病是儿童常见病,多发病,分析可能的发病原因,知晓其自然病程,缓解病情的方法。了解简单的脱水判断的方法,注意补充液体,预防脱水。

病毒感染性急性腹泻为自限性疾病,一般预后较好。迁延性腹泻和慢性腹泻需要综合治疗,并定期营养评估。

2. 饮食原则的教育 告知患儿家属腹泻期间只需适当调整饮食,了解饮食宜忌,不盲目禁食,不必过度饮食限制,可以适当进食低脂、适量优质蛋白质的食物,以免长期限制饮食引起患儿营养不良。疾病恢复后,应逐渐增加营养丰富的食物,防止突然加量再次腹泻。

第二节　儿童糖尿病

一、概述

儿童糖尿病是指 15 岁以前发生的糖尿病,由于胰岛素分泌绝对或相对不足所导致的糖、脂肪、蛋白质代谢紊乱症。儿童原发性糖尿病主要分为两类:①1 型糖尿病:由于胰岛 β 细胞破坏,胰岛素分泌绝对不足,必须使用胰岛素治疗,又称为胰岛素依赖型糖尿病,98% 儿童糖尿病属此类型。高发年龄是 4~6 岁和 10~14 岁。②2 型糖尿病:又称非胰岛素依赖型糖尿病,随着儿童肥胖症的增多,儿童期 2 型糖尿病有增加趋势。

1 型糖尿病患儿起病较急,常有感染、饮食不当等诱因。临床表现为多饮、多尿、多食和体重减轻,俗称“三多一少”。年长儿可出现消瘦、精神不振、倦怠乏力等体质显著下降症状。2 型糖尿病患儿可用饮食、运动加药物治疗。

二、营养治疗

(一) 营养治疗目标

1. 合理安排餐次,达到血糖控制目标。
2. 减轻胰岛 β 细胞负担,避免酮症酸中毒。
3. 饮食营养均衡,保障儿童正常生长发育。
4. 患儿需终生饮食控制,加强对患儿及家长的宣教。

(二) 营养治疗原则

1. 能量 应满足不同年龄段儿童生长发育和日常生活的需要。对于 1 型糖尿病,每日总能量(kcal)=1000+ 年龄×系数(70~100),系数值一般 3 岁以下取 95~100,4~6 岁取 85~90,7~10 岁取 80~85,10 岁以上取 70~80。能量除与年龄有关外,还与胖瘦程度、活动量有关,较胖的儿童能量应较低,活动量大的能量应适当增加。凡因营养不良及消耗性疾病,体重低于标准体重者,总能量可酌情增加。

2. 产能营养素所占比例 分别为蛋白质 15%~20%、脂肪 25%~30%、碳水化合物 50%~55%。蛋白质应供给充足,以满足患儿生长发育需要。可按标准体重计算:1~3 岁,2~2.5g/(kg·d);4~6 岁,2g/(kg·d);7~12 岁,1.5~2g/(kg·d);13 岁以上,1.5g/(kg·d)。也可以按照总能量的 15%~20% 计算,优质蛋白占总蛋白的 50% 以上。

3. 脂肪 脂肪宜用含不饱和脂肪酸的植物油,每日烹调油用量为 15~20g。应限制高脂肪及高胆固醇食物,如油炸食品、肥肉、洋快餐、奶油蛋糕、动物脑、动物内脏、鱼子等。推荐富含长链 ω-3 脂肪酸(EPA 和 DHA)的鱼类及富含 α- 亚麻酸的坚果和种子、富含单不饱和脂肪酸(MUFA)的山茶油、橄榄油,对血糖控制、预防心血管疾病有益。

4. 碳水化合物 合理比例的碳水化合物对提高胰岛素的敏感性和改善葡萄糖耐量都有一定的作用。建议碳水化合物来自于全谷类、蔬菜、水果、豆类和奶制品,特别是纤维较高和血糖负荷较低的食物,慎用含单、双糖类的食品,如果汁、甜点心、甜饮料、糖果、巧克力等。如果吃甜食,可以摄入适量非营养性甜味剂如木糖醇、麦芽糖醇等。

5. 维生素及矿物质 对于生长发育中的儿童,由于代谢紊乱,饮食控制,很容易出现维生素及矿物质的缺乏。维生素应注重 B 族维生素、维生素 A 和维生素 C 的补充。矿物质应适当增加钙、锌、铬的摄入。

6. 餐次安排 每天进食 5~6 餐,预防低血糖。早、中、晚三餐能量分配的比例可按照 1/3、1/3、1/3 或者 1/5、2/5、2/5,并将每餐的 5%~10% 作为两餐中间的点心,比如,早、中餐之间加适量水果,中、晚餐之间加苏打饼干。

7. 合理运动 鼓励 1 型或 2 型糖尿病的儿童每天参加至少 60 分钟或以上中等强度或更剧烈的有氧体力活动,每周至少 3 天。

8. 食物选择

(1) 主食:控制主食数量、注意粗细搭配。可将低血糖生成指数的粗杂粮与米、面等搭配食用,如黑米、燕麦、荞麦、莜麦、玉米、小麦、红豆、绿豆等。如吃马铃薯、芋头等高淀粉类食物,则应减少部分主食。少食用粥、米粉、油条等主食。

(2) 蔬菜:蔬菜含有充足的膳食纤维,能增加饱腹感、延缓碳水化合物在消化道内的吸收。应在三餐中食用足够的蔬菜,烹调时少油盐,可放些醋调味。蔬菜品种应丰富,以绿叶菜、菌藻类为主,如菠菜、芹菜、绿豆芽、木耳、香菇等。

(3) 水果:在血糖控制稳定时可适当食用水果,每日不超过 200g,可在两餐之间作为加餐分2 次食用。宜选用含糖量低的水果,如苹果、梨、柚、杨桃、火龙果、番石榴等。不宜选用的水果有大枣、熟香蕉、荔枝等。

(4) 其他食物:每日保证牛奶 250~300ml,鸡蛋 1 个,畜、禽、肉类适当低脂肪,3 岁以上患儿可选用适当豆制品。

病例分析 15-2

  某患儿,女,4 岁,身高 103cm,体重 16kg,近 1 个月来饮水量较大,体重下降近 2kg,诊断为 1 型糖尿病,请设计一日食谱。

  (1) 确定总能量:该患儿身高、体重均在正常范围内,能量 =1000+4×90=1360 kcal。

  (2) 三大产能营养素:①蛋白质 1360×18%÷4=61g;②脂肪 1360×27%÷9=40g;③碳水化合物 1360×55%÷4=187g。

  (3) 一日食谱,见表 15-2。

表 15-2 儿童糖尿病食谱

餐次	食物内容及数量
早餐	燕麦馒头（燕麦 25g、面粉 25g），煮鸡蛋（50g），青瓜 50g
加餐	无糖饼干（20g），苹果（50g）
中餐	杂粮饭（黑米 20g、粳米 40g），香菇蒸鸡（鸡块 75g、香菇 25g），炒油菜（油菜 250g）
加餐	牛奶（150ml），柚子（50g）
晚餐	杂粮饭（黑米 20g、粳米 20g、红豆 15g），红烧鱼（鲈鱼 75g），炒青菜（上海青 200g、木耳 10g）
加餐	牛奶（150ml），全麦面包（20g）

注：①全日用油 15g、盐 5g；②全日能量 5.78MJ（1376kcal），蛋白质 63g（18.3%），脂肪 42g（27.4%），碳水化合物 187g（54.3%）

三、饮食护理

1. **积极开展健康教育** 可利用录像、幻灯、食物模型等方式定期开展糖尿病讲座，让患儿及其家长正确掌握营养治疗原则和实践方法，控制血糖在正常范围和防治并发症。

2. **正确认识疾病** 告知患儿及家长糖尿病相关知识，使之积极正确对待疾病，不产生悲观、恐惧心理。虽然糖尿病是一种终身的疾病，但如果血糖长期控制良好，患儿能够正常生长发育，成年后可正常工作、生活。鼓励家庭参与糖尿病治疗。

3. **掌握饮食计算与烹调方法** 注意每天摄入食物的总量，少量多餐。教育患者使用碳水化合物计算法，保持碳水化合物摄入的时间和量相对稳定，以决定胰岛素的剂量。选用简单的烹调方法，蔬菜尽量不切，粗粮不细作，少油少盐。

第三节 急性肾小球肾炎

一、概述

急性肾小球肾炎（AGN）简称急性肾炎，大多数是由溶血性链球菌感染后，引起的免疫复合物性肾小球肾炎。临床表现为急性起病，多有前驱感染，以血尿为主，伴有不同程度的蛋白尿、水肿、少尿、高血压或肾功能不全等特点的肾小球疾病。患儿可有低热、乏力、食欲缺乏、腹痛、腰痛、头晕、头痛、恶心、呕吐等症状。常表现为肉眼血尿，尿呈浓茶色、可乐色或洗肉水样。大部分患者有水肿，初期累及眼睑及颜面部，渐波及全身，一般呈非压凹性水肿。可有尿量减少，尿中出现蛋白、红细胞、白细胞等。患者因肾功能不全导致食欲缺乏、味觉改变、内分泌紊乱等，普遍存在营养不良症状。

二、营养治疗

(一)营养治疗目的

通过合理的饮食调整,减轻肾脏负担,缓解临床症状,改善患者的营养状态。

(二)营养治疗原则

1. **能量**　因 AGN 患者需卧床休息,活动少,食欲差,能量不宜供给太多,否则易引起肥胖。按年龄推荐的儿童能量见表 15-3。

2. **蛋白质**　蛋白质的供给量视病情而定,轻型稍加限制。如有显著氮质血症,应低蛋白质饮食,见表 15-4。低蛋白质饮食时间不宜过长,尿量增多,氮质血症消除后,应尽早恢复蛋白质供给量,保证小儿生长发育的需要。宜选用含必需氨基酸多的优质蛋白,如鸡蛋、牛奶、瘦肉和鱼等。

表 15-3　按年龄推荐的儿童能量和蛋白质摄入量(急性肾衰竭)

年龄	能量 kcal/(kg·d)	透析前 蛋白质 g/(kg·d)	血透 蛋白质 g/(kg·d)	腹透 蛋白质 g/(kg·d)
0~6 个月	100~110	2.2	2.6	3
6~12 个月	95~105	1.5	2	2.4
1~3 岁	90	1.1	1.6	2.0
4~10 岁	70	0.95	1.6	1.8~2.0
11~14 岁(男)	55	0.95	1.4	1.8
11~14 岁(女)	47	0.95	1.4	1.8
15~18 岁(男)	45	0.85	1.3	1.5
15~18 岁(女)	40	0.85	1.2	1.5

3. **碳水化合物**　为保证蛋白质发挥其应有的作用,碳水化合物和脂肪等产能营养素的供给要充足。碳水化合物占总能量的 60%~70%。可选择含碳水化合物高的甜点心、蜂蜜、酥饼、粉皮、凉粉等。

4. **脂肪**　脂肪不需严格限制,占总能量的 25%~30%,可选用植物油提供能量。急性肾炎常伴有高血压,应少食用含动物油脂多及油煎炸的食物,以防血脂升高。

5. **限制盐及水分摄入**　对有水肿、高血压者应限制水、盐的摄入。通常食盐以 60mg/(kg·d) 为宜。禁用高盐食物,如酱菜、咸菜、腐乳、咸蛋等。饮水量以不显性失水量 500~1000ml 加前一日尿量计算。当患者出现严重的水肿或少尿时,液体量限制在 1000ml 以内。

6. **限制钾和磷的摄入**　少尿或无尿时,要限制钾的摄入量,避免摄入高钾的食物如菠菜、菌菇类、豆类、香蕉、橘子等。限制高磷食物的摄入,如坚果类、内脏类、麦麸等。

7. **微量营养素**　B 族维生素、维生素 A、维生素 C 和铁等营养素,均有利于肾功能恢复以及预防贫血。恢复期患者应多食新鲜的绿叶蔬菜、水果、山药、红枣、桂圆等食品,以供给足量的维生素和矿物质。

8. 饮食禁忌 忌吃葱、生姜、蒜、咖啡、辣椒、胡椒、芥末等辛辣刺激的调味品。忌用肝、肾等动物内脏。

病例分析 15-3

患儿,男,7岁,体重22.5kg,晨起眼睑水肿伴尿少1周,发现洗肉水样尿1天,病前7天有"咽痛"。查体:体温38.0℃,血压120/80mmHg,发育营养中等,双侧扁桃体Ⅱ度肿大。外周血示:血红蛋白112g/L;尿常规示:蛋白++/HP,红细胞+++/HP,白细胞1~4/HP,比重1.015;血尿素氮7.2mmol/L,血总蛋白55g/L,白蛋白32g/L;血胆固醇4.6mmol/L。诊断:急性肾小球肾炎。请计算能量和蛋白质需要量并为该患儿制订食谱。

(1) 确定总能量:7岁男孩能量需要量为1500kcal。

(2) 确定蛋白质需要量:该患儿氮质血症不严重,蛋白质可不需严格限制。全天蛋白质需要量为:0.95×22.5=21.4 g

(3) 一日食谱,见表15-4。

表 15-4 低盐低蛋白软饭食谱

餐次	食物内容及数量
早餐	馒头(面粉35g),拌土豆泥(土豆100g)
加餐	水晶饼(麦淀粉35g,糖5g),苹果100g
中餐	大米软饭(低蛋白米75g),氽丸子番茄汤(猪肉30g、番茄50g),青瓜(100g)
加餐	梨(100g)
晚餐	鸡丝面条(低蛋白面条75g,鸡脯肉30g,生菜100g)
加餐	番薯饼(番薯35g,麦淀粉15g,糖5g),牛奶100ml

注:①全日用油30g、盐2g;②全日能量6.36MJ(1514kcal),蛋白质21g(5.5%),脂肪50g(29.7.0%),碳水化合物245g(64.8%)

三、饮食护理

1. 密切关注病情 告知家属密切观察患儿的尿量及尿蛋白情况。强调急性期卧床休息2~3周,低盐限水饮食。正确认识疾病,一般预后良好,但处理不当可转为重症。

2. 肾炎饮食的教育 病情较轻者,食物的种类可与正常儿童相同,但宜多选用蔬菜、水果及奶类等食物;若出现肾功能不全,应在营养师指导下采用低蛋白饮食,适当选牛奶、鸡蛋、瘦肉等优质蛋白质,宜选低蛋白的主食,减少植物蛋白。

第四节 肾病综合征

一、概述

肾病综合征(NS)是一组由多种原因引起的肾小球基底膜通透性增加,导致血浆内大量蛋白质从尿液丢失的临床综合征。儿童时期90%的NS为原发性,病程较长,易反复发病,是儿童常见的肾小球疾病。

临床表现有以下四大特点:

1. **大量蛋白尿** 蛋白尿是NS最基本和最重要的病理生理改变。肾小球毛细血管滤过屏障性质改变是产生蛋白尿的原因,24小时尿蛋白定量大于 $50mg/(kg\cdot d)$ 为肾病范围蛋白尿。

2. **低蛋白血症** 血浆白蛋白浓度小于30g/L,主要原因有尿中丢失白蛋白;肝脏白蛋白的合成和分解代谢率改变;饮食中蛋白质摄入不足。

3. **高脂血症** 患儿血清总胆固醇、甘油三酯、磷脂和脂肪酸浓度增高,也可见低密度和极低密度脂蛋白增高。

4. **明显水肿** 水肿是NS的主要临床表现,开始见于眼睑,以后逐渐遍于全身,呈压凹性。原因是低蛋白血症,肾小管对钠和水的重吸收增加,水钠潴留。

二、营养治疗

营养治疗的目的是补充体内缺乏的营养,纠正蛋白质营养不良,消除水肿,纠正电解质及微量元素紊乱,促进疾病恢复。

1. **蛋白质** 不主张给予过高的蛋白质,以免加重肾脏负担。蛋白质摄入 $1.5\sim2.0g/(kg\cdot d)$,以高生物价的动物蛋白(乳、鱼、蛋、禽、牛肉等)为宜。若出现肾功能不全,则严格按低蛋白饮食供给。

2. **能量** 为保证蛋白质的利用率,应供给足够的能量。碳水化合物可占总能量的60%~70%。患儿常有食欲欠佳,尽可能做到食物品种多样化,注意色香味形,以增进食欲。

3. **限制脂肪和胆固醇** 每日脂肪摄入总量应小于50g,占总能量的20%以下。可选富含不饱和脂肪酸的植物油。食物烹调方式主要采用清蒸、清炒、水煮、焖、烩、凉拌等少用油或不用油的方法。胆固醇摄入量少于300mg/d,限制含胆固醇高的食物,如动物内脏、蛋黄、肥肉、海鲜等。

4. **限制钠和水的摄入** 显著水肿和严重高血压时应短期限制水钠摄入,食盐以 $60mg/(kg\cdot d)$ 为宜,活动期病例供盐1~2g/d,病情严重者钠摄入量应限制为500mg/d。进水量为前日尿量加500ml。禁食腌制食品、烟熏食品、酱菜、果脯等。可用糖、醋来调味。少用含钠高的食物,如油菜、芹菜、茴香、冷面、苏打饼干等。病情缓解后不必继续限盐。

5. **微量营养素** 患儿长期大量蛋白尿,与蛋白结合的微量营养素也有丢失,致使钙、镁、铁、锌等元素及维生素缺乏。饮食中应增加这些成分的供给。使用利尿剂易出现低钾,应及时补钾,食用高钾的食物。使用糖皮质激素时,应补充维生素D及钙剂。

患儿,男,4岁,体重18kg,水肿尿少一个月,查体:全身水肿明显,血压90/50mmHg,尿常规(离心尿):尿蛋白(++++),高倍镜视野红细胞1~2个,血胆固醇11.44mmol/L,血浆总蛋白40g/L,白蛋白20g/L,尿素氮6.28mmol/L。诊断:肾病综合征。请计算能量和蛋白质需要量并为该患儿制订食谱。

(1) 确定总能量:4岁男孩能量需要量为1300kcal。

(2) 确定蛋白质需要量:①蛋白质需要量为1.5~2.0 g/(kg·d);②全天蛋白质需要量为:2×18=36g

(3) 一日食谱,见表15-5。

表15-5 肾病综合征食谱

餐次	食物内容及数量
早餐	牛奶(牛奶150ml、白糖10g),小馒头(面粉50g),陈醋拌生菜(生菜50g)
加餐	水晶饼(麦淀粉25g、白糖5g),苹果(100g)
中餐	包子(面粉60g、瘦猪肉30g、包菜25g),时蔬蛋汤(苋菜30g、红萝卜丝20g、鸡蛋25g)
加餐	桃子(100g)
晚餐	米饭(低蛋白大米45g、粳米15g),清炖鸡块土豆(去皮鸡腿肉30g、土豆50g),炒茄丝(茄子100g)
加餐	南瓜饼(南瓜25g、面粉10g、白糖5g)

注:①全日用油15g、盐2g;②全日能量5.49MJ(1308kcal),蛋白质35.8g(10.9%),脂肪30.5g(20.9%),碳水化合物223g(68.2%),钾1334mg,钠1028mg,磷613mg

三、饮食护理

1. **疾病知识的宣教**　应使家属及患儿很好的了解疾病知识,认识到肾病综合征病程长,易复发,需要坚持长期治疗与饮食管理。多与患儿疏通情绪心理问题,尽量保持儿童正常生活和学习。

2. **密切观察病情**　饮食护理主要针对水肿与营养不良。护理人员应密切观察患儿出入水量、尿蛋白定量、体重变化及电解质紊乱。注意患者的饮食与病情是否符合要求。

3. **根据病情指导饮食**　根据患儿病情变化,配合恰当的饮食治疗。教育家属掌握饮食治疗原则,食物选择宜忌,常见食物蛋白质的含量及计算。长期限盐不易耐受,可用适量酱油代盐。

第五节 食物过敏与不耐受

一、概述

食物过敏(food allergy,FA)是指免疫介导的食物不良反应,即食物蛋白作为抗原诱导的异常或过强的免疫反应,可由 IgE 或非 IgE 介导。表现为一疾病群,症状累及皮肤、呼吸、消化、心血管等系统。食物过敏最常见于 1~2 岁的婴幼儿,大部分患儿 3 岁时可获得免疫耐受。食物不耐受(food intolerance,FI)是指非免疫介导的食物不良反应,包括机体本身代谢异常(如乳糖酶缺乏)或机体对某些食物内含的变应原易感性增高等。可引起和食物过敏相似的症状,比食物过敏更常见。食物过敏与食物不耐受是很难区分的,故将二者一起讨论。

食物过敏与遗传和环境因素有关。婴幼儿时期,90% 的食物过敏与牛奶、鸡蛋、大豆、小麦、花生、鱼、虾、坚果类等 8 种食物有关。临床表现多,但无特异性,主要有:①胃肠道症状:口腔过敏综合征,如瘙痒、唇 / 舌轻度肿胀;胃肠道过敏反应,如恶心、呕吐、腹痛、腹泻、便秘、胃肠道出血等;②皮肤症状:荨麻疹、特应性皮炎。③呼吸系统症状:过敏性鼻炎、咳嗽、哮喘等。

二、营养治疗

1. **严格回避过敏原** 这是目前治疗食物过敏唯一有效的方法。所有引起过敏的食物应从饮食中完全排除,选用同类食物进行替代。为避免长期回避造成儿童营养不良,建议每 3~6 个月再评估过敏食物及营养状况。长期饮食回避应注意钙、铁等矿物质及维生素 D 的供给。

2. **食物替代品** 牛奶是婴儿的营养必需品,对于患有牛奶过敏的婴幼儿,采用恰当的食物替代非常重要。母乳喂养的牛奶过敏婴儿,建议继续母乳喂养,但母亲回避含牛奶蛋白的食物至少 2 周。非母乳喂养的牛奶过敏婴儿,可选用氨基酸配方粉或深度水解蛋白配方粉。大多数牛奶过敏患儿可选深度水解蛋白配方粉。严重牛奶蛋白过敏或患儿不能耐受深度水解配方粉,可采用氨基酸配方粉进行治疗。

由于大豆与牛奶间存在交叉过敏反应,一般不建议选用大豆蛋白配方粉进行过敏治疗;也不推荐采用未水解的羊乳进行替代治疗。

3. **食物不耐受的防治方法** 首先是回避不耐受的食物,以后可再次逐渐引入该食物从而产生耐受。如对继发性乳糖不耐受的患儿,采用避免含乳糖食物,使用无乳糖替代配方,补充乳糖酶等方法。胃肠症状消失后,可由少到多再添加含乳糖食物,逐渐刺激肠道乳糖酶的合成和分泌功能的恢复。

病例分析 15-5

患儿,女,1 岁,体重 9kg。对鸡蛋、牛奶、小麦高度过敏。请设计一日食谱。

(1) 确定能量需要量:1 岁女孩能量的推荐量为 800kcal。

(2) 确定蛋白质需要量：① 1 岁的蛋白质需要量为 2.0~2.5 g/（kg·d）；②全天蛋白质需要量为：2.5×9=22.5g

(3) 一日食谱，见表 15-6。

表 15-6　食物过敏食谱

餐次	食物内容及数量
早餐	玉米糊（玉米面 20g）、深度水解配方粉（100ml）
加餐	水果泥（苹果 50g）
中餐	鸡茸粥（大米 35g、鸡碎肉 25g、淮山药 30g）
加餐	深度水解配方粉（150ml）
晚餐	碎菜肉粥（大米 35g、排骨肉 20g、菠菜 30g）
加餐	深度水解配方粉（150ml）

注：①全日用油 13g；②全日能量 3.38MJ（805kcal），蛋白质 22.5g（11.2%），脂肪 31g（34.6%），碳水化合物 109g（54.2%）

三、饮食护理

1. **缓解患儿家长焦虑心理**　针对患儿家长提出的有关问题，如食物过敏的发病原因，过敏性疾病是否会伴随一生，过敏食物什么时候可以食用等，应耐心细致解答。鼓励患儿家长正确认识疾病，仅回避诊断较为明确的食物，防止盲目限制多种食物引起营养不良。

2. **指导患儿家长做饮食日记**　记录患儿一日三餐的食物种类和烹饪方法，甚至调味料等都应清楚的记载。结合病史及食物过敏原检测发现过敏性食物。指导如何回避过敏性食物，同时寻找食物替代，选择过敏患儿适合的替代食品。

第六节　苯丙酮酸尿症

一、概述

苯丙酮酸尿症（phenylketonuria，PKU）是一种较为常见的先天性代谢疾病，绝大多数患儿为典型 PKU，由于肝中苯丙氨酸羟化酶缺陷引起的常染色体隐性遗传病。主要的临床表现是智力低下、癫痫、精神情绪异常等。多数患儿出生 3 个月后开始出现智能和语言发育障碍。患儿发色、肤色浅淡，尿液、汗液有鼠尿样臭味。若不及时治疗，将引起大脑不可逆的损伤，导致严重的智力和生长发育障碍。

二、营养治疗

饮食治疗仍然是目前最有效的治疗方法。治疗越早,效果越好。低苯丙氨酸(Phe)饮食是PKU治疗的关键。营养治疗的目的是将Phe摄入量控制在既能保证生长发育和体内代谢的最低需要,又不使血中Phe过高而有害。饮食治疗至少坚持到青春期,最好持续终生。

1. **低苯丙氨酸摄入** 苯丙氨酸是人体的必需氨基酸之一,PKU的孩子也应从食物中适量摄取。可根据患儿年龄、体重计算Phe的需要量。一般3个月内约为35~50mg/(kg·d),4~6个月约30~40mg/(kg·d),2岁约为25~30 mg/(kg·d),4岁以上约为10~30 mg/(kg·d)。饮食治疗的同时,必须监测血Phe的浓度。各年龄段血Phe浓度控制范围:1岁以下120~240μmol/L,1~12岁120~360μmol/L,12岁以上120~600μmol/L为宜。

人体的酪氨酸由Phe转变而成,由于PKU患者体内酶的缺乏,生成酪氨酸的途径受阻,同时从食物中摄入Phe也较少,导致体内酪氨酸缺乏,所以也需要特别补充酪氨酸。

2. **蛋白质** PKU患儿能量与蛋白质的需要量与正常小儿基本相同。在控制Phe摄入的情况下,尽可能地满足孩子蛋白质的需要。苯丙氨酸广泛存在于蛋白质当中,因此需要严格限制高蛋白质的食物,如肉类、鱼类、蛋类以及乳制品。

3. **微量营养素** 严格的饮食控制易造成维生素、微量元素的缺乏等问题,必要时补充B族维生素、维生素C、钙剂等营养制剂,保证患儿正常的生长发育。

4. **食物选择** 新生儿及婴儿期喂养以乳类食品为主,暂停母乳或普通配方奶粉,给予无Phe的特殊奶粉,治疗后血Phe下降接近正常后,逐渐添加少量天然乳类,首选母乳,或普通配方奶粉,或低Phe辅食。母乳中Phe含量相对较低,约为牛乳的1/3。如果全部用母乳喂养,Phe摄入量也超标。因此,PKU婴儿应给予特殊奶粉与母乳配合使用。

幼儿期为满足蛋白质需要和血Phe浓度控制,可选择无Phe的蛋白粉和(或)奶粉,减少天然蛋白质。应避免含Phe较高的食物,如肉、乳酪、鱼、蛋、面粉、坚果、豆制品,可选择低蛋白质的食物,如土豆、麦淀粉、藕粉、粉丝、甘薯、南瓜、胡萝卜、大白菜、水果、糖等配合治疗,也可进食米饭、米粥,但要严格控制摄入量。PKU患者必须摄入一定量的特殊食品,不能只摄入天然食物。

病例分析 15-6

患儿,女,1岁,体重9kg,新生儿筛查后确诊为经典型PKU。目前皮肤白,头发偏黄,可见湿疹,查血苯丙氨酸为368μmol/L。请设计一日食谱。

(1)确定能量需要量:1岁女孩能量的推荐量为800kcal。

(2)确定蛋白质需要量:①1岁的蛋白质需要量为2.0~2.5 g/(kg·d);②全天蛋白质需要量为:2×9=18g

(3)确定苯丙氨酸:25×9=180mg

(4)一日食谱,见表15-7。

表 15-7 苯丙酮酸尿症食谱

餐次	食物内容及数量
早餐	低苯丙氨酸面条(专用面粉 50g、白菜 30g)
加餐	苹果(50g),无苯丙氨酸奶(200ml)
午餐	蒸甘薯(30g),南瓜泥(30g)
加餐	冲藕粉(30g)
晚餐	淮山红萝卜粥(粳米 30g、淮山药 20g、红萝卜 20g)
加餐	无苯丙氨酸奶(200ml)

注:①全日用油 10g;②全日能量 3.51MJ(835kcal),蛋白质 18.4g(8.8%),脂肪 24.3g(26.1%),碳水化合物 136g(65.1%),苯丙氨酸 176mg

三、饮食护理

1. **疾病知识的宣教** 使患儿家长了解新生儿筛查确诊的 PKU 患儿在大脑尚未受到损害即开始治疗,患儿的身体及智力发育将基本不受影响,并且需要终身坚持治疗。尽管目前还没有治愈的方法,但它是遗传疾病中极少数可治疗的疾病。

2. **饮食治疗的教育** 告知患儿家长饮食治疗的个体差异较大,并需要不断调整,依据患儿年龄(月龄)、体重和血苯丙氨酸的浓度制订恰当的营养食谱。

3. **营养状况的监测** 由于需要长期的饮食治疗,应对患儿的营养状况定期进行监测,及时发现并解决其生长发育中出现的营养问题,合理补充维生素、微量元素及其他营养素,注意防治并发症,以达到理想的治疗效果。

第七节　半乳糖血症

一、概述

半乳糖血症(galactosemia)是由于半乳糖代谢途径中酶的缺陷所造成的常染色体隐性遗传病。根据酶的缺陷不同分为 3 型,以半乳糖 -1- 磷酸尿苷酰转移酶(GALT)缺乏型最为多见,且病情严重。典型临床表现:患儿在喂给乳类后数日即出现呕吐、拒食、体重不增、嗜睡等症状,继而出现黄疸、肝脾大、低血糖和肝功能异常,若不及时诊治将在 2~5 周内发生腹水、出血、肝衰竭等症状,甚至死亡。少数患儿病情可轻微,仅在进食乳类后出现轻度消化道症状,如继续使用乳类,则逐渐出现生长迟缓、智能发育落后、肝硬化、白内障等症状。新生儿筛检已将半乳糖血症列为筛检项目之一,以便早发现、早治疗。

二、营养治疗

半乳糖血症一旦确诊,应立即治疗,越早越好,主要是饮食疗法。患儿需终生避免摄入含乳糖、半乳糖成分的食物,只能食用代乳品。

1. **严禁摄入乳糖和半乳糖**　半乳糖或乳糖主要来源于奶及奶制品,疑似或确诊半乳糖血症的患儿均需禁食所有奶类食品,如母乳、牛奶、羊奶及乳制品。禁食所有含半乳糖或乳糖的食品,如某些含有乳糖的水果、蔬菜,如西瓜、西红柿等。动物内脏也应禁食。

2. **充足的能量和各种营养素**　能量和营养素需求与正常儿童相同,代乳品要满足患儿的生长发育需要。婴儿改用无乳糖的以大豆为基础的配方奶粉,辅以果汁、菜汁以补充维生素。随年龄增长还可选择米粉、藕粉、豆类、肉蛋类、蔬菜、水果、葡萄糖、蔗糖、植物油等,应注意钙质、B族维生素和维生素D补充。

病例分析 15-7

患儿,男,7月龄,体重7.8kg。出生体重2.85kg,生后人工喂养,出生4天时因喂奶后出现呕吐、拒乳、精神反应差入院,表现为皮肤黄染,腹胀、肝大,低血糖,肝功能损害。诊断为:半乳糖血症。目前添加辅食,请设计一日食谱。

(1) 确定能量需要量:100×7.8=780kcal。

(2) 确定蛋白质需要量:① 7月龄婴儿蛋白质需要量为2.0~3.5g/(kg·d);②全天蛋白质需要量为:3×7.8=23.4g。

(3) 一日食谱举例,见表15-8。

表15-8　半乳糖血症食谱

餐次	食物内容及数量
早餐	无乳糖大豆配方粉(180ml)
加餐	蒸蛋(鸡蛋30g)
午餐	肉菜粥(大米25g、肉末20g、菠菜20g)
加餐	香蕉(30g)、无乳糖大豆配方粉(180ml)
晚餐	米糊(25g)、无乳糖大豆配方粉(180ml)
加餐	无乳糖大豆配方粉(180ml)

注:①全日用油5g;②全日能量3.30MJ(786kcal),蛋白质23g(11.7%),脂肪33g(37.8%),碳水化合物99.3g(50.5%)。

三、饮食护理

1. **正确认识疾病**　使患儿家长认识到半乳糖血症的特点,需终生避免摄入乳糖和半乳糖。获得早期确诊的患儿大多可正常生长发育,但成年后多数有学习障碍、语言困难、行为异常等问题。

2. **饮食治疗的教育**　教会家长识别各种潜在含乳糖的食物,选择不含奶的天然食物较安全。在食用前要仔细查食品标签,避免奶类及任何可能含有半乳糖、乳糖的药物、牙膏、食物等。市面上的无乳糖奶粉,如果是牛奶来源的,仍含有一定量的乳糖,禁用于半乳糖血症的患儿。

(陈慧敏)

学习小结

腹泻病的营养治疗原则是继续喂养,预防脱水;儿童糖尿病的营养治疗关键是控制总能量并保障儿童正常发育;肾病患儿的营养治疗需根据病情个体化,强调适量优质蛋白质的摄入;食物过敏患儿切记回避过敏原;先天遗传性代谢病的重点是早期干预,应用特殊医用食品。

复习参考题

1. 针对儿童1型糖尿病患者,如何确定能量需要量?

2. 肾病综合征的患儿常见大量蛋白尿,为什么不能高蛋白饮食,应如何计算蛋白质供给量?

第十六章　中医食疗

16

第一节 概 述

一、中医食疗的发展简史

食疗是以膳食作为手段,通过选择适宜的食物,养成良好的饮食习惯与注意饮食卫生等方式来调节机体的功能,达到防病治病、调养身体的一种疗法。其中"食"的概念广泛,包含了药膳在内的所有饮食。

中华民族祖先应用饮食养生疗病的历史悠久,源远流长。最早的起源据记载是公元前一千多年的周朝,随着生产力的发展,历经秦、汉、晋、唐、宋、元、明、清各时期,饮食保健从长期的实践经验积累,逐步发展成为一门纳入正规医疗保健行政制度的学科,并从理论上加以总结,期间出现了不少相关的专著,食疗体系初步形成。近现代中医食疗研究方兴未艾,在 20 世纪 80 年代建立了全国第一个中医营养教研室,并编写出版了全国第一部适用于高校本科的中医营养学教材,之后许多食疗、药膳学术专著和科普著作相继问世,对中医食疗的传播与应用起到了较大的促进作用。

二、中医食疗的特点

(一) 药食同源,药食同理

在《山海经》中记载:"神农尝百草之滋味,水泉之甘苦,令民知所避就。当此之时,一日而遇七十毒。"这里所指的"毒"就是包括食物、药物和毒物的天然品。因此,药、食均来源于天然产物,即"药食同源",食物与药物都具有性能等方面的属性,具有统一的形、色、气、味、质等特性。

食物与药物同用,除因食药同源外,还基于食物与药物的应用由同一理论指导,即食药同理。中医认为,机体衰弱失健或疾病的发生发展过程,就意味着阴阳两方面的互相消长,如阴阳的偏盛偏衰等,而欲救其偏,则唯气味之偏能之。食物与药物一样,皆属气味之偏者,食物的防治疾病作用,也是通过祛除病邪,消除病因,或补虚扶弱,调整重建脏腑气机功能,来达到消除阴阳失调的目的。

(二) 注重整体,辨证施食

中医食疗非常注意整体观念,认为人和自然具有相通相应的关系,自然界的变化对人体会产生相应的影响。除此之外,人体的各个部分都是有机地联系在一起的,这种相互联系是以五脏为中心,通过经络的作用而实现的,各个脏腑之间相互影响着,互为反射,故中医根据天人合一的整体营养观来制订饮食起居措施,同时又主张因时、因地、因人、因病之不同,饮食内容亦有所变化,做到"审因用膳"和"辨证用膳",运用食物来达到补虚、泻实、调整阴阳的目的。故在运用食疗时,应首先全面分析患者的体质、疾病证型、季节时令、地理环境等多方面情况,判断其基本证型,再确定相应的食疗原则。

(三) 注重调理,防治兼顾

食疗既可治病,又可强身防病,这是有别于药物治疗的特点之一。无病者不必用药,但可适当食疗用以调理身体,预防保健,尤其适宜禀赋不足、素体虚弱或年老体衰者;而在疾病康复期或对某些慢性病患者,用食疗调治则更为合适并常获良效;对患者,当用药治,若对症辅以食物疗法,则可提高疗效。

故中医食疗是注重调理,防治兼顾,尤其适用于药物治疗后的康复调理,某些慢性病证的辅助治疗、机体衰弱时的状态改善、平常状态下的滋补强壮,它以持久的、日常的调理来获得机体的康复和强壮。

第二节　中医食疗的理论基础及应用原则

中医食疗沉淀了数千年的饮食文化历史,从整体来看,中华民族的饮食习惯是以素食为主,荤素搭配,全面饮食,既不偏食,也不过食。同时,中医食疗和其他中医学科一样,针对个体化进行诊治,采用相对应的饮食模式,根据个人体质、性别与年龄的不同以及病情的变化等,做到辨证用膳、因人而异。

要应用好中医食疗需掌握其基本的理论基础,尤其是性味理论,它是前人在长期的生活与临床实践中对食物的保健和医疗作用的归纳总结,是中医食疗选择食物的重要依据。

一、四性

(一) 四性的分类

食物的四性一般指的是寒、凉、温、热,其中温热与寒凉属于两类不同的性质。而温与热之间以及寒与凉之间有其共同性,仅程度上有所差异,其中温次于热,凉次于寒。对于有些食物,通常还标以大热、大寒、微温、微寒等予以区别,这是对四性不同程度的进一步区分。除此之外,还有一大类食物,其寒热属性均不明显,药性平和、作用较缓,被称为平性食物(表16-1)。

表16-1　常见食物四性

四性	常见食物代表
平性	大米、玉米、马铃薯、山药、芋头、黄豆、豌豆、扁豆、黑豆、南瓜、葫芦、胡萝卜、油菜、菜花、甘蓝、菠菜、香菇、黑木耳、花生、青梅、葡萄、李子、鸡蛋、鸽肉、鹌鹑、海蜇、鲫鱼、鲤鱼
寒性	荞麦、薏苡仁(微寒)、赤小豆(微寒)、绿豆、冬瓜(微寒)、苦瓜、西红柿(微寒)、苋菜(微寒)、空心菜、竹笋、海带、紫菜、甜瓜、香蕉、柚子、甘蔗、桑葚、西瓜、猕猴桃、螃蟹、田螺
凉性	小米、小麦、大麦、丝瓜、黄瓜、萝卜、芹菜、金针菜、茼蒿、枸杞叶、茄子、豆腐、绿豆芽、小白菜、莴苣、梨、柿子、枇杷、无花果、柠檬、草莓、鸭蛋、水牛肉、乌鱼
温性	糯米、高粱、韭菜、芥菜、香菜、洋葱、葱白、生姜、大蒜、桃子、樱桃、荔枝、桂圆、核桃仁、鸡肉、黄牛肉、狗肉、鹿肉、雀肉、海马、淡菜、海虾、黄鳝、鲢鱼、草鱼
热性	辣椒、胡椒、肉桂、干姜、高良姜

(二)四性的应用指导

四性应用的指导原则为:热者寒之、温者凉之,寒者热之、凉者温之。

寒凉性质食物多具有滋阴、清热、泻火、凉血、解毒作用,如绿豆、西瓜、苦瓜、海带等。一般常用于温热性病证或体质,如咽喉肿痛时,用绿豆海带煮水以清热解毒,缓解不适;阴虚烦热口渴时可食用雪梨或西瓜以清热、生津解渴。

温热性质食物多具有温经、助阳、活血、通络、散寒等作用,如生姜、胡椒、羊肉、狗肉等。一般常用于寒凉性病证或体质,如胃部冷痛时喝生姜红糖水可温中散寒;阳虚怕冷的人多食羊肉、牛肉等,可温中补虚、抵御寒冷。

平性食物寒热不明显,如大米、山药、菜花等,寒热病证均可选用,一般养生、补养多用这类食物。

二、五味

(一)五味的分类

食物最基本有"五味",即:酸、苦、甘、辛、咸,此外还有淡味和涩味,由于长期以来将涩附于酸、淡附于甘,故习称五味(表16-2)。

表 16-2 常见食物五味

五味	常见食物代表
辛味	葱白、生姜、薄荷、胡椒、香菜、陈皮、薤白
甘味	蜂蜜、饴糖、甘草、大枣、山药、粳米、桂圆
酸味	乌梅、山楂、杨桃、杨梅、石榴、菠萝
苦味	杏仁、苦瓜、莴苣、芥菜、蒲公英、马兰、白果
咸味	海带、紫菜、海藻、海蜇、淡菜、乌贼、海参

五味不仅是食物的具体口感味觉,更是对食物作用的高度概括,分别为酸收、苦降、甘补、辛散、咸软等。以常见三百多种食物统计数字来看,甘味食物最多,咸味与酸味次之,辛味更次之,苦味较少。

(二)五味的应用指导

辛味食物具有发散解表、行气活血、化湿开胃的作用,如萝卜、洋葱、陈皮、生姜、香菜等,常用于感冒恶寒、鼻塞流涕、咳嗽,以及肝胃气滞所致腹胀、饮食缺乏等证。如风寒感冒时用生姜葱白粥来发散风寒。

酸味食物具有生津、收敛止汗、止泻固精的作用,如乌梅、山楂、菠萝等,常用于多汗、久泻肠滑、遗精滑精、遗尿尿频、崩漏带下等证。如腹泻时用乌梅或焦山楂煮水喝有一定的止泻作用。

甘味食物具有补益和中、调和药性、缓急止痛的作用,如山药、大枣、蜂蜜、粳米、鸡肉等,常用于脾胃虚弱、气血不足引起的神疲乏力、饮食减少、脘腹疼痛等证,以及药性的调和、中毒解救等。如脾胃虚弱、气血不足时用淮山大枣煮粥或煲汤能起到健脾益气养血的作用。

苦味食物具有清热泻火、泻降燥湿的作用,如苦瓜、芥菜、蒲公英等,常用于治疗热证、实证热喘、呕吐呃逆、便秘、湿证等证。如夏天天气炎热出痱子时多吃苦瓜有一定的缓解效果。

咸味食物具有泻下通便、软坚散结的作用,如海带、海蜇、紫菜等,用于大便燥结、瘰疬痰核(颈部淋巴结核)、瘿瘤(甲状腺肿瘤)、癥瘕痞块(腹部肿块)等证。如甲状腺肿大时(缺碘性)多食用海带有消肿散结的作用,这与西医的补碘正好不谋而合。

此外,涩味有收敛固涩的作用,如莲子、芡实,常用于脾虚泄泻、肾虚遗尿遗精、白带过多等证。淡味有渗利小便、祛湿消肿等作用,如冬瓜、茯苓、薏苡米等,常用于水肿、小便不利等证。

三、其他理论基础

(一) 升降浮沉

升降浮沉是指食物在体内作用的趋向性,可以通过向上、向下、向外、向内的趋势来纠正机体功能的失调。其中的升是药效的上升,降是药效的降下,浮是药效的发散,沉是药效的下行泄利。一般而言,升浮之物多为味辛、甘、淡,性温热之物,如花、叶、皮、枝等质轻者,具有升阳发表、祛风散寒、涌吐、开窍的作用,如生姜、蒜、花椒等。而沉降多为味苦、酸、咸,性寒凉之物,如种子、果实、矿物、贝壳等质重者,具有泻下、清热、利尿渗湿、安神镇惊、消导积滞、降逆止呕、收敛固涩及止咳平喘的作用,如杏仁、梅子、莲子心等。

掌握食物的升降沉浮,可以更好地指导食疗保健,如病证表现出向上的,如呕吐、咳喘,则适宜用沉降之物来改善,如用杏仁治疗咳喘。病证向下的,如泻利、崩漏、脱肛等,则适宜用升浮之物,如用黄芪来益气升阳。不过因为病变部位有上下表里的不同,病势有上逆下陷的区别,加之升降浮沉的特性可因加工炮制方法的不同而改变,在实际应用时需多加注意。

(二) 归经

归经表示食物作用部位,即主要对某经(脏腑或经络)或某几经发生明显作用,而对其他经则作用小或无作用。食物的归经把作用与人体脏腑、经络密切联系起来,对某些部位具有突出的作用,它表明食物的重点选择性。

一般情况下,辛味食物归肺经,甘味归脾经,酸味归肝经,苦味归心经,咸味归肾经。同时还有五色入五脏的说法,如白色食物入肺经,青色入肝经,黑色入肾经、黄色入脾经,赤色入心经。

由于药食的色、味功能往往不一定统一,色白者未必味辛,如淮山色白,但味甘入脾;莲子芯色青,但味苦归心,因而五色五味只能是确定归经的一个方面,药食的成分复杂,功能是多方面的,归经的最后判定应依据临床疗效的总结,在食疗选材时还应考虑脏腑之间的相互关系,根据辨证施膳理论灵活运用。

四、食物的毒性

一般而言,食疗多选用的是食材或药食两用的药材,应尽量避免毒性较强的原料,以避免毒副作用。对于具有小毒的原料,应熟悉导致毒性反应的量,如白果量小时可定喘止带,过量才可能引起中毒,故用做食疗时不宜大量,用于小儿时尤当注意。再如杏仁有两种,一种是南杏(甜杏仁,无毒),另一种是北杏(苦杏仁,有小毒),用作食疗时可选择南杏,安全且口感良好,若需增强药用功效使用北杏时需控制好用量。

此外,由于食疗中包括药膳,而药膳中的毒在一定程度上是指药物间的作用。药物中讲究因配伍禁忌引发的"毒",即所谓的"十九畏""十八反",有些会使药物在某些方面的功效减弱,有些则出现较明显的毒副作用,在应用时需要注意避免。

十九畏:硫黄畏朴硝,水银畏砒霜,狼毒畏密陀僧,巴豆畏牵牛,丁香畏郁金,川乌、草乌畏犀角,牙硝畏三棱,官桂畏赤石脂,人参畏五灵脂。

十八反:甘草反甘遂、大戟、海藻、芫花;乌头反贝母、瓜蒌、半夏、白蔹、白及;藜芦反人参、沙参、丹参、玄参、苦参、细辛、芍药。

相关链接

为了更安全地应用食疗,可以参考国家卫计委发布认可的既是食物又是中药材的物质,对于选择药食两用的药材是一个很好的依据。

丁香、八角茴香、刀豆、小茴香、小蓟、山药、山楂、马齿苋、乌梢蛇、乌梅、木瓜、火麻仁、代代花、玉竹、甘草、白芷、白果、白扁豆、白扁豆花、龙眼肉(桂圆)、决明子、百合、肉豆蔻、肉桂、余甘子、佛手、杏仁(甜、苦)、沙棘、牡蛎、芡实、花椒、赤小豆、阿胶、鸡内金、麦芽、昆布、枣(大枣、酸枣、黑枣)、罗汉果、郁李仁、金银花、青果、鱼腥草、姜(生姜、干姜)、枳椇子、枸杞子、栀子、砂仁、胖大海、茯苓、香橼、香薷、桃仁、桑叶、桑椹、橘红、桔梗、益智仁、荷叶、莱菔子、莲子、高良姜、淡竹叶、淡豆豉、菊花、菊苣、黄芥子、黄精、紫苏、紫苏籽、葛根、黑芝麻、黑胡椒、槐米、槐花、蒲公英、蜂蜜、榧子、酸枣仁、鲜白茅根、鲜芦根、蝮蛇、橘皮、薄荷、薏苡仁、薤白、覆盆子、藿香。

2014年新增14种:人参、山银花、芫荽、玫瑰花、松花粉、粉葛、布渣叶、夏枯草、当归、山柰、西红花、草果、姜黄、荜茇。这些最好在限定使用范围和剂量内作为药食两用。

五、三因(因时、因地、因人)施膳

(一) 因时施膳

饮食营养要适应环境,因时、因地、因人而异。《素问·宝命全形论》指出:"人以天地之气生,四时之法成。"说明四时气候的变化,季节的交替,对人体的生理功能产生一定影响,需根据不同季节气候特点,进行饮食调养,以维持体质平和,促进健康,防止疾病的发生。《内经素问·上古天真论》提到":有至人者,淳德全道,和于阴阳,调于四时。"一年四季,春夏秋冬,气候不断变化,需根据季节灵活选择食物,同样表明饮食营养要符合四时气候变化的自然规律。

春季,阳气初升,万物萌发,顺畅调达。故春宜升补,即顺应阳气升发之性,适宜食用升发疏肝之品,如生姜、葱、春笋、春韭、香椿、荠菜、玫瑰花等以利肝气疏发。此外,菠菜、大枣、山药、胡萝卜等清温平淡、健脾和中之品均宜摄食。

夏季,气候炎热,酷暑多雨、潮湿闷热,故夏宜清补,宜多食用清凉祛暑、清热祛湿的食物,如冬瓜、苦瓜、黄瓜、绿豆、西瓜、丝瓜等,其他如金银花、菊花、芦根、荷叶、薏苡仁等均可酌情食用,以清热祛暑。

秋季,气候渐凉、天高气爽,燥气袭人,要少食用辛辣食物,防止辛温助热,加重肺燥症状,故秋宜润补,宜多食用滋阴润肺、生津润燥的食物,如白萝卜、雪梨、银耳、菱角、甘蔗、海参、鸭肉、黑芝麻、燕窝、百合、沙参、麦冬、玉竹等。

冬季,天寒地冻,万物生机潜藏,阳气深藏,寒邪入侵,故冬宜温补,选用温热助阳之品,以扶阳散寒,如羊肉、牛肉、狗肉、牛肚、鹿肉、鹿筋、鳝鱼、栗子、大枣、桂圆、生姜、核桃等。

(二) 因地施膳

我国幅员辽阔,东西南北水土气候差异较大,饮食营养要适应环境,因地而异。我们中国各地菜肴在长期实践中形成显著特点,诸如"南甜""北咸""东辣""西酸"之类,都是和各地的气候、地理环境相关联的。

一般而言,温热、湿热地区,如南方炎热、多雨、潮湿,居民易感湿热,日常饮食应清淡除湿,以甘凉、清热泻火、祛湿性质的食物为宜,如苦瓜、冬瓜、丝瓜、扁豆、薏苡仁等;而辛辣、助火、补阳类的食物应少用。高寒地区如北方严寒、少雨、干燥,日常饮食应温阳散寒、生津润燥,宜吃温热食物,如栗子、羊肉、牛肉、黄鳝等,并适当辅以润燥的食物,而过于寒凉、生冷类的食物宜少用。

(三) 因人施膳

1. **性别因素** 女性因有经、带、胎、产这几个特殊的生理过程,易耗气伤血,导致体内气血不足,日常饮食应以补益气血、健脾和胃为主。相对于女性的"以血为本"而言,男性常多"以精为用",男性的生理倚其固有特点,相对易患阳痿、遗精、少精或无精等病证,日常饮食应辨证来以益精固肾为主。

2. **年龄因素** 儿童青少年处于生长发育旺盛的时期,体质娇嫩,脾胃功能欠佳,日常饮食应选择性质平和、健脾开胃的食物,不宜盲目温补。中年期是由盛而衰的转折点,脏腑功能由强转弱,工作压力大,生活负担重,饮食应清淡,不可大量食用肥甘厚腻之品,以健脾和中、舒肝补肾为主。老年期身体各部机能较低下,气血渐趋虚弱,肾精常亏,要注重培补脾肾、疏通气机,以补益气血、益精固肾为主。

3. **体质因素** 不同体质的人对食物的选择也有不同,如阳虚体质者宜食温热性食物,如牛肉、羊肉、生姜、核桃、栗子、韭菜等,少食生冷寒凉性食物。阴虚体质者宜食寒凉性食物,如绿豆、西瓜、黄瓜、雪梨、海带等,少食辛燥温热食物。具体的可参考体质学说部分的内容。

4. **病证因素** "辨证论食",就是根据每个人的不同证候,确定相应的食疗方法。根据病情的寒、热、虚、实、表、里、阴、阳的属性来选择食物,才能调整阴阳,使之相对平衡,恢复健康。

大体的原则是:寒者温之,热者凉之,虚者补之,滞者消之。如温法常用生姜、核桃、羊肉、狗肉等。清法常用荸荠、雪梨、冬瓜、西瓜、苦瓜等。消法常用麦芽、谷芽、山楂、鸡内金等。补法常用当归、人参、大枣、阿胶等。

由于中医考量的是证,故存在同病异治、异病同治的现象,也就是说同一种病,证不同,食疗方不同,如同属失眠,表现为性情急躁、小便黄、大便秘结可用西瓜皮草决明煲瘦肉,而表现为心烦、手心脚心热、头晕、耳鸣、健忘,则适宜用百合粥。不同的病,但证相同,食疗方亦可相同,如妇女子宫脱垂或胃下垂或少气倦怠等虚劳证,均可用补中益气汤。

总之,日常饮食坚持五谷、五果、五畜、五菜和四性五味的合理搭配,且不偏食、偏嗜,不过食、暴食,患病时以"热证寒治""寒证热治"为原则选择饮食,是古而不老的中医食疗学观点,也是现代饮食科学所大力提倡的平衡膳食。

六、体质学说

(一) 体质的形成和影响因素

体质是指个体在生命过程中,由遗传性和获得性因素所决定的表现在形态结构、生理机能和心理活动方面综合的相对稳定的特性,表现为对某些病因和疾病的易感性或易罹性,以及产生病变的类型与疾病转变转归中的某种倾向性。

体质禀承于先天,得养于后天,体质的差异现象是先天禀赋与后天多种因素共同作用的结果,既有不同个体间的差异,又有同一个体不同生命阶段的差异。先天禀赋决定着个体体质的相对稳定性和个体体质的特异性,后天受各种环境因素、精神因素、饮食习惯、年龄变化、疾病损害等,又使得机体体质具有可变性。

体质调养属于治未病,预防其发病;对已患病之时,体质调养就等同于调整疾病的动因与背景,从而可阻遏疾病的发展、变化与预后。所以,体质的调养不仅是针对某一疾病,而是在这种体质的影响下,对所有可能出现的疾病都会有效。正如《医门棒喝·人身阴阳体用论》中所言:"治病之要,首当察人体质之阴阳强弱,而后方能调之使安"。而食疗是中医的一大特色,通过用具有食疗作用的食材或药食两用的药材与日常饮食相结合,可有效起到调整体质、增强抵抗力、促进疾病康复的作用。

(二) 体质的分类

依据《中医体质分类与判定》标准,人体体质可分为平和质、阳虚质、阴虚质、气虚质、痰湿质、湿热质、血瘀质、气郁质和特禀质九种类型。

1. **平和质**　平和质是体质中最好的正常体质,对自然环境、社会环境适应能力强,表现为精力充沛,形体匀称适中,面色、肤色润泽,头发稠密、耐寒热,睡眠安和,胃纳良好,性格随和开朗,二便正常,舌色淡红,苔薄白,脉和缓有力。

平和质的人大多数先天的遗传基因良好、后天自身的调养得当,日常饮食建议在平衡膳食的基础上,注意五味调和,不可偏嗜,根据不同的季节选择适宜的饮食,以维护机体的阴阳平衡,维护健康。

2. **气虚质**　气虚质是指由于一身之气或某脏腑之气不足,以致机体或脏腑功能状态低下、少气乏力为主要特征的体质状态,表现为经常感到疲倦乏力,气短懒言,易感冒,记忆力下降,食欲缺乏,或常自汗出,稍一活动或不活动即容易出汗,面色苍白或黄而无光泽;口淡,舌淡红,舌体胖大,苔白,边有齿痕,脉象虚缓或细弱。

气虚质的饮食以补中益气为基本原则,日常宜选择具有和中补气作用的食物,如小米、粳米、红薯、牛肉、猪肚、鸡肉、黄鱼、菜花、胡萝卜、香菇、马铃薯等,还可选用具有健脾益气作用的中药,如黄芪、党参、淮山、扁豆、大枣、人参、五指毛桃、白术、甘草等。此外,气虚者多有脾胃虚弱,饮食不宜过于寒凉,生冷冰冻之物少用。

食疗推荐:枣泥山药糕、扁豆莲子粥、西兰花炒牛肉、五指毛桃白术煲猪骨、黄芪元枣炖鸡等。

3. **阳虚质** 阳虚质是指由于体内阳气不足,温煦、激发、振奋功能的减弱,而以虚寒现象以及脏腑功能低下为主要特征的体质状态,表现为平素畏冷,手足不温,喜温热饮食,面色柔白,毛发易落,肌肉不壮、甚或松弛,精神不振,睡眠偏多,性欲或性功能偏弱,大便溏薄,小便清长。舌淡胖嫩边有齿痕、苔润,脉象沉迟而弱。

阳虚质的饮食以温中补阳为基本原则,日常宜适当多吃一些温补的食品,如羊肉、狗肉、麻雀肉、鹿肉、猪肚、鸡肉、黄鳝、海虾、淡菜、刀豆、核桃、栗子、韭菜、茴香、大葱、生姜、龙眼等,也可选择具有温补阳气的中药,如干姜、肉桂、肉苁蓉、人参、鹿茸、杜仲等。阳虚者脾胃易受损伤,不宜过食生冷冰冻之物。

食疗推荐:姜茶蛋糕、韭菜炒虾仁、艾叶煎蛋角、当归生姜羊肉汤、杜仲核桃煲猪腰、胡椒白果煲猪肚等。

4. **阴虚质** 阴虚质是指由于体内阴液的亏少,以阴虚内热或阴虚内燥等表现为主要特征的体质状态,表现为体形多瘦,比常人怕热,较耐寒,手足心热,易口鼻干燥,喜欢喝冷饮,午后面红、面部有烘热感,目有干涩感,眩晕耳鸣,口唇发红微干,易失眠、多梦,易有烦热感、急躁易怒,大便干燥,小便短黄,舌体偏红,舌上少苔,脉象细弦或数。

阴虚质的饮食以滋阴润燥为基本原则,日常宜适当多食滋阴之品,如黑芝麻、绿豆、牛奶、豆浆、海蜇、鸭肉、豆腐、甘蔗、银耳、西瓜等,也可选择具有滋阴的中药,如西洋参、沙参、百合、玉竹、麦冬、桑椹子、黄精、鳖甲等。阴虚者应忌吃温热香燥、性热上火以及煎炸烧烤的食物,如烤羊肉串、炸鸡腿等,也应慎用大补阳气的中药。

食疗推荐:鲜榨西瓜汁、绿豆粥、海带冬瓜焖鸭、川贝雪梨煲猪肺、沙参玉竹煲瘦肉、西洋参茶等。

5. **痰湿质** 痰湿就是体内水液输布与排泄障碍而形成的停滞状态,以黏滞重浊为主要特征的体质形态,表现为体形肥胖,腹部肥满松软,胸腹满闷,精神不振,头、身重沉而困倦不爽,出汗多,晨起痰多,口中有黏或发腻的感觉,面色淡黄而暗,眼胞水肿,妇女带下量多而色白,大便稀而质黏,舌淡白而胖大,有齿印,脉滑。

痰湿质的饮食以祛痰利湿为基本原则,日常食物可选用枇杷叶、海蜇、橄榄、萝卜、扁豆、洋葱、冬瓜、祛湿豆等,也可选择具有祛痰利湿的中药,如茯苓、莱菔子、薏苡仁、赤小豆、陈皮、玉米须等。痰湿质少食腥发及肥腻之物,如肥肉、猪油、鸡皮、猪皮等,以免助湿生痰,慎食各种生冷冰冻之物,如冰淇淋、冰镇汽水等,这类冷食有碍脾胃,对水湿运化不利,可聚湿生痰。

食疗推荐:橘红茶、薏苓赤小豆粥、陈皮焖鸭、玉米须薏苡仁芡实煲猪骨、祛湿豆眉豆煲瘦肉等。

6. **湿热质** 湿热质是以湿热内蕴、阳气偏盛为主要特征的体质状态，表现为体偏胖或苍瘦，头、身重沉而困倦，多汗且黏，不轻松，比常人怕热，较耐寒，面部有油腻感，鼻有油泽，易生痤疮、粉刺、疮疖，口苦口干，眼睛红赤，眼屎多，女子带下增多色黄，男子阴囊潮湿而臊味重。大便黏，有解不尽的感觉，小便短黄，舌体偏红，舌苔黄腻，脉象多见滑数。

湿热质的饮食以清热利湿为基本原则，日常宜适当多食用海带、绿豆、冬瓜、丝瓜、葫芦、苦瓜、黄瓜、西瓜、白菜、芹菜等，也可选择食用清热化湿的中药，如薏苡仁、茯苓、赤小豆、茵陈、荷叶、车前草、木棉花等。体质内热较盛者，少用辛辣燥烈、大热大补的食物，如辣椒、花椒、生姜、狗肉、鹿肉、羊肉、白酒以及鹿茸、肉桂等性热补阳中药。

食疗推荐：海带绿豆水、鲮鱼滑酿苦瓜、荷叶冬瓜汤、木棉花薏苡仁扁豆瘦肉汤、薏苡仁茯苓煲老鸭等。

7. **瘀血质** 瘀血质是指体内血液运行不畅的潜在倾向或瘀血内阻的病理基础，以血瘀表现为主要特征的体质状态，表现为皮肤偏黯或色素沉着，容易出现瘀斑、黄褐斑、口唇黯淡或紫，眼眶黯黑，毛发易脱落，皮肤偏干，易脱屑，妇女月经色紫暗，易患疼痛，或有血块，舌质偏暗或有瘀斑，舌下静脉曲张，脉象细涩或结代。

瘀血质的饮食以活血化瘀、理气行气为基本原则。日常宜选用具有活血化瘀行气作用的食物，如山楂、黑木耳、洋葱、橘皮、玫瑰花等，也可选择具有活血化瘀作用的中药，如田七、丹参、川芎、桃仁、益母草、红花、当归等。瘀血质应慎用具有涩血作用的食物，如乌梅、柿子、李子等，易加重血瘀脉阻。

食疗推荐：桃仁茯苓饼、黑木耳炒肉片、山楂猪扒、当归田七炖田鸡、天麻川芎煲鱼头等。

8. **气郁质** 气郁质是由于长期情志不畅或内邪郁结，使气机瘀滞而形成的以性格忧郁脆弱、敏感多疑或出现局部胀闷不适为主要表现的体质状态，表现为平素易忧郁，情绪低沉，多烦闷不乐，易多愁善感，喜叹气，部分人群脾气烦躁。胸部有胀满感，乳房胀痛，或嗳气呃逆，或咽间有异物感，睡眠较差，梦多，食欲减退，健忘，痰多，大便多干，小便正常，舌淡红，苔薄白，脉象弦细。

气郁质的饮食以舒肝解郁、健脾理气为基本原则。日常宜选用具有理气解郁、调理脾胃功能的食物，如小麦、蘑菇、刀豆、豆豉、柑橘、金橘、萝卜、洋葱、丝瓜等，也可选用具有舒肝解郁作用的中药，如柴胡、香附、佛手、陈皮、玫瑰花、月季花等。气郁质应少食收敛酸涩之物和冰冷食品，以免阻滞气机，气滞则血凝。

食疗推荐：佛手茶、玫瑰茉莉花茶、鲜百合云耳炒西芹、香附陈皮猪肝汤、佛手丝瓜滚鱼片汤等。

9. **特禀质** 特禀质是指由于先天禀赋不足或禀赋遗传等因素所形成的一种特殊体质状态，包括先天性、遗传性的生理缺陷与疾病，过敏反应等，表现为机体受药物、食物、气味、季节变化等因素容易过敏，常见的皮肤反应为易起荨麻疹(风团、风疹块、风疙瘩)或紫癜(紫红色瘀点、瘀斑)，皮肤一抓就红，并出现抓痕；平素不感冒也常会鼻塞、打喷嚏、流鼻涕，容易哮喘等。

特禀质的饮食原则应根据个体的实际情况制订不同的保健食谱，日常饮食宜清淡均衡，以增强机体抵抗力为主，避免食用各种致敏食物或接触致敏的环境，如花粉、尘螨、动物皮毛、霉菌等，减少发作机会。

食疗推荐:珍菌炒猪爽肉、鲜淮山焖鸡、灵芝洋参炖瘦肉、五指毛桃核桃煲脊骨等。

第三节　中医食疗实践

一、体质食疗

病例分析 16-1

　　许某,女,年龄 39 岁,公司白领,办公室工作,平素工作强度不大,并无重体力劳动,但仍觉整日劳累,容易疲劳,食欲不佳,说话声音小,不太愿意讲话,上班时坐办公室内无精打采,面色较差,注意力不集中,记忆力较前下降。出门均以车代步,电梯代行,不愿活动,若自行走路则容易出大汗。

　　舌脉象:舌淡红,苔白,边有齿痕,脉象细弱。

　　(1)初步判断:气虚质。

　　(2)气虚质的食疗原则:补中益气、健脾养胃。

　　(3)食疗推荐:

　　1)鲜淮山胡萝卜粥:

　　食材:鲜淮山 100g、胡萝卜 100g、大米 50g。

　　功效:胡萝卜:健脾益气;淮山:健脾益胃、固肾补肺、益气养阴。

　　制作:将胡萝卜洗净,去皮切小块状,鲜淮山去皮切小段备用,大米淘洗干净,一同放入电饭煲中,加适量清水,按常法煮粥,粥熟后即可食用。

　　2)五指毛桃白术煲猪骨:

　　食材:五指毛桃 30g、白术 15g、生姜 3 片、猪脊骨 250g。

　　功效:五指毛桃:健脾补气、行气利湿、壮筋活络;白术:健脾补气、燥湿利水。

　　制作:五指毛桃、白术稍洗净,猪脊骨洗净,斩件,用沸水焯一下去除血水,与生姜一同放入瓦煲内,加适量清水,大火滚沸后改用中小火煲 1~1.5 小时,调入少许食盐即可食用。

　　3)黄芪元枣炖鸡:

　　食材:黄芪 10~20g、党参 15~30g、红枣 5 枚、鸡肉 250g。

　　功效:黄芪:补气升阳、益气固表;党参:补中益气,养血生津;红枣:补中益气、养血安神。

　　制作:先将鸡肉洗净,切块,红枣去核,黄芪、党参用清水洗净稍加浸泡,用纱布包好,一同放入锅中,加水炖至鸡肉烂熟后去药包,稍加调味即可食用。

二、常见慢性病的食疗

王某,男,48 岁,身高 166cm,体重 72kg,因头晕胸闷 2 年,加重 1 周入院。患者平时很少参加体育锻炼,平素喜吃煎炸油腻的食物,喜食内脏、鱼子及红烧类菜肴,很少吃绿色蔬菜和水果,经常外出喝啤酒。实验室检查:血压 155/95mmHg,血清胆固醇 6.76mmol/L,血清甘油三酯 3.18mmol/L,血清低密度脂蛋白 4.62mmol/L,高密度脂蛋白 0.8mmol/L。

(1) 疾病诊断:高血压、高脂血症。

(2) 现代营养学的饮食治疗原则,参见第十一章第三节血脂异常。

(3) 食疗推荐

1) 芹菜木耳炒瘦肉:

食材:芹菜 200g、木耳(干)15g、瘦肉 75g,调料各适量。

功效:芹菜、木耳:降压、降脂、通便。

制作:将干木耳用清水浸泡,泡发后稍清洗去除硬的根蒂部分,切丝;芹菜择洗干净,切成 3cm 细段,瘦肉洗净切丝备用。起油锅,待油热后,放入芹菜丝、木耳丝和瘦肉丝,加少量盐翻炒至熟,即可盛盘食用。

2) 香菇海带炖豆腐:

食材:鲜香菇 100g、鲜海带 150g、北豆腐 2 大块,调料各适量。

功效:香菇、海带:降压、降脂

制法:将香菇和海带放入清水中洗净,去除泥尘杂质,大香菇可对半切开,海带可打结处理成长条状,北豆腐冲洗干净后切成 2~3cm 大小方块,一同放入砂锅内,加入适量清水,如常法炖煮,待熟即可食用。

3) 山楂降脂汤:

食材:鲜山楂 25g(干品 5g)、苹果 1~2 个、瘦肉 100g。

功效:山楂:健胃消积、化瘀降脂;苹果:益胃生津

制作:苹果削皮切块去芯,山楂洗净,瘦肉洗净切块焯水,所有材料放入汤煲中,加适量清水,大火煮沸后转小火煲 1~1.5 小时,稍加调味即可食用,若不耐酸者可加入半个蜜枣同煲。

(郭丽娜)

学习小结

中医食疗讲究个体化配膳,即根据每个人的不同状况,全面分析患者的体质、疾病证型、季节时令、地理环境等多方面情况,再确定相应的食疗方法,做到"审因用膳"和"辨证施膳"。在此过程中需掌握好中医食疗的理论基础,尤其是性味理论来选择食物,通过食疗来达到调整阴阳、恢复健康的目的。

复习思考题

1. 简述中医食疗基础理论中四性五味的代表食物及应用原则。

2. 简述常见体质的饮食原则及食疗举例。

参考文献

<<<<<< 1　蔡东联.实用营养学.2版.北京:人民卫生出版社,2012.

<<<<<< 2　葛可佑.中国营养科学全书.北京:人民卫生出版社,2004.

<<<<<< 3　葛均波,徐永健.内科学.8版.北京:人民卫生出版社,2013.

<<<<<< 4　顾景范,杜寿玢,郭长江.现代临床营养学.2版.北京:科学出版社,2009.

<<<<<< 5　何志谦.疾病营养学.2版.北京:人民卫生出版社,2009.

<<<<<< 6　黄乘钰.医学营养学.北京:人民卫生出版社,2003.

<<<<<< 7　胡雯.医疗膳食学.北京:人民卫生出版社,2017.

<<<<<< 8　蒋朱明,吴蔚然.肠内营养.2版.北京:人民卫生出版社,2002.

<<<<<< 9　蒋朱明,蔡威.临床肠外与肠内营养.北京:人民卫生出版社,2000.

<<<<<< 10　焦广宇,蒋卓勤.临床营养学.3版.北京:人民卫生出版社,2012.

<<<<<< 11　刘均娥,范旻.临床营养护理学.北京:北京大学医学出版社,2009.

<<<<<< 12　倪世美,金国梁.中医食疗学.北京:中国中医药出版社,2004.

<<<<<< 13　苏宜香.儿童营养及相关疾病.北京:人民卫生出版社,2016.

<<<<<< 14　孙锟.小儿内科学.北京:人民卫生出版社,2014.

<<<<<< 15　谭兴贵.中医药膳学.北京:中国中医药出版社,2003.

<<<<<< 16 王卫庆,宁光,包玉倩,等. 糖尿病医学营养治疗专家共识. 中华内分泌代谢杂志,2013,29(5):357-362.

<<<<<< 17 吴肇汉. 实用临床营养治疗学. 上海:上海科技出版社,2001.

<<<<<< 18 杨月欣,王光亚,潘兴昌. 中国食物成分表. 2版. 北京:北京大学医学出版社,2009.

<<<<<< 19 易著文. 小儿临床肾脏病学. 北京:人民卫生出版社,2016.

<<<<<< 20 荫士安,汪之顼. 现代营养学. 北京:人民卫生出版社,2008.

<<<<<< 21 袁伟杰,叶志斌. 肾脏病营养治疗学. 北京:中国医药科技出版社,2000.

<<<<<< 22 张爱珍. 临床营养学. 2版. 北京:人民卫生出版社,2006.

<<<<<< 23 章乐琦. 实用饮食疗养学. 台北:华杏出版股份有限公司,2011.

<<<<<< 24 朱元珏,陈文彬. 呼吸病学. 北京:人民卫生出版社,2003.

<<<<<< 25 中国超重肥胖医学营养治疗专家共识编写委员会. 中国超重/肥胖医学营养治疗专家共识(2016年版). 中华糖尿病杂志,2016,8(9):525-540.

<<<<<< 26 中国成人血脂异常防治指南修订联合委员会. 中国成人血脂异常防治指南(2016年修订版). 中国循环杂志,2016,16(10):7-28.

<<<<<< 27 中国抗癌协会. 中国肿瘤营养治疗指南. 北京:人民卫生出版社,2015.

<<<<<< 28 中国生理科学会营养学会. 营养学基础与临床实践. 北京:北京科学技术出版社,1986.

<<<<<< 29 中国营养学会. 中国居民膳食指南(2016). 北京:人民卫生出版社,2016.

<<<<<< 30 中国营养学会. 中国居民膳食营养素参考摄入量(2013版). 北京:科学出版社,2014.

<<<<<< 31 中国医师协会. 临床技术操作规范·临床营养科分册. 北京:人民军医出版社,2011.

<<<<<< 32 中华医学会消化病学分会,中华医学会肝病学分会. 中国肝性脑病诊治共识意见(2013年,重庆). 中华消化杂志,2013,33(9):81-93.

<<<<<< 33　中华医学会消化病学分会炎症性肠病学组. 炎症性肠病营养支持治疗专家共识(2013, 深圳). 中华内科杂志, 2013, 52(12): 1082-1087.

<<<<<< 34　中华医学会消化病学分会胃肠动力学组, 中华医学会外科学分会结直肠肛门外科学组. 中国慢性便秘诊治指南(2013 年, 武汉). 中华消化杂志, 2013, 33(5): 291-297.

<<<<<< 35　中华医学会全科医学分会慢病管理专业学组. 中国成人动脉粥样硬化性心血管疾病基层管理路径专家共识(建议稿). 中国全科医学, 2017, 20(3): 251-261.

<<<<<< 36　中华医学会肠外肠内营养学分会. 成人围术期营养支持指南. 中华外科杂志, 2016, 54(9): 641-657.

<<<<<< 37　中华医学会风湿病学分会. 2016 中国痛风诊疗指南. 中华内科杂志, 2016, 55(11): 892-899.

<<<<<< 38　石汉平. 肿瘤生酮疗法. 肿瘤代谢与营养电子杂志, 2016, 3(2): 66-70.

<<<<<< 39　LUBOS S. 临床营养学基础. 4 版. 蔡威, 译. 上海: 上海交通大学出版社, 2013.

<<<<<< 40　KLEINMAN R E. 儿童营养学. 申昆玲, 译. 北京: 人民军医出版社, 2015.5.

<<<<<< 41　WHITE J V, GUENTER P, JENSEN G, et al. Consensus statement of the academy of nutrition and dietetic/American society for parenteral and enteral nutrition: characteristics recommended for the identification and documentation of adult malnutrition (undernutrition) [J]. Journal of the Academy of Nutrition and Dietetics, 2012, 112(5): 730-738.

附　录

附录1　中国居民膳食指南

　　膳食指南(dietary guideline)是根据营养科学原则和百姓健康需要,结合当地食物生产供应情况及人群生活实践,给出的食物选择和身体活动的指导意见。《中国居民膳食指南(2016)》由一般人群膳食指南、特定人群膳食指南和中国居民平衡膳食实践组成。

一、一般人群膳食指南

　　一般人群膳食指南适用于2岁以上健康人群,根据该人群的生理特点和营养需要,结合我国居民膳食结构特点,制定了6条核心推荐条目,以期达到平衡膳食、合理营养、保证健康的目的。

(一) 食物多样,谷类为主

　　平衡膳食模式是最大程度上保障人体营养需要和健康的基础,食物多样是平衡膳食模式的基本原则。每天的膳食应包括谷薯类、蔬菜水果类、畜禽肉蛋奶类、大豆坚果类等食物。建议平均每天至少摄入12种以上食物,每周25种以上。谷类为主是平衡膳食模式的重要特征,每天摄入谷薯类食物250~400g,其中全谷物和杂豆类50~150g,薯类50~100g;膳食中碳水化合物提供的能量应占总能量的50%以上。

(二) 吃动平衡,健康体重

　　体重是评价人体营养和健康状况的重要指标,吃和动是保持健康体重的关键。各个年龄段人群都应坚持天天运动、维持能量平衡、保持健康体重。体重过低和过高均增加疾病的发生风险。推荐每周应至少进行5天中等强度身体活动,累计150分钟以上;坚持日常身体活动,平均每天主动身体活动6000步;尽量减少久坐时间,每小时起来动一动,动则有益。

(三) 多吃蔬果、奶类、大豆

　　蔬菜、水果、奶类和大豆及其制品是平衡膳食的重要组成部分,坚果是膳食的有益补充。蔬菜和水果是维生素、矿物质、膳食纤维和植物化学物的重要来源,奶类和大豆富含钙、优质蛋白质和B

族维生素,对降低慢性病的发病风险具有重要作用。提倡餐餐有蔬菜,推荐每天摄入 300~500g,深色蔬菜应占 1/2。天天吃水果,推荐每天摄入 200~350g 的新鲜水果,果汁不能代替鲜果。应吃各种奶制品,摄入量相当于每天液态奶 300g。经常吃豆制品,相当于每天大豆 25g 以上,适量吃坚果。

(四) 适量吃鱼、禽、蛋、瘦肉

鱼、禽、蛋、瘦肉可以提供人体所需要的优质蛋白质、维生素 A、B 族维生素等,有些也含有较高的脂肪和胆固醇。动物性食物优选鱼和禽类,鱼和禽类脂肪含量相对较低,鱼类含有较多的不饱和脂肪酸;蛋类各种营养成分齐全;吃畜肉应选择瘦肉,瘦肉脂肪含量较低。过多食用烟熏和腌制肉类可增加肿瘤的发生风险,应当少吃。推荐每周摄入水产类 280~525g,畜禽肉 280~525g,蛋类 280~350g,平均每天摄入鱼、禽、蛋和瘦肉总量 120~200g。

(五) 少盐少油,控糖限酒

我国多数居民目前食盐、烹调油和脂肪摄入过多,这是高血压、肥胖和心脑血管疾病等慢性病发病率居高不下的重要因素,因此应当培养清淡饮食习惯,成人每天食盐不超过 6g,每天烹调油 25~30g。过多摄入添加糖可增加龋齿和超重发生的风险,推荐每天摄入糖不超过 50g,最好控制在 25g 以下。水在生命活动中发挥重要作用,应当足量饮水。建议成年人每天 7~8 杯(1500~1700ml),提倡饮用白开水或茶水,不喝或少喝含糖饮料。儿童少年、孕妇、乳母不应饮酒,成人如饮酒,一天饮酒的酒精量男性不超过 25g,女性不超过 15g。

(六) 杜绝浪费,新兴食尚

勤俭节约,珍惜食物,杜绝浪费是中华民族的美德。按需选购食物、按需备餐,提倡分餐不浪费。选择新鲜卫生的食物和适宜的烹调方式,保障饮食卫生。学会阅读食品标签,合理选择食品。应该从每个人做起,回家吃饭,享受食物和亲情,创造和支持文明饮食新风和社会环境和条件,传承优良饮食文化,树健康饮食新风。

二、特定人群膳食指南

特定人群包括孕妇、乳母、婴幼儿、儿童青少年、老年人以及素食人群,根据这些人群的生理特点和营养需要,制定了相应的膳食指南,以期更好地指导孕妇乳母的营养,婴幼儿科学喂养和辅食添加,儿童青少年生长发育快速增长时期的合理饮食,以及适应老年人生理和身体变化的膳食安排。合理营养、平衡膳食是提高健康水平和生命质量的保障。

(一) 备孕妇女膳食指南

健康的身体状况、合理膳食、均衡营养是孕育新生命必需的物质基础。准备怀孕的妇女应接受健康体检及膳食和生活方式指导,使健康与营养状况尽可能达到最佳后再怀孕。健康体检应特别关注感染性疾病以及血红蛋白、血浆叶酸、尿碘等反映营养状况的检查,目的是避免相关炎症及营养素缺乏对受孕成功和妊娠结局的不良影响。备孕妇女膳食指南在一般人群膳食指南基础上,特别补充以下 3 条关键推荐。

1. 调整孕前体重至适宜水平。

2. 常吃含铁丰富的食物,选用碘盐,孕前 3 个月开始补充叶酸。

3. 禁烟酒,保持健康生活方式。

(二) 孕期妇女膳食指南

妊娠期是生命早期 1000 天机遇窗口的起始阶段,营养作为最重要的环境因素,对母子双方的近期和远期健康都将产生至关重要的影响。孕期胎儿的生长发育、母体乳腺和子宫等生殖器官的发育,以及为分娩后乳汁分泌进行必要的营养储备,都需要额外的营养。因此,妊娠各期妇女膳食应在非孕妇女的基础上,根据胎儿生长发育速度及母体生理和代谢变化进行适当的调整。孕早期胎儿生长发育速度相对缓慢,所需营养与孕前无太大差别。孕中期开始,胎儿生长发育逐渐加速,母体生殖器官的发育也相应加快,对营养的需要增大,应合理增加食物的摄入量,孕期妇女的膳食仍是由多样化食物组成的营养均衡的膳食,除保证孕期的营养需要外,还潜移默化地影响较大婴儿对辅食的接受和后续多样化膳食结构的建立。孕期妇女膳食指南在一般人群膳食指南基础上补充 5 条关键推荐。

1. 补充叶酸,常吃含铁丰富的食物,选用碘盐。

2. 孕吐严重者,可少量多餐,保证摄入含必要量碳水化合物的食物。

3. 孕中晚期适量增加奶、鱼、禽、蛋、瘦肉的摄入。

4. 适量身体活动,维持孕期适宜增重。

5. 戒烟酒,愉快孕育新生命,积极准备母乳喂养。

(三) 哺乳期妇女膳食指南

哺乳期是母体用乳汁哺育新生子代使其获得最佳生长发育并奠定一生健康基础的特殊生理阶段。哺乳期妇女(乳母)既要分泌乳汁哺育婴儿,还需要逐步补偿妊娠、分娩时的营养素损耗并促进各系统、器官功能恢复,因此需要比非哺乳妇女需要更多的营养。哺乳期妇女的膳食仍是由多样化食物组成的营养均衡的膳食,除保证哺乳期的营养需要外,还通过乳汁的口感和气味,潜移默化地影响较大婴儿对辅食的接受和后续多样化膳食结构的建立。

基于母乳喂养对母亲和子代诸多的益处,世界卫生组织建议婴儿 6 个月内应纯母乳喂养,并在添加辅食的基础上持续母乳喂养到 2 岁甚至更长时间。乳母的营养状况是泌乳的基础,如果哺乳期营养不足,将会减少乳汁分泌量,降低乳汁质量,并影响母体健康。此外,产后情绪、心理、睡眠等也会影响乳汁分泌。有鉴于此,哺乳期妇女膳食指南在一般人群膳食指南基础上增加 5 条关键推荐。

1. 增加富含优质蛋白质及维生素 A 的动物性食物和海产品,选用碘盐。

2. 产褥期食物多样不过量,重视整个哺乳期营养。

3. 愉悦心情,充足睡眠,促进乳汁分泌。

4. 坚持哺乳,适度运动,逐步恢复适宜体重。

5. 忌烟酒,避免浓茶和咖啡。

(四) 6 月龄内婴儿母乳喂养指南

本指南适用于出生至 180 天内的婴儿。6 月龄内婴儿处于 1000 天机遇窗口期的第二个阶段,营养作为最主要的环境因素对其生长发育和后续健康持续产生至关重要的影响。母乳中适宜水平的营养既能提供婴儿充足而适宜的能量,又能避免过度喂养,使婴儿获得最佳的、健康的生长速率,为一生的健康奠定基础。因此,对 6 月龄内的婴儿应给予纯母乳喂养。针对我国 6 月龄内婴儿的喂养需求和可能存在的问题,基于目前已有的科学证据,同时参考WHO、联合国儿童基金会和其他国际组织的相关建议,提出6月龄内婴儿母乳喂养指南,核心推荐以下6条。

1. 产后尽早开奶,坚持新生儿第一口食物是母乳。
2. 坚持6月龄内纯母乳喂养。
3. 顺应喂养,建立良好的生活规律。
4. 生后数日开始补充维生素D,不需补钙。
5. 婴儿配方奶是不能纯母乳喂养时的无奈选择。
6. 监测体格指标,保持健康生长。

(五) 7~24月龄婴幼儿喂养指南

本指南所称7~24月龄婴幼儿是指满6月龄(出生180天后)至2周岁内(24月龄内)的婴幼儿。对于7~24月龄婴幼儿,母乳仍然是最重要的营养来源,但单一的母乳喂养已经不能完全满足其对能量以及营养素的需求,必须引入其他营养丰富的食物。与此同时,7~24月龄婴幼儿胃肠道等消化器官的发育、感知觉以及认知行为能力的发展,也需要其有机会通过接触、感知和尝试,逐步体验和适应多样化的食物,从被动接受喂养转变到主动进食。这一过程从婴儿7月龄开始,到24月龄时完成。这一年龄的特殊性还在于父母及喂养者的喂养行为对其营养和饮食行为有显著的影响。7~24月龄婴幼儿处于1000日机遇窗口期的第三阶段,适宜的营养和喂养不仅关系到近期的生长发育,也关系到长期的健康。针对我国7~24月龄婴幼儿的营养和喂养需求,以及可能存在的问题,基于目前已有的证据,同时参考WHO等的相关建议,提出7~24月龄婴幼儿的喂养指南,推荐以下6条。

1. 继续母乳喂养,满足6月龄起添加辅食。
2. 从富含铁的泥糊状食物开始,逐步添加达到食物多样。
3. 提倡顺应喂养,鼓励但不强迫进食。
4. 辅食不加调味品,尽量减少糖和盐的摄入。
5. 注意饮食卫生和进食安全。
6. 定期监测体格指标,追求健康生长。

(六) 学龄前儿童膳食指南

本指南适用于满2周岁后至满6周岁前的儿童(也称为学龄前儿童)。2~5岁是儿童生长发育的关键时期,也是良好饮食习惯培养的关键时期。足量食物,平衡膳食,规律就餐,不偏食不挑食,每天饮奶多饮水,避免含糖饮料是学龄前儿童获得全面营养、健康生长、构建良好饮食行为的保障。家长要有意识的培养孩子规律就餐,自主进食不挑食的饮食习惯,鼓励每天饮奶,选择健康有营养的零食,避免含糖饮料和高脂肪的油炸食物。为适应学龄前儿童心理发育,鼓励儿童参加家庭食物选择或制作过程,增加儿童对食物的认识和喜爱。基于2~5岁儿童生理和营养特点,在一般人群膳食指南基础上增加5条关键推荐。

1. 规律进餐,自主进食不挑食,培养良好饮食习惯。
2. 每天饮奶,足量饮水,正确选择零食。
3. 食物应合理烹调,易于消化,少调料、少油炸。
4. 参与食物选择与制作,增加对食物的认知与喜爱。
5. 经常户外活动,保障健康生长。

（七）学龄儿童膳食指南

学龄儿童是指从 6 岁到不满 18 岁的未成年人。学龄儿童正处在在校学习阶段,生长发育迅速,对能量和营养素的需要量相对高于成年人。充足的营养是学龄儿童智力和体格正常发育,乃至一生健康的物质保障,因此,更需要强调合理膳食、均衡营养。在一般人群膳食指南基础上,推荐如下 5 条。

1. 认识食物,学习烹饪,提高营养科学素养。

2. 三餐合理,规律进食,培养健康饮食行为。

3. 合理选择零食,足量饮水,不喝含糖饮料。

4. 不偏食节食,不暴饮暴食,保持适宜体重增长。

5. 保证每天至少活动 60 分钟,增加户外活动时间。

（八）中国老年人膳食指南

本指南所指老年人为 65 岁以上的人群,高龄老人为 80 岁以上的成年人。由于年龄增加,老年人器官功能出现不同程度的衰退,如消耗吸收能力下降、心脑功能衰退、视觉和听觉及味觉等感官反应迟钝、肌肉萎缩、瘦体组织量减少等。这些变化可明显影响老年人摄取、消化、吸收食物的能力,使老年人容易出现营养不良、贫血、骨质疏松、体重异常和肌肉衰减等问题,也极大地增加了慢性疾病发生的风险。因此,老年人在膳食及运动方面更需要特别关注。针对我国老年人生理特点和营养需求,在一般人群膳食指南基础上补充以下 4 条内容。

1. 少量多餐细软;预防营养缺乏。

2. 主动足量饮水;积极户外活动。

3. 延缓肌肉衰减;维持适宜体重。

4. 摄入充足食物;鼓励陪伴进餐。

（九）素食人群膳食指南

素食人群是指以不食肉、家禽、海鲜等动物性食物为饮食方式的人群。按照所戒食物种类不同,可分为全素、蛋素、奶素、蛋奶素人群等。完全戒食动物性食物及其产品的为全素人群;不戒食蛋奶类及其相关产品的为蛋奶素食人群。为了满足营养的需要,素食人群需要认真对待和设计膳食。如果膳食组成不合理,将会增加蛋白质、维生素 B_{12}、n-3 多不饱和脂肪酸、铁、锌等营养素缺乏的风险。基于信仰而采用素食者我们应给予尊重;对于自由选择者,不主张婴幼儿、儿童、孕妇选择全素膳食。婴幼儿和儿童处于生长发育期,需要充足的各种营养素保障其生长发育;对于基于信仰已选择了全素膳食的儿童、孕妇需定期进行营养状况监测,以尽早发现其潜在的营养问题从而及时调整饮食结构。素食人群膳食除动物性食物外,其他食物的种类与一般人群膳食类似,因此,除了动物性食物,一般人群膳食指南的建议均适用于素食人群,关键推荐如下。

1. 谷类为主,食物多样;适量增加全谷物。

2. 增加大豆及其制品的摄入,每天 50~80g;选用发酵豆制品。

3. 常吃坚果、海藻和菌菇。

4. 蔬菜、水果应充足。

5. 合理选择烹调用油。

注:摘录自《中国居民膳食指南 2016》

附录 2　中国居民膳食营养素参考摄入量

附录 2-1　中国居民膳食能量、蛋白质及碳水化合物参考摄入量（DRIs）

人群	EER(MJ/d) 男 轻a	男 中a	男 重a	女 轻	女 中	女 重	EER(kcal) 男 轻	男 中	男 重	女 轻	女 中	女 重	蛋白质 RNI(g/d) 男	女	蛋白质 EAR(g/d) 男	女	碳水化合物 EAR(g/d)
0岁~	0.38MJ/（kg·d）						90kcal/（kg·d）						9（AI）	9（AI）	–	–	60（AI）
0.5岁~	0.33MJ/（kg·d）						80kcal/（kg·d）						20	20	15	15	85（AI）
1岁~		3.77			3.35			900			800		25	25	20	20	120
2岁~		4.60			4.18			1100			1000		25	25	20	20	120
3岁~		5.23			5.02			1250			1200		30	30	25	25	120
4岁~		5.44			5.23			1300			1250		30	30	25	25	120
5岁~		5.86			5.44			1400			1300		30	30	25	25	120
6岁~	5.86	6.69	7.53	5.23	6.07	6.90	1400	1600	1800	1250	1450	1650	35	35	25	25	120
7岁~	6.28	7.11	7.95	5.65	6.49	7.32	1500	1700	1900	1350	1550	1750	40	40	30	30	120
8岁~	6.90	7.74	8.79	6.07	7.11	7.95	1650	1850	2100	1450	1700	1900	40	40	30	30	120
9岁~	7.32	8.37	9.41	6.49	7.53	8.37	1750	2000	2250	1550	1800	2000	45	45	40	40	120
10岁~	7.53	8.58	9.62	6.90	7.95	9.00	1800	2050	2300	1650	1900	2150	50	50	40	40	120
11岁~	8.58	9.83	10.88	7.53	8.58	9.62	2050	2350	2600	1800	2050	2300	60	55	50	45	150
14岁~	10.46	11.92	13.39	8.37	9.62	10.67	2500	2850	3200	2000	2300	2550	75	60	60	50	150
18岁~	9.41	10.88	12.55	7.53	8.79	10.04	2250	2600	3000	1800	2100	2400	65	55	60	50	150
50岁~	8.79	10.25	11.72	7.32	8.58	9.83	2100	2450	2800	1750	2050	2350	65	55	60	50	120
65岁~	8.58	9.83	–	7.11	8.16	–	2050	2350	–	1700	1950	–	65	55	60	50	120
80岁~	7.95	9.20	–	6.28	7.32	–	1900	2200	–	1500	1750	–	65	55	60	50	–
孕早期	–[b]	–	–	+0[c]	+0	+0	–	–	–	+0	+0	+0	–	+0	–	+0	130
孕中期	–	–	–	+1.26	+1.26	+1.26	–	–	–	+300	+300	+300	–	+15	–	+10	130
孕晚期	–	–	–	+1.88	+1.88	+1.88	–	–	–	+450	+450	+450	–	+30	–	+25	130
乳母	–	–	–	+2.09	+2.09	+2.09	–	–	–	+500	+500	+500	–	+25	–	+20	160

注：a. 轻、中、重代表身体活动水平分级；b. "－"表示未制定该参考值；c. "+"表示在同龄人群参考值基础上额外增加量。

附录 2-2　中国居民膳食矿物质推荐摄入量（RNI）或适宜摄入量（AI）

人群	钙 RNI mg/d	磷 RNI mg/d	钾 AI mg/d	钠 AI mg/d	氯 AI mg/d	镁 RNI mg/d	铁 RNI mg/d 男	铁 RNI mg/d 女	碘 RNI μg/d	锌 RNI mg/d 男	锌 RNI mg/d 女	硒 RNI μg/d	铜 RNI mg/d	氟 AI mg/d	铬 AI μg/d	锰 AI mg/d	钼 RNI μg/d
0 岁 ~	200（AI）	100（AI）	350	170	260	20（AI）	0.3（AI）		85（AI）	2.0（AI）		15（AI）	0.3（AI）	0.01	0.2	0.01	2（AI）
0.5 岁 ~	250（AI）	180（AI）	550	350	550	65（AI）	10		115（AI）	3.5		20（AI）	0.3（AI）	0.23	4.0	0.7	15（AI）
1 岁 ~	600	300	900	700	1100	140	9		90	4.0		25	0.3	0.6	15	1.5	40
4 岁 ~	800	350	1200	900	1400	160	10		90	5.5		30	0.4	0.7	20	2.0	50
7 岁 ~	1000	470	1500	1200	1900	220	13		90	7.0		40	0.5	1.0	25	3.0	65
11 岁 ~	1200	640	1900	1400	2200	300	15	18	110	10.0	9.0	55	0.7	1.3	30	4.0	90
14 岁 ~	1000	710	2200	1600	2500	320	16	18	120	11.5	8.5	60	0.8	1.5	35	4.5	100
18 岁 ~	800	720	2000	1500	2300	330	12	20	120	12.5	7.5	60	0.8	1.5	30	4.5	100
50 岁 ~	1000	720	2000	1400	2200	330	12	12	120	12.5	7.5	60	0.8	1.5	30	4.5	100
65 岁 ~	1000	700	2000	1400	2200	320	12	12	120	12.5	7.5	60	0.8	1.5	30	4.5	100
80 岁 ~	1000	670	2000	1300	2000	310	12	12	120	12.5	7.5	60	0.8	1.5	30	4.5	100
孕早期	+0[a]	+0	+0	+0	+0	+40	—[b]	+0	+110	—	+2.0	+5	+0.1	+0	+1.0	+0.4	+10
孕中期	+200	+0	+0	+0	+0	+40	—	+4	+110	—	+2.0	+5	+0.1	+0	+4.0	+0.4	+10
孕晚期	+200	+0	+0	+0	+0	+40	—	+9	+110	—	+2.0	+5	+0.1	+0	+6.0	+0.4	+10
乳母	+200	+0	+400	+0	+0	+0	—	+4	+120	—	+4.5	+18	+0.6	+0	+7.0	+0.3	+3

注：a. "+"表示在同龄人群参考值基础上额外增加量；b. "—"表示未制定该参考值。

附录 2-3 中国居民膳食维生素推荐摄入量（RNI）或适宜摄入量（AI）

年龄（岁）	VA RNI μg RAE/d[c] 男	VA 女	VD RNI μg/d	VK AI μg/d	VE AI mg α-TE/d[d]	VB₁ RNI mg/d 男	VB₁ 女	VB₂ RNI mg/d 男	VB₂ 女	VB₆ RNI mg/d	VB₁₂ RNI μg/d	VC RNI mg/d	泛酸 AI mg/d	叶酸 RNI μgDFE/d[e]	烟酸 RNI mg NE/d[f] 男	烟酸 女	胆碱 AI mg/d 男	胆碱 女	生物素 AI μg/d
0岁~		300(AI)	10(AI)	2	3		0.1(AI)		0.4(AI)	0.2(AI)	0.3(AI)	40(AI)	1.7	65(AI)		2(AI)		120	5
0.5岁~		350(AI)	10(AI)	10	4		0.3(AI)		0.5(AI)	0.4(AI)	0.6(AI)	40(AI)	1.9	100(AI)		3(AI)		150	9
1岁~		310	10	30	6		0.6		0.6	0.6	1.0	40	2.1	160		6		200	17
4岁~		360	10	40	7		0.8		0.7	0.7	1.2	50	2.5	190		8		250	20
7岁~		500	10	50	9		1.0		1.0	1.0	1.6	65	3.5	250	11	10		300	25
11岁~	670	630	10	70	13	1.3	1.1	1.3	1.1	1.3	2.1	90	4.5	350	14	12		400	35
14岁~	820	630	10	75	14	1.6	1.3	1.5	1.2	1.4	2.4	100	5.0	400	16	13	500	400	40
18岁~	800	700	10	80	14	1.4	1.2	1.4	1.2	1.4	2.4	100	5.0	400	15	12	500	400	40
50岁~	800	700	10	80	14	1.4	1.2	1.4	1.2	1.6	2.4	100	5.0	400	14	12	500	400	40
65岁~	800	700	15	80	14	1.4	1.2	1.4	1.2	1.6	2.4	100	5.0	400	14	11	500	400	40
80岁~	800	700	15	80	14	1.4	1.2	1.4	1.2	1.6	2.4	100	5.0	400	13	10	500	400	40
孕早期	—[a]	+0[b]	+0	+0	+0	—	+0	—	+0	+0.8	+0.5	+0	+1.0	+200	—	+0	—	+20	+0
孕中期	—	+70	+0	+0	+0	—	+0.2	—	+0.2	+0.8	+0.5	+15	+1.0	+200	—	+0	—	+20	+0
孕晚期	—	+70	+0	+0	+0	—	+0.3	—	+0.3	+0.8	+0.5	+15	+1.0	+200	—	+0	—	+20	+0
乳母	—	+600	+0	+5	+3		+0.3		+0.3	+0.3	+0.8	+50	+2.0	+150		+3		+120	+10

注：a. "—"表示未制定该参考值；b. "+"表示在同龄人群参考值基础上额外增加量；c. 视黄醇活性当量（RAE,μg）= 膳食或补充剂纯品全反式视黄醇（μg）+1/2 补充剂纯品全反式β-胡萝卜素（μg）+1/12 膳食全反式β-胡萝卜素（μg）+1/24 其他膳食维生素A原类胡萝卜素（μg）；d. α-生育酚当量（α-TE,mg）=1×α-生育酚（mg）+0.5×β-生育酚（mg）+0.1×γ-生育酚（mg）+0.02×δ-生育酚（mg）+0.3×α-三烯生育酚（mg）；e. 膳食叶酸当量（DFE,μg）= 天然食物来源叶酸（μg）+1.7×合成叶酸（μg）；f. 烟酸当量（NE,mg）= 烟酸（mg）+1/60 色氨酸（mg）。

附录 2-4　中国居民膳食微量营养素可耐受最高摄入量（UL）

年龄（岁）	钙 mg/d	磷 mg/d	铁 mg/d	碘 μg/d	锌 mg/d	硒 μg/d	铜 mg/d	氟 mg/d	锰 mg/d	钼 μg/d	VA[f] μgRAE/d[b]	VD μg/d	VE mgα-TE/d[c]	VB$_6$ mg/d	胆碱 mg/d	叶酸[e] μg/d	烟酸[d] mgNE/d[d]	VC mg/d
0 岁 ~	1000	—[a]	—	—	—	55	—	—	—	—	600	20	—	—	—	—	—	—
0.5 岁 ~	1500	—	25	—	—	80	—	—	—	—	600	20	—	—	—	—	—	—
1 岁 ~	1500	—	30	—	8	100	2	0.8	—	200	700	20	150	20	1000	300	10	400
4 岁 ~	2000	—	35	200	12	150	3	1.1	3.5	300	900	30	200	25	1000	400	15	600
7 岁 ~	2000	—	40	300	19	200	4	1.7	5.0	450	1500	45	350	35	1500	600	20	1000
11 岁 ~	2000	—	40	400	28	300	6	2.5	8.0	650	2100	50	500	45	2000	800	25	1400
14 岁 ~	2000	—	42	500	35	350	7	3.1	10	800	2700	50	600	55	2500	900	30	1800
18 岁 ~	2000	3500	42	600	40	400	8	3.5	11	900	3000	50	700	60	3000	1000	35	2000
50 岁 ~	2000	3500	42	600	40	400	8	3.5	11	900	3000	50	700	60	3000	1000	35	2000
65 岁 ~	2000	3000	42	600	40	400	8	3.5	11	900	3000	50	700	60	3000	1000	35	2000
80 岁 ~	2000	3000	42	600	40	400	8	3.5	11	900	3000	50	700	60	3000	1000	30	2000
孕早期	2000	3500	42	600	40	400	8	3.5	11	900	3000	50	700	60	3000	1000	35	2000
孕中期	2000	3500	42	600	40	400	8	3.5	11	900	3000	50	700	60	3000	1000	35	2000
孕晚期	2000	3500	42	600	40	400	8	3.5	11	900	3000	50	700	60	3000	1000	35	2000
乳母	2000	3500	42	600	40	400	8	3.5	11	900	3000	50	700	60	3000	1000	35	2000

注：a. "—"表示未制定该参考值；b. 视黄醇活性当量（RAE，μg）=膳食或补充剂来源全反式视黄醇（μg）+1/2补充剂纯品全反式β-胡萝卜素（μg）+1/12膳食全反式β-胡萝卜素（μg）+1/24其他膳食维生素A原类胡萝卜素（μg）；c. α-生育酚当量（α-TE，mg）=1×α-生育酚（mg）+0.1×γ-生育酚（mg）+0.5×β-生育酚（mg）+0.02×δ-生育酚（mg）+0.3×α-三烯生育酚（mg）；d. 烟酸当量（NE，mg）=烟酸（mg）+1/60色氨酸（mg）；e. 指合成叶酸摄入量上限，不包括天然食物来源的叶酸量；f. 不包括来自膳食维生素A原类胡萝卜素的RAE。

附录2-5 中国居民膳食微量营养素平均需要量（EAR）

年龄(岁)	钙 mg/d	磷 mg/d	铁 mg/d 男	铁 mg/d 女	碘 μg/d	锌 mg/d 男	锌 mg/d 女	硒 μg/d	铜 mg/d	钼 μg/d	镁 mg/d	VA μgRAE/d[c] 男	VA μgRAE/d[c] 女	VD μg/d	VB₁ mg/d 男	VB₁ mg/d 女	VB₂ mg/d 男	VB₂ mg/d 女	VB₆ mg/d	VB₁₂ mg/d	叶酸 μgDFE/d[d]	烟酸 mgNE/d[e] 男	烟酸 mgNE/d[e] 女	VC mg/d
0岁~	—[a]	—	—	—	—	—	—	—	—	—	—	—	—	—	—	—	—	—	—	—	—	—	—	—
0.5岁~	—	—	7		—	2.8		—	—	—	—	—	—	—	—	—	—	—	—	—	—	—	—	—
1岁~	500	250	6		65	3.2		20	0.25	35	110	220		8	0.5		0.5		0.5	0.8	130	5	5	35
4岁~	650	290	7		65	4.6		25	0.30	40	130	260		8	0.6		0.6		0.6	1.0	150	7	6	40
7岁~	800	400	10		65	5.9		35	0.40	55	180	360		8	0.8		0.8		0.8	1.3	210	9	8	55
11岁~	1000	540	11	14	75	8.2	7.6	45	0.55	75	250	480	450	8	1.1	1.0	1.1	0.9	1.1	1.8	290	11	10	75
14岁~	800	590	12	14	85	9.7	6.9	50	0.60	85	270	590	450	8	1.3	1.1	1.3	1.0	1.2	2.0	320	14	11	85
18岁~	650	600	9	15	85	10.4	6.1	50	0.60	85	280	560	480	8	1.2	1.0	1.2	1.0	1.2	2.0	320	12	10	85
50岁~	800	600	9	9	85	10.4	6.1	50	0.60	85	280	560	480	8	1.2	1.0	1.2	1.0	1.3	2.0	320	12	10	85
65岁~	800	590	9		85	10.4	6.1	50	0.60	85	270	560	480	8	1.2	1.0	1.2	1.0	1.3	2.0	320	11	9	85
80岁~	800	560	9		85	10.4	6.1	50	0.60	85	260	560	480	8	1.2	1.0	1.2	1.0	1.3	2.0	320	11	8	85
孕早期	+0[b]	+0		+0	+75		+1.7	+4	+0.10	+7	+30		+0	+0		+0		+0	+0.7	+0.4	+200		+0	+0
孕中期	+160	+0		+4	+75		+1.7	+4	+0.10	+7	+30		+50	+0		+0.1		+0.1	+0.7	+0.4	+200		+0	+10
孕晚期	+160	+0		+7	+75		+1.7	+4	+0.10	+7	+30		+50	+0		+0.2		+0.2	+0.7	+0.4	+200		+0	+10
乳母	+160	+0		+3	+85		+3.8	+15	+0.50	+3	+0		+400	+0		+0.2		+0.2	+0.2	+0.6	+130		+2	+40

注：a. "—"表示未制定该参考值；b. "+"表示在同龄人群参考值基础上额外增加量；c. 视黄醇活性当量（RAE，μg）=膳食或补充剂来源全反式视黄醇（μg）+1/2补充剂纯品全反式β-胡萝卜素（μg）+1/12膳食全反式β-胡萝卜素（μg）+1/24其他膳食维生素A原类胡萝卜素（μg）；d. 膳食叶酸当量（DFE，μg）=天然食物来源叶酸（μg）+1.7×合成叶酸（μg）；e. 烟酸当量（NE，mg）=烟酸（mg）+1/60色氨酸（mg）。

附录 3 常见食物营养成分表

食物名称	水分(g)	能量(kcal)	能量(kJ)	蛋白质(g)	脂肪(g)	碳水化合物(g)	膳食纤维(g)	胆固醇(mg)	VA(μgRE)	VB₁(mg)	VB₂(mg)	烟酸(mg)	VC(mg)	钙(mg)	磷(mg)	钾(mg)	钠(mg)	铁(mg)	锌(mg)
谷类																			
小麦粉(富强粉)	12.7	351	1467	10.3	1.1	75.2	0.6	—	—	0.17	0.06	2.0	—	27	114	128	2.7	2.7	0.97
挂面	12.7	347	1453	9.6	0.6	76.0	0.3	—	—	0.20	0.04	2.4	—	21	112	122	110.6	3.2	0.74
馒头	47.3	210	880	6.2	1.2	44.2	1.0	—	—	0.02	0.02	—	—	58	78	146	165.0	1.7	0.40
粳米(标三)	13.9	346	1446	7.0	0.8	77.6	0.4	—	—	0.33	0.03	1.9	—	13	110	103	3.8	2.3	1.70
籼米(优标)	12.8	350	1466	8.3	1.0	77.3	0.5	—	—	0.13	0.02	3.6	—	8	85	64	1.2	0.5	0.60
籼米饭	71.1	115	481	2.5	0.2	26.0	0.4	—	—	0.02	0.03	1.7	—	6	—	21	1.7	0.3	0.47
粳米粥	88.6	47	195	1.1	0.3	9.9	0.1	—	—	…	0.03	0.2	—	7	20	13	2.8	0.1	0.20
小米	11.6	361	1511	9.0	3.1	75.1	1.6	—	17	0.33	0.10	1.5	—	41	229	284	4.3	5.1	1.87
薯类、淀粉类																			
马铃薯	79.8	77	323	2.0	0.2	17.2	0.7	—	5	0.08	0.04	1.1	27	8	40	342	2.7	0.8	0.37
甘薯	73.4	102	426	1.1	0.2	24.7	1.6	—	125	0.04	0.04	0.6	26	23	39	130	28.5	0.5	0.15
藕粉	6.4	373	1559	0.2	…	93.0	0.1	—	—	…	0.01	0.4	—	8	9	35	10.8	17.9	0.15
粉丝	15.0	338	1413	0.8	0.2	83.7	1.1	—	—	0.03	0.02	0.4	—	31	16	18	9.3	6.4	0.27
粉条	14.3	339	1416	0.5	0.1	84.2	0.6	—	—	0.01	…	0.01	—	35	23	18	9.6	5.2	0.83
豆类及其制品																			
黄豆	10.2	390	1631	35.0	16.0	34.2	15.5	—	37	0.41	0.20	2.1	—	191	465	1503	2.2	8.2	3.34
南豆腐	87.9	57	240	6.2	2.5	2.6	0.2	—	—	0.02	0.04	1.0	—	116	90	154	3.1	1.5	0.59
豆腐脑	96.7	15	62	1.9	0.8	0	—	—	—	0.04	0.02	0.4	—	18	5	107	2.8	0.9	0.49

食物名称	水分(g)	能量(kcal)	能量(kJ)	蛋白质(g)	脂肪(g)	碳水化合物(g)	膳食纤维(g)	胆固醇(mg)	VA(μgRE)	VB₁(mg)	VB₂(mg)	烟酸(mg)	VC(mg)	钙(mg)	磷(mg)	钾(mg)	钠(mg)	铁(mg)	锌(mg)
豆浆	96.4	16	66	1.8	0.7	1.1	1.1	—	15	0.02	0.02	0.1	—	10	30	48	3.0	0.5	0.24
豆奶	94.0	30	127	2.4	1.5	1.8	…	5	—	0.02	0.06	0.3	—	23	35	92	3.2	0.6	0.24
腐竹	7.9	461	1928	44.6	21.7	22.3	1.0	—	—	0.13	0.07	0.8	—	77	284	553	26.5	16.5	3.69
千张	52.0	262	1096	24.5	16.0	5.5	1.0	—	5	0.04	0.05	0.2	—	313	309	94	20.6	6.4	2.52
豆腐干	32.4	339	1417	14.5	16.7	33.4	1.6	—	—	0.03	0.14	0.2	—	731	162	134	40.9	3.9	3.61
绿豆	12.3	329	1376	21.6	0.8	62.0	6.4	—	22	0.25	0.11	2.0	—	21	337	787	3.2	6.5	2.18
赤小豆	12.6	324	1357	20.2	0.6	63.4	7.7	—	13	0.16	0.11	2.0	—	74	305	860	2.2	7.4	2.20
扁豆	9.9	339	1420	25.3	0.4	61.9	6.5	—	5	0.26	0.45	2.6	—	137	218	439	2.3	19.2	1.90
蔬菜类及其制品																			
白萝卜	93.4	23	94	0.9	0.1	5.0	1.0	—	3	0.02	0.03	0.3	21	36	26	173	61.8	0.5	0.30
胡萝卜	89.2	39	162	1.0	0.2	8.8	1.1	—	688	0.04	0.03	0.6	13	32	27	190	71.4	1.0	0.23
芥菜头	89.6	36	151	1.9	0.2	7.4	1.4	—	—	0.06	0.02	0.6	34	65	36	243	65.6	0.8	0.39
荷兰豆	91.9	30	123	2.5	0.3	4.9	1.4	—	80	0.09	0.04	0.7	16	51	19	116	8.8	0.9	0.50
毛豆	69.6	131	550	13.1	5.0	10.5	4.0	—	22	0.15	0.07	1.4	27	135	188	478	3.9	3.5	1.73
四季豆	91.3	31	131	2.0	0.4	5.7	1.5	—	35	0.04	0.07	0.4	6	42	51	123	8.6	1.5	0.23
黄豆芽	88.8	47	198	4.5	1.6	4.5	1.5	—	5	0.04	0.07	0.6	8	21	74	160	7.2	0.9	0.54
绿豆芽	94.6	19	81	2.1	0.1	2.9	0.8	—	3	0.05	0.06	0.5	6	9	37	68	4.4	0.6	0.35
茄果、瓜菜类																			
茄子	93.1	23	95	1.0	0.1	5.4	1.9	—	30	0.03	0.03	0.6	7	55	28	136	6.4	0.4	0.16
番茄	94.4	20	25	0.9	0.2	4.0	0.5	—	92	0.03	0.03	0.6	19	10	23	163	5.0	0.4	0.13
辣椒	91.9	27	114	1.4	0.3	5.8	2.1	—	57	0.03	0.04	0.5	62	15	33	209	2.2	0.7	0.22
冬瓜	96.6	12	52	0.4	0.2	2.6	0.7	—	13	0.01	0.01	0.3	18	19	12	78	1.8	0.2	0.07

食物名称	水分(g)	能量(kcal)	能量(kJ)	蛋白质(g)	脂肪(g)	碳水化合物(g)	膳食纤维(g)	胆固醇(mg)	VA(µgRE)	VB₁(mg)	VB₂(mg)	烟酸(mg)	VC(mg)	钙(mg)	磷(mg)	钾(mg)	钠(mg)	铁(mg)	锌(mg)
黄瓜	95.8	16	65	0.8	0.2	2.9	0.5	—	15	0.02	0.03	0.2	9	24	24	102	4.9	0.5	0.18
苦瓜	93.4	22	91	1.0	0.1	4.9	1.4	—	17	0.03	0.03	0.4	56	14	35	256	2.5	0.7	0.36
南瓜	93.5	23	97	0.7	0.1	5.3	0.8	—	148	0.03	0.04	0.4	8	16	24	145	0.8	0.4	0.14
丝瓜	94.3	21	90	1.0	0.2	4.2	0.6	—	15	0.02	0.04	0.4	5	14	29	115	2.6	0.4	0.21
葱蒜类																			
大蒜	66.6	128	536	4.5	0.2	27.6	1.1	—	5	0.04	0.06	0.6	7	39	117	302	19.6	1.2	0.88
蒜苗	88.9	40	169	2.1	0.4	8.0	1.8	—	47	0.11	0.08	0.5	35	29	44	226	5.1	1.4	0.46
大葱	91.0	33	138	1.7	0.3	6.5	1.3	—	10	0.03	0.05	0.5	17	29	38	144	4.8	0.7	0.40
洋葱	89.2	40	169	1.1	0.2	9.0	0.9	—	3	0.03	0.03	0.3	8	24	39	147	4.4	0.6	0.23
韭菜	91.8	29	120	2.4	0.4	4.6	1.4	—	235	0.02	0.09	0.8	24	42	38	247	8.1	1.6	0.43
嫩茎、叶、花菜类																			
大白菜	95.1	17	70	1.4	0.1	3.0	0.9	—	13	0.03	0.04	0.4	28	35	28	90	48.4	0.6	0.61
小白菜	94.5	17	72	1.5	0.3	2.7	1.1	—	280	0.02	0.09	0.7	28	90	36	178	73.5	1.9	0.51
油菜	92.9	25	103	1.8	0.5	3.8	1.1	—	103	0.04	0.11	0.7	36	108	39	210	55.8	1.2	0.33
油菜薹	92.4	24	102	3.2	0.4	3.0	2.0	—	90	0.08	0.07	0.8	65	156	51	192	23.2	2.8	0.72
菜花	82.4	26	110	2.1	0.2	4.6	1.2	—	5	0.03	0.08	0.6	61	23	47	200	31.6	1.1	0.38
甘蓝(卷心菜)	93.2	24	101	1.5	0.2	4.6	1.0	—	12	0.03	0.03	0.4	40	49	26	124	27.2	0.6	0.25
西蓝花	90.3	36	150	4.1	0.6	4.3	1.6	—	1202	0.09	0.13	0.9	51	67	72	17	18.8	1.0	0.78
菠菜	91.2	28	116	2.6	0.3	4.5	1.7	—	487	0.04	0.11	0.6	32	66	47	311	85.2	2.9	0.85
芹菜	94.2	17	71	0.8	0.1	3.9	1.4	—	10	0.01	0.08	0.4	12	48	50	154	73.8	0.8	0.46
油麦菜	95.7	16	69	1.4	0.4	2.1	0.6	—	60	Tr	0.10	0.2	20	70	31	100	80.0	1.2	0.43
香菜	90.5	33	139	1.8	0.4	6.2	1.2	—	193	0.04	0.14	2.2	48	101	49	272	48.5	2.9	0.45

食物名称	水分(g)	能量(kcal)	能量(kJ)	蛋白质(g)	脂肪(g)	碳水化合物(g)	膳食纤维(g)	胆固醇(mg)	VA(μgRE)	VB₁(mg)	VB₂(mg)	烟酸(mg)	VC(mg)	钙(mg)	磷(mg)	钾(mg)	钠(mg)	铁(mg)	锌(mg)
莴苣叶	95.8	15	61	1.3	0.3	2.0	0.7	—	298	0.03	0.06	0.4	13	34	27	170	32.8	0.9	0.27
空心菜	92.9	23	97	2.2	0.3	3.6	1.4	—	253	0.03	0.08	0.8	25	99	38	243	94.3	2.3	0.39
竹笋	92.8	23	96	2.6	0.2	3.6	1.8	—	—	0.08	0.08	0.6	5	9	64	389	0.4	0.5	0.33
水生蔬菜类																			
菱角	73.0	101	423	4.5	0.1	21.4	1.7	—	2	0.19	0.06	1.5	13	7	93	437	5.8	0.6	0.62
莲藕	80.5	73	304	1.9	0.2	16.4	1.2	—	3	0.09	0.03	0.3	44	39	58	243	44.2	1.4	0.23
菌藻类																			
金针菇	90.2	32	133	2.4	0.4	6.0	2.7	—	5	0.15	0.19	4.1	2	—	97	195	4.3	1.4	0.39
蘑菇(鲜蘑)	92.4	24	100	2.7	0.1	4.1	2.1	—	2	0.08	0.35	4.0	2	6	94	312	8.3	1.2	0.92
木耳(水发)	91.8	27	111	1.5	0.2	6.0	2.4	—	3	0.01	0.05	0.2	1	34	12	52	8.5	5.5	0.53
平菇	92.5	24	101	1.9	0.3	4.6	2.3	—	2	0.06	0.16	3.1	4	5	86	258	3.8	1.0	0.61
香菇(干)	12.3	274	1148	20.0	1.2	61.7	31.6	—	3	0.19	1.26	20.5	5	83	258	464	11.2	10.5	8.57
银耳(干)	14.6	261	1092	10.0	1.4	67.3	30.4	—	8	0.05	0.25	5.3	—	36	369	1588	82.1	4.1	3.03
海带(浸)	94.1	16	65	1.1	0.1	3.0	0.9	—	52	0.02	0.10	0.9	—	241	29	222	107.6	3.3	0.66
水果类及其制品																			
苹果(x̄)	85.9	54	227	0.2	0.2	13.5	1.2	—	3	0.06	0.02	0.2	4	4	12	119	1.6	0.6	0.19
梨(x̄)	85.8	50	211	0.4	0.2	13.3	3.1	—	6	0.03	0.06	0.3	6	9	14	92	2.1	0.5	0.16
桃(x̄)	86.4	51	212	0.9	0.1	12.2	1.3	—	3	0.01	0.03	0.7	7	6	20	106	5.7	0.8	0.34
李子	90.0	38	157	0.7	0.2	8.7	0.9	—	25	0.03	0.02	0.4	5	8	11	144	3.8	0.6	0.14
枣(鲜)	67.4	125	524	1.1	0.3	30.5	1.9	—	40	0.06	0.09	0.9	243	22	23	375	1.2	1.2	1.52
樱桃	88.0	46	194	1.1	0.2	10.2	0.3	—	35	0.02	0.02	0.6	10	11	27	232	8.0	0.4	0.23
葡萄(x̄)	88.7	44	185	0.5	0.2	10.3	0.4	—	8	0.04	0.02	0.2	25	5	13	104	1.3	0.4	0.18

食物名称	水分(g)	能量(kcal)	能量(kJ)	蛋白质(g)	脂肪(g)	碳水化合物(g)	膳食纤维(g)	胆固醇(mg)	VA(μgRE)	VB₁(mg)	VB₂(mg)	烟酸(mg)	VC(mg)	钙(mg)	磷(mg)	钾(mg)	钠(mg)	铁(mg)	锌(mg)
中华弥猴桃	83.4	61	257	0.8	0.6	14.5	2.6	—	22	0.05	0.02	0.3	62	27	26	144	10.0	1.2	0.57
草莓	91.3	32	134	1.0	0.2	7.1	1.1	—	5	0.02	0.03	0.3	47	18	27	131	4.2	1.8	0.14
橙	87.4	48	202	0.8	0.2	11.1	0.6	—	27	0.05	0.04	0.3	33	20	22	159	1.2	0.4	0.14
柑橘(x̄)	86.9	51	215	0.7	0.2	11.9	0.4	—	148	0.08	0.04	0.4	28	35	18	154	1.4	0.2	0.08
柚	89.0	42	177	0.8	0.2	9.5	0.4	—	2	—	0.03	0.3	23	4	24	119	3.0	0.3	0.40
香蕉	75.8	93	389	1.4	0.2	22	1.2	—	10	0.02	0.04	0.7	8	7	28	256	0.8	0.4	0.18
荔枝	81.9	81	296	0.9	0.2	16.6	0.5	—	2	0.10	0.04	1.1	41	2	24	151	1.7	0.4	0.17
芒果	90.6	35	146	0.6	0.2	8.3	1.3	—	150	0.01	0.04	0.3	23	Tr	11	138	2.8	0.2	0.09
哈密瓜	91.0	34	143	0.5	0.1	7.9	0.2	—	153	…	0.01	…	12	4	19	190	26.7	…	0.13
西瓜(x̄)	93.3	26	108	0.6	0.1	5.8	0.3	—	75	0.02	0.03	0.2	6	8	9	87	3.2	0.3	0.10
甜瓜(香瓜)	92.9	27	111	0.4	0.1	6.2	0.4	—	5	0.02	0.03	0.3	15	14	17	139	8.8	0.7	0.09
坚果种子类																			
山核桃(熟)(小核桃)	2.2	612	2559	7.9	50.8	34.6	7.8	—	—	0.02	0.09	1.0	…	133	222	241	430.3	5.4	12.59
栗子(熟)	46.6	214	897	4.8	1.5	46.0	1.2	—	40	0.19	0.13	1.2	36	15	91	—	—	1.7	—
松子(炒)	3.6	644	2693	14.1	58.5	21.4	12.4	—	5	…	0.11	3.8	…	161	227	612	3.0	5.2	5.49
花生仁(炒)	1.8	589	2466	23.9	44.4	25.7	4.3	—	…	0.12	0.10	18.9	…	284	315	674	445.1	6.9	2.82
葵花子(炒)	2.0	625	2616	22.6	52.8	17.3	4.8	—	5	0.43	0.26	4.8	…	72	564	491	1322.0	6.1	5.91
芝麻(白)	5.3	536	2244	18.4	39.6	31.5	9.8	—	—	0.36	0.26	3.8	—	620	513	266	32.2	14.1	4.21
畜肉类及其制品																			
猪肉(肥、瘦)(x̄)	46.8	395	1653	13.2	37.0	2.4	—	80	18	0.22	0.16	3.5	—	6	162	204	59.4	1.6	2.06
猪肉(里脊)	70.3	155	649	20.2	7.9	0.7	—	55	5	0.47	0.12	5.2	—	6	184	317	43.2	1.5	2.30
猪肝	70.7	129	540	19.3	3.5	5.0	—	288	4972	0.21	2.08	15.0	20	6	310	235	68.6	22.6	5.78

食物名称	水分(g)	能量(kcal)	能量(kJ)	蛋白质(g)	脂肪(g)	碳水化合物(g)	膳食纤维(g)	胆固醇(mg)	VA(μgRE)	VB₁(mg)	VB₂(mg)	烟酸(mg)	VC(mg)	钙(mg)	磷(mg)	钾(mg)	钠(mg)	铁(mg)	锌(mg)
猪血	25.8	55	230	12.2	0.3	0.9	—	51	—	0.03	0.04	0.3	—	4	16	56	56.0	8.7	0.28
猪肉松(x̄)	9.4	396	1657	23.4	11.5	49.7	—	111	44	0.04	0.13	3.3	—	41	162	313	469.0	6.4	4.28
猪肾	78.8	96	402	15.4	3.2	1.4	—	354	41	0.31	1.14	8.0	13	12	215	217	134.2	6.1	2.56
火腿	47.9	330	1381	16.0	27.4	4.9	—	120	46	0.28	0.09	8.6	—	3	90	220	1086.7	2.2	2.16
牛肉(肥,瘦)(x̄)	72.8	125	523	19.9	4.2	2.0	—	84	7	0.04	0.14	5.6	—	23	168	216	84.2	3.3	4.73
羊肉(肥,瘦)(x̄)	65.7	203	849	19.0	14.1	0	—	92	22	0.05	0.14	4.5	—	6	146	232	80.6	2.3	3.22
禽肉类及其制品																			
鸡胸脯肉	72.0	133	556	19.4	5.0	2.5	—	82	16	0.07	0.13	10.8	—	3	214	338	34.4	0.6	0.51
鸡翅	65.4	194	812	17.4	11.8	4.6	—	113	68	0.01	0.11	5.3	—	8	161	205	50.8	1.3	1.12
炸鸡	49.4	279	1167	20.3	17.3	10.5	—	198	23	0.03	0.17	16.7	—	109	530	232	755.0	2.2	1.66
瓦罐鸡汤	95.2	27	113	1.3	2.4	0	—	24	…	0.01	0.07	—	—	2	20	39	251.4	0.3	Tr
鸭(x̄)	63.9	240	1004	15.5	19.7	0.2	—	94	52	0.08	0.22	4.2	—	6	122	191	69.0	2.2	1.33
北京烤鸭	38.2	436	1824	16.6	38.4	6.0	—	—	36	0.04	0.32	4.5	—	35	175	247	83.0	2.4	1.25
乳类及其制品																			
牛乳(x̄)	89.8	54	226	3.0	3.2	3.4	—	15	24	0.03	0.14	0.1	1	0.4	73	109	37.2	0.3	0.42
鲜羊乳	88.9	59	247	1.5	3.5	5.4	—	31	84	0.04	0.12	2.1	—	82	98	135	20.6	0.5	0.29
人乳(母乳)	87.6	65	272	1.3	3.4	7.4	—	11	11	0.01	0.05	0.2	5	30	13	—	—	0.1	0.28
全脂牛奶粉	2.3	478	2000	20.1	21.2	51.7	—	110	141	0.11	0.73	0.9	4	676	469	449	260.1	1.2	3.14
酸奶(x̄)	84.7	72	301	2.5	2.7	9.3	—	15	26	0.03	0.15	0.2	1	118	85	150	39.8	0.4	0.53
奶油	0.7	879	3678	0.7	97.0	0.9	—	209	297	…	0.01	0	…	14	11	226	268.0	1.0	0.09
黄油	0.5	888	3715	1.4	98.0	0	—	296	—	—	0.02	—	—	35	8	39	40.3	0.8	0.11
炼乳	26.2	332	1389	8.0	8.7	55.4	—	36	41	0.03	0.16	0.3	2	242	200	3.09	211.9	0.4	1.53

食物名称	水分(g)	能量(kcal)	能量(kJ)	蛋白质(g)	脂肪(g)	碳水化合物(g)	膳食纤维(g)	胆固醇(mg)	VA(μgRE)	VB₁(mg)	VB₂(mg)	烟酸(mg)	VC(mg)	钙(mg)	磷(mg)	钾(mg)	钠(mg)	铁(mg)	锌(mg)
蛋类及其制品																			
鸡蛋(红皮)	73.8	156	653	12.8	11.1	1.3	—	585	194	0.13	0.32	0.2	—	44	182	121	125.7	2.3	1.01
鸡蛋(土鸡)	72.6	138	577	14.4	6.4	5.6	—	—	199	0.12	0.19	Tr	⋯	76	33	244	174.0	1.7	1.28
鸭蛋	70.3	180	753	12.6	13.0	3.1	—	565	261	0.17	0.35	0.2	—	62	226	135	106.0	2.9	1.67
松花蛋(皮蛋)	68.4	171	715	14.2	10.7	4.5	—	608	215	0.06	0.18	0.1	—	63	165	152	542.7	3.3	1.48
鹌鹑蛋	73.0	160	669	12.8	11.1	2.1	—	515	337	0.11	0.49	0.1	—	47	180	138	106.6	3.2	1.61
鱼虾蟹贝类																			
草鱼	77.3	113	473	16.6	5.2	0	—	86	11	0.04	0.11	2.8	—	38	203	312	46.0	0.8	0.87
鲤鱼	76.7	109	456	17.6	4.1	0.5	—	84	25	0.03	0.09	2.7	—	50	204	334	53.7	1.0	2.08
带鱼(刀鱼)	73.3	127	531	17.7	4.9	3.1	—	76	29	0.02	0.06	2.8	—	28	191	280	150.1	1.2	0.70
鲷鱼	75.4	108	452	17.1	2.7	3.8	—	130	17	0.04	0.09	2.5	—	79	193	290	41.2	1.3	1.94
鲈鱼	76.5	105	439	18.6	3.4	0	—	86	19	0.03	0.17	3.1	—	138	242	205	144.1	2.0	2.83
虾皮	42.4	153	640	30.7	2.2	2.5	—	428	19	0.02	0.14	3.1	—	991	582	617	5057.7	6.7	1.93
河虾	78.1	87	361	16.4	2.4	0	—	240	48	0.04	0.03	⋯	—	325	186	329	133.8	4.0	2.24
海虾	79.3	79	331	16.8	0.6	1.5	—	117	⋯	0.01	0.05	1.9	—	146	196	228	302.2	3.0	1.44
虾米(海米、虾仁)	37.4	198	828	43.7	2.6	0	—	525	21	0.01	0.12	5.0	—	555	666	550	4891.9	11.0	3.82
海蟹	77.1	95	397	13.8	2.3	4.7	—	125	30	0.01	0.10	2.5	—	208	142	232	260.0	1.6	3.32
河蟹	75.8	103	431	17.5	2.6	2.3	—	267	389	0.06	0.28	1.7	—	126	182	181	193.5	2.9	3.68
牡蛎(海蛎子)	82.0	73	305	5.3	2.1	8.2	—	100	27	0.01	0.13	1.4	—	131	115	200	462.1	7.1	9.39
蛤蜊(水)	84.1	62	259	10.1	1.1	2.8	—	156	21	0.01	0.13	1.5	—	133	128	140	425.7	10.9	2.38
小吃、甜饼类																			
春卷	23.5	465	1945	6.1	33.7	34.8	1.0	—	⋯	0.01	0.01	3.0	—	10	94	89	485.8	1.9	0.83

食物名称	水分 (g)	能量 (kcal)	能量 (kJ)	蛋白质 (g)	脂肪 (g)	碳水化合物 (g)	膳食纤维 (g)	胆固醇 (mg)	VA (μgRE)	VB₁ (mg)	VB₂ (mg)	烟酸 (mg)	VC (mg)	钙 (mg)	磷 (mg)	钾 (mg)	钠 (mg)	铁 (mg)	锌 (mg)
凉粉	90.5	38	159	0.2	0.3	8.9	0.6	—	—	0.02	0.01	0.2	—	9	1	5	2.8	1.3	0.24
年糕	60.9	156	652	3.3	0.6	34.7	0.8	—	…	0.03	—	1.9	—	31	52	81	56.4	1.6	1.36
蛋糕($\bar{x}$)	18.6	348	1456	8.6	5.1	67.1	0.4	—	86	0.09	0.09	0.8	—	39	130	77	67.8	2.5	1.01
月饼(豆沙)	11.7	411	1721	8.2	13.6	65.6	3.1	—	7	0.05	0.05	1.9	—	64	95	211	22.4	3.1	0.64
速食品																			
麦片	11.3	368	1541	12.4	7.4	67.3	8.6	—	—	0.20	0.06	4.5	—	8	339	3.6	20.9	4.2	2.15
方便面	3.6	473	1979	9.5	21.1	61.6	0.7	—	—	0.12	0.06	0.9	—	25	80	134	1144.0	4.1	1.06
面包($\bar{x}$)	27.4	313	1308	8.3	5.1	58.6	0.5	—	—	0.03	0.06	1.7	—	49	107	88	230.4	2.0	0.75
饼干($\bar{x}$)	5.7	435	1820	9.0	12.7	71.7	1.1	81	37	0.08	0.04	4.7	3	73	88	85	204.1	1.9	0.91
饮料类																			
可乐(百事)	93.1	28	116	0.2	0.1	6.5	—	—	…	…	…	…	—	43	4	1	22.7	0.3	0.19
茶水	99.8	0	2	0.1	…	0	—	—	—	…	…	…	—	2	1	6	3.9	0.1	0.03
冰淇淋	74.4	127	529	2.4	5.3	17.3	—	—	48	0.01	0.03	0.2	—	126	67	125	54.2	0.5	0.37
糖及其制品类																			
白砂糖	Tr	400	1672	…	…	99.9	—	—	—	…	…	…	…	20	8	5	0.4	0.6	0.06
冰糖	0.6	397	1662	…	…	99.3	—	—	—	0.03	0.03	…	—	23	…	1	2.7	1.4	0.21
蜂蜜	22.0	321	1343	0.4	1.9	75.6	—	—	—	…	0.05	0.1	3	4	3	28	0.3	1.0	0.37
巧克力	1.0	589	2463	4.3	40.1	53.4	1.5	—	—	0.06	0.08	1.4	—	111	114	254	111.8	1.7	1.02
油脂类																			
牛油	6.2	835	3494	—	92.0	1.8	—	153	54	—	—	—	—	9	9	3	9.4	3.0	0.79
猪油(炼)	0.2	897	3753	…	99.6	0.2	—	93	27	0.03	0.03	—	—	—	9	2	7.0	3.7	—
菜籽油(青油)	0.1	899	3761	…	99.9	0	—	—	—	…	…	Tr	—	9	9	—	—	—	0.54

食物名称	水分(g)	能量(kcal)	能量(kJ)	蛋白质(g)	脂肪(g)	碳水化合物(g)	膳食纤维(g)	胆固醇(mg)	VA(µgRE)	VB₁(mg)	VB₂(mg)	烟酸(mg)	VC(mg)	钙(mg)	磷(mg)	钾(mg)	钠(mg)	铁(mg)	锌(mg)
花生油	0.1	899	3761	…	99.9	0	—	—	—	…	Tr	Tr	—	12	15	1	3.5	2.9	0.48
芝麻油(香油)	0.1	898	3757	…	99.7	0.2	—	—	—	…	…	Tr	—	9	4	…	1.1	2.2	0.17
调味品类																			
酱油($\bar{x}$)	67.3	63	265	5.6	0.1	10.1	0.2	—	—	0.05	0.13	1.7	—	66	204	337	5757.0	8.6	1.17
醋($\bar{x}$)	90.6	31	128	2.1	0.3	4.9	…	—	—	0.03	0.05	1.4	—	17	96	351	262.1	6.0	1.25
腐乳(白)	68.3	135	564	10.9	8.2	4.8	0.9	—	22	0.03	0.04	1.0	—	61	74	84	2460.0	3.8	0.69
精盐	0.1	0	0	…	…	0	…	—	—	—	—	—	—	22	—	14	39 311.0	1.0	0.24
味精	0.2	268	1122	40.1	0.2	26.5	—	—	—	0.08	0	0.3	—	100	4	4	8160.0	1.2	0.31

注：①本表符号说明："—"未测定，理论上该食物应该有一定量该种成分；"…"或"Tr"未检出，或低于方法检出限，含量极微；"$\bar{x}$"该条数据为几种相同食物数据的均值；"0"估计零值，理论上为零值,理论上或不存在；
②摘录自《中国食物成分表》(第2版)。

索 引